显微神经外科图谱：解剖与手术入路

Microneuroanatomy and Surgery
A Practical Anatomical Guide

Springer

编著 ［巴西］费雷斯·查达－内托
（Feres Chaddad-Neto）

［巴西］马科斯·德瓦尼尔·席尔瓦·达·科斯塔
（Marcos Devanir Silva da Costa）

主译 | 王 中 刘 芳

北京科学技术出版社

First published in English under the title

Microneuroanatomy and Surgery: A Practical Anatomical Guide

by Feres Chaddad-Neto and Marcos Devanir S. Costa

Copyright © Springer Nature Switzerland AG, 2022

This edition has been translated and published under licence from

Springer Nature Switzerland AG.

著作权合同登记号　图字：01-2025-2852

图书在版编目（CIP）数据

显微神经外科图谱：解剖与手术入路 /（巴西）费
雷斯·查达-内托，（巴西）马科斯·德瓦尼尔·席尔瓦·
达·科斯塔主编；王中, 刘芳主译. -- 北京：北京科
学技术出版社，2025. -- ISBN 978-7-5714-4453-2

Ⅰ. R651-64

中国国家版本馆CIP数据核字第20251QF195号

责任编辑：杨　帆	电　　话：0086-10-66135495（总编室）
责任校对：贾　荣	0086-10-66113227（发行部）
封面设计：北京永诚天地艺术设计有限公司	印　　刷：北京顶佳世纪印刷有限公司
图文制作：北京永诚天地艺术设计有限公司	开　　本：889 mm×1194 mm　1/16
责任印制：吕　越	字　　数：384 千字
出 版 人：曾庆宇	印　　张：16.75
出版发行：北京科学技术出版社	版　　次：2025 年 7 月第 1 版
社　　址：北京西直门南大街 16 号	印　　次：2025 年 7 月第 1 次印刷
邮政编码：100035	ISBN 978-7-5714-4453-2
网　　址：www.bkydw.cn	

定　　价：198.00 元

审译者名单

主　译

王　中　　苏州大学附属第一医院

刘　芳　　南京医科大学第三附属医院（常州市第二人民医院）

副主译

刘　永　　南京脑科医院（南京医科大学附属脑科医院）

徐　涛　　海军军医大学第二附属医院（上海长征医院）

唐寅达　　上海交通大学医学院附属新华医院

译者名单

王协锋　　江苏省人民医院（南京医科大学第一附属医院、江苏省妇幼保健院）

刘　永　　南京脑科医院（南京医科大学附属脑科医院）

刘　芳　　南京医科大学第三附属医院（常州市第二人民医院）

刘科峰　　南京医科大学第三附属医院（常州市第二人民医院）

苏燕东　　厦门大学附属中山医院

杨咏波　　南京大学医学院附属鼓楼医院

吴　江　　苏州大学附属第一医院

沈李奎　　苏州大学附属第四医院（苏州市独墅湖医院）

沈　亮　　南京医科大学第三附属医院（常州市第二人民医院）

茅　磊　　中国人民解放军东部战区总医院

郑果立　　海德堡大学医院，德国癌症研究中心

徐　涛　　海军军医大学第二附属医院（上海长征医院）

唐寅达　　上海交通大学医学院附属新华医院

陶震楠　　南京大学医学院附属鼓楼医院

麻秀建　　海德堡大学医学院，德国癌症研究中心

蒋天伟　　苏州大学附属第三医院（常州市第一人民医院）

韩　林　　华中科技大学同济医学院附属同济医院

韩　斌　　南京医科大学第三附属医院（常州市第二人民医院）

审校者名单

尤万春　　苏州大学附属第一医院

王　泷　　北京医院

刘　芳　　南京医科大学第三附属医院（常州市第二人民医院）

沈李奎　　苏州大学附属第四医院（苏州市独墅湖医院）

沈　亮　　南京医科大学第三附属医院（常州市第二人民医院）

徐　涛　　海军军医大学第二附属医院（上海长征医院）

唐寅达　　上海交通大学医学院附属新华医院

序 一

在过去的 8 年里，Feres Eduardo Chaddad-Neto 医师于保利斯塔医学院担任神经外科副教授一职，且取得了令人瞩目的工作成果。他在解剖操作时秉持严谨细致的方法，在手术决策过程中展现出果敢坚毅的精神，同时还具备出色的组织能力。

作为一名外科医师，我对书中关于不同脑区的解剖描述以及手术操作的技术细节印象深刻。本书共 18 章，成功实现了解剖学知识与外科实践的高度融合，是神经外科医师和神经科学学生不可或缺的学习工具。而且，它对患者的临床益处也不言而喻。

作者的卓越成就不仅体现在本书中，还体现在他在世界各地的学术报告中，以及大学的教学工作中——无论是在本科生、研究生培养方面，还是在医院病房、手术室及神经解剖实验室的工作中。

我校为能出版这部具有国际影响力的学术专著深感自豪，更为拥有 Feres Eduardo Chaddad-Neto 医师这样杰出的学者而备感荣耀。

我们衷心感谢他在专著编撰过程中倾注的智慧与心血，以及他在神经外科教育与临床实践领域所做出的卓越贡献。

Sergio Cavalheiro
圣保罗联邦大学神经外科系
巴西，圣保罗

序 二

　　解剖学是外科手术的基石。神经外科手术需要突破坚硬的颅骨才能触及大脑，而一旦进入颅腔，便仿佛踏入了一个精妙绝伦的世界。神经解剖学蕴含着令人着迷的美感——即便经过数十年的临床实践，这种美感依然历久弥新。当手术显微镜放大并照亮那些神经解剖结构时，这一领域的美妙之处便以更精致的姿态展现在眼前。

　　显微神经外科解剖学的精妙之处，往往难以通过普通教科书完全呈现——毕竟，没有什么能替代亲眼所见的震撼。虽然神经解剖学教科书比比皆是，为初学者认识大脑结构提供了重要基础，但真正聚焦显微神经外科解剖的教科书却屈指可数。尤其是那些既能紧密结合临床实践，又能切实提升神经外科医生手术技艺的高质量教科书，更是凤毛麟角。

　　在本书中，Feres Eduardo Chaddad-Neto 医师对与显微神经外科手术密切相关的核心解剖学知识进行了系统整合，以帮助临床医师提升手术水平。本书聚焦于显微手术解剖学，并非单纯为了解剖学本身而探讨解剖学。本书从脑回和脑沟的解剖入手，继而依次阐述大脑各叶、中央核心区、脑室系统、脑干及小脑的解剖特点，并详细描述了脑池、鞍旁区和松果体区。

　　本书巧妙地融合了大体解剖、放射影像、病例示例和手术照片。通读本书，读者将成为一位更有见识、更专业的神经外科医师。

　　在此，我要向 Feres Eduardo Chaddad-Neto 医师致以最诚挚的祝贺。他在显微神经外科领域成果斐然，做出了极为重要的贡献。本书将成为神经外科医师必备的经典参考著作。书中处处彰显着 Feres Eduardo Chaddad-Neto 医师对显微神经外科解剖学的满腔热忱，对知识严谨且精准的运用，以及他对神经外科教育事业全身心的诚挚投入。

　　无论是在手术台上的精湛表现，还是在学术著作中的深刻见解，Feres Eduardo Chaddad-Neto 医师都令人由衷钦佩。更值得称道的是，他凭借深厚的显微解剖学造诣，始终引领着神经外科领域的技术创新与学术发展。

Michael T. Lawton

巴洛神经外科研究所（前神经外科主席 Robert F. Spetzler）

主席兼首席执行官

美国亚利桑那州，菲尼克斯

序 三

  在漫长的医学职业生涯中，最令人欣慰的事情之一，就是见证同行们的成功，特别是那些致力于开创学科未来的人。Feres Eduardo Chaddad-Neto 医师一次又一次地证明了自己在这方面的才能，因此当他邀请我为他即将出版的显微神经外科解剖学著作撰写前言时，我并不感到意外。

  毫无疑问，本书将成为连接"手术器械与临床思维"的桥梁，帮助外科医师安全地到达病灶所在位置。

Yoko Kato
藤田保健卫生大学
日本，丰明市

前　言

　　显微神经外科解剖学是探索大脑结构的理论基础。在传统教学中，神经解剖学常被视为一项艰巨的学习任务，或是一个难以掌握的知识体系。然而，这种认知偏差往往源于知识传授方式的局限，而非知识本身的复杂性，无论是在课堂教学、学术讲座还是专业著作中均是如此。

　　事实上，神经解剖学是一门简单的学科，它应当被理解为定位和进入不同脑区的实用工具，而不该因其表面难度被视为障碍。要消除这种误解，关键在于将解剖学知识与临床实践相结合，特别是与动静脉畸形、颅内动脉瘤、脑肿瘤、海绵状血管畸形、脑积水等常见疾病的诊疗建立关联。

　　本书将为显微神经外科解剖学与脑部疾病之间的关系提供一种全新的视角。每个章节都聚焦特定的神经解剖区域，将该区域的关键解剖特征与相关疾病进行整合分析。这种解剖学的关联方式不仅详细阐述了针对各解剖区域的手术操作要点，而且为提升神经外科手术的安全性和精准性提供了理论依据。

Feres Chaddad-Neto

巴西，圣保罗州，圣保罗市

Marcos Devanir Silva da Costa

巴西，圣保罗州，圣保罗市

目　录

第 1 章

大脑沟回的外科解剖

1.1　引言

脑回是大脑皮质的褶皱，而脑沟是两个相邻脑回之间的凹陷。从历史上看，较深的脑沟曾被称为脑裂；然而，自 1955 年以来，唯一公认的脑裂是大脑纵裂。脑沟和脑回共同构成了大脑皮质的表面。

大脑由端脑和间脑组成。端脑包含两个半球，通过 3 组连合结构（胼胝体、前连合和穹窿连合）相连。间脑由丘脑、下丘脑、上丘脑、底丘脑和后丘脑组成。从外科角度来看，丘脑被视为大脑的中心结构，丘脑周围环绕着大脑半球、外侧核和基底核（也是大脑半球的一部分）以及内囊，丘脑下方则与脑干相连。

大脑有 3 个表面：上外侧面、内侧面和基底面（下表面），每个表面都有一组脑沟和脑回。最重要的是识别每个表面上 100% 恒定的脑沟，因为它们是定位大脑表面解剖结构的重要标志。

作为神经外科医师，我们一直面临着这样一个挑战：根据颅内病变的三维特征，通过开颅的狭小骨窗完成手术。因此，本章和后续章节旨在帮助读者完成这项艰巨的任务。

1.2　上外侧面

大脑上外侧面和基底面的脑沟均指向脑室方向，因此，一些病变（如动静脉畸形，AVM）呈圆锥形。在大脑外侧面，辨认脑沟和脑回的方法有多种，我们重点介绍一种可同时应用于解剖标本、影像学图像和手术操作的方法：在相邻脑沟之间寻找"端 – 侧"连接，即一条垂直脑沟与另一条水平脑沟的交汇处（图 1.1、1.2）。此时，垂直脑沟或上述"端 – 侧"连接中的侧脑沟只有两种可能：中央前沟或中央后沟（图 1.3）。

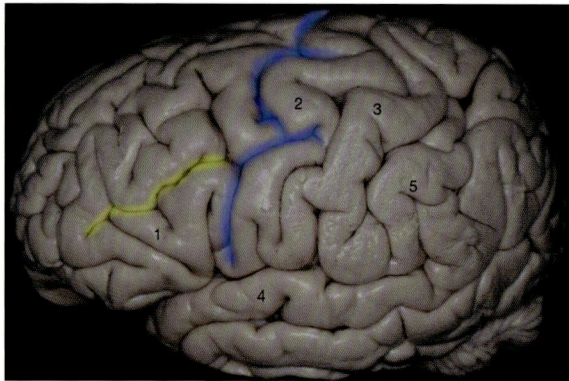

图 1.1　大脑上外侧面观。显示垂直脑沟（黄色）和水平脑沟（蓝色）之间的"端－侧"连接，垂直脑沟即为中央前沟。通过这种对应关系，可准确识别以下有编号的脑回：额下回（1）、中央前回（2）、中央后回（3）、颞上回（4）和缘上回（5）

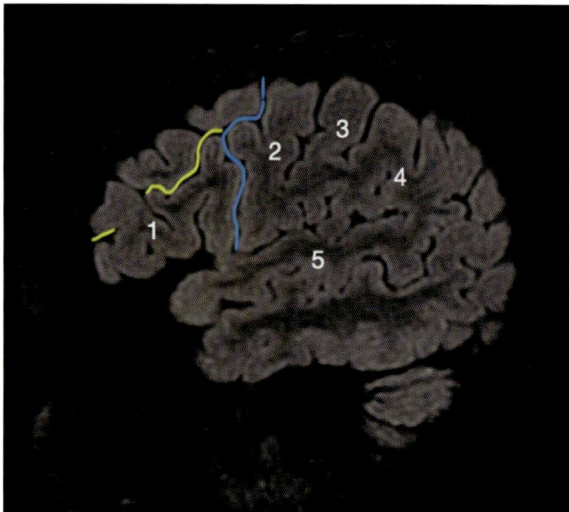

图 1.2　真实的脑部 MRI 扫描 Cube-FLAIR 序列及其矢状切面。额下沟（黄色）是与中央前沟（蓝色）外侧相连的水平脑沟。通过这种对应关系，可准确识别以下有编号的脑回：额下回（1）、中央前回（2）、中央后回（3）、缘上回（4）和颞上回（5）

1.3　如何鉴别中央前沟和中央后沟

中央前沟和中央后沟均可通过识别水平脑沟与垂直脑沟之间的"端－侧"连接关系来定位；中央前沟恒定位于大脑半球前方，而中央后沟恒定位于大脑半球后方（图 1.3）。

基于这一解剖关系（即水平脑沟与垂直脑沟之间的"端－侧"连接关系），可系统识别以下结构：中央前沟、中央前回、中央沟、中央后回和中央后沟。如果这种解剖关系发生在大脑半球后方，则垂直脑沟是中央后沟；如果这种解剖关系发生在大脑半球前方，则垂直脑沟是中央前沟。

中央沟呈斜"S"形，很少与水平脑沟相连。中央沟的走行方向为从后到前、从内到外，最上端位于前囟点后 5 cm 处，最下端位于耳前窝上方 7 cm 处。

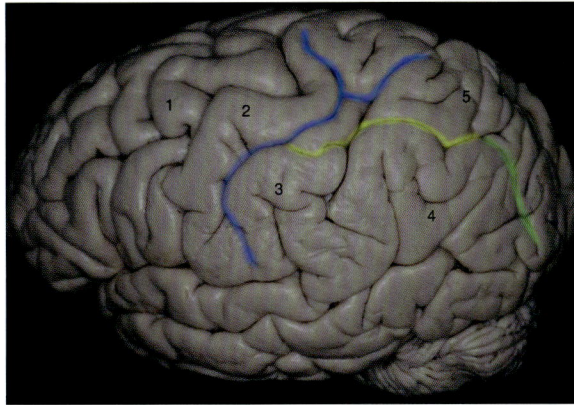

图 1.3　大脑后外侧面观。水平脑沟，即顶内沟（黄色），与垂直脑沟（蓝色）的外侧相连。黄色脑沟由后向前延伸，因此垂直脑沟（蓝色）为中央后沟。通过这种解剖关系，可准确识别以下有编号的结构：中央前回（1）、中央后回（2）、缘上回（3）、角回（4）和顶上小叶（5）。枕内沟（绿色）与顶内沟（黄色）相连

1.4　额叶

额叶在大脑上外侧面由 3 条脑沟组成：其中 2 条水平脑沟是额下沟和额上沟（从上内侧至下外侧将额叶分为额上回、额中回和额下回），另 1 条脑沟是垂直脑沟，即中央前沟（图 1.4）。

在 12%~16% 的病例中，可观察到走行于额中回内部的额中间沟。中央沟是额叶的后界，纵裂是额叶的上内侧界，外侧裂是额叶的下外侧界。

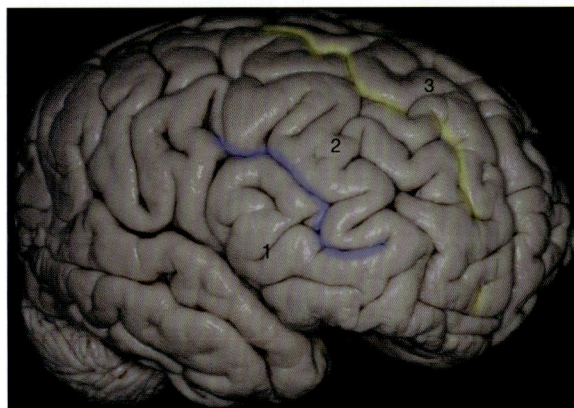

图 1.4　额叶前外侧面观。额下沟（蓝色）与额上沟（黄色）将额叶外侧面划分为 3 个脑回：额下回（1）、额中回（2）和额上回（3）

1.5   额下回在颅骨上的标志

有一个非常重要的颅骨标志点称为冠颞点，即冠状缝和颞上线的交点，该点是中央前沟和额下沟连接点的体表投影（图 1.5）。因此，颞上线下方是额下回的体表投影，而额下回下方是大脑外侧面最重要的标志——外侧裂。

外侧裂是大脑外侧面的关键标志，将大脑外侧面分为上外侧面（额叶和顶叶）和下外侧面（颞叶）两部分。外侧裂有 3 个分支：前水平支、前升支和后支。在额下回，前水平支和前升支呈 "V" 形，勾勒出一个三角形区域，其中眶部位于三角形区域的前方，岛盖部位于三角形区域的后方。眶部位于眶顶上方，在大脑基底面延续为眶外侧回；而岛盖部覆盖在岛叶前部，形成一个屏障（图 1.6、1.7）。

三角形的顶点指向外侧裂，外侧裂 3 个分支的结合点为前侧裂点，位于脑池内。额下回的三角部指向前侧裂点和深部的岛阈。在岛阈，大脑中动脉从 M1 段移行为 M2 段，大脑中动脉的走行方向也从内向外变为从前向后。

外侧裂由下而上、由内而外斜向走行，与蝶骨小翼平行。外侧裂内包含大脑中动脉和侧裂静脉。

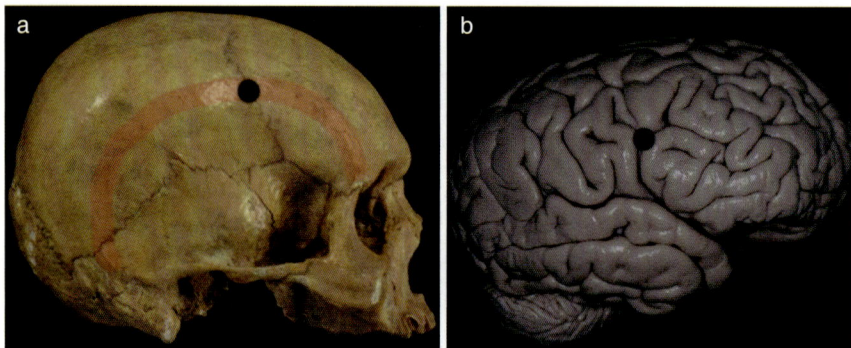

图 1.5　图 a 中的黑点为冠颞点，图 b 中的黑点为额下沟和中央前沟的"端–侧"连接。图 a 中的红线为颞上线，与冠状缝相交于黑点，即冠颞点，该点代表中央前沟和额下沟之间的"端–侧"连接

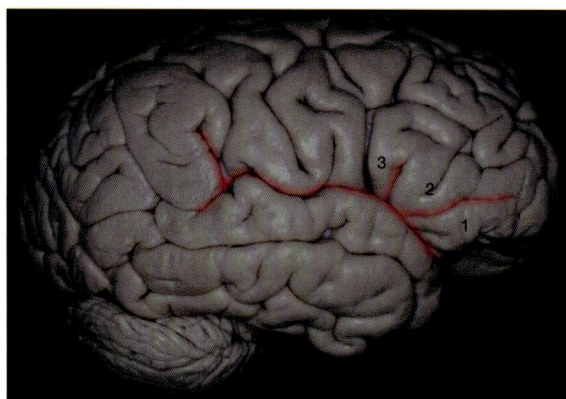

图 1.6　大脑外侧面观。外侧裂（红色）的分支将额下回分为 3 部分：眶部（1）、三角部（2）和岛盖部（3）

　　外侧裂在颅骨表面的标志是鳞状缝，鳞状缝的最高点代表中央沟与外侧裂的交点。翼点是蝶额缝、蝶颞缝、蝶顶缝、鳞状缝和冠状缝相交的位置，也是前侧裂点的体表参照点（图 1.8）。

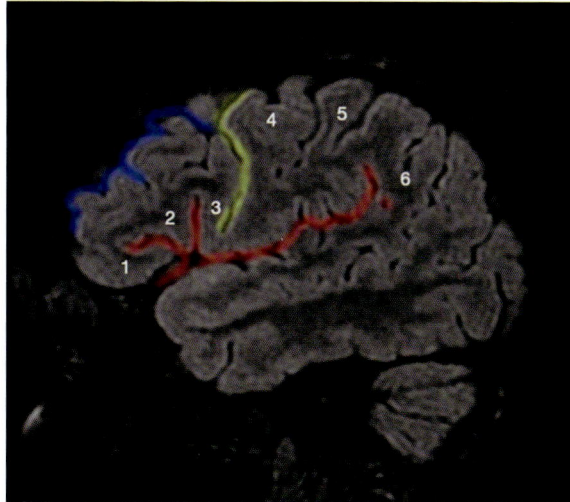

图 1.7　脑部 MRI 扫描 Cube-FLAIR 序列显示大体标本的解剖结构。外侧裂（红色）及其分支勾勒出眶部（1）、三角部（2）和岛盖部（3）。额下沟（蓝色）末端与中央前沟（黄色）侧方相连。中央前回（4）、中央后回（5）和缘上回（6）围绕外侧裂后端，并与颞上回相连

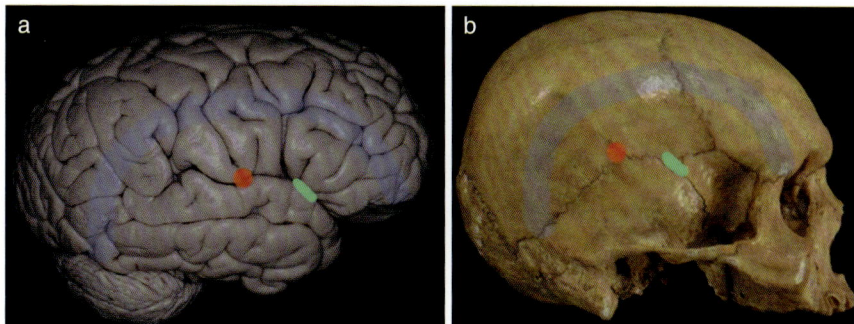

图 1.8　图 b 中的蓝线代表颞上线，该线同时是图 a 中额下沟的投影，也是胼胝体在颅骨表面的投影。图 b 中的红点是鳞状缝的最高点，图 a 中的红点是中央沟与外侧裂的交点。图 b 中的绿线代表翼点，图 a 中的绿线代表前侧裂点

1.6　颞叶

　　颞叶位于外侧裂下方，其外侧面有 2 条水平脑沟，即颞上沟和颞下沟。这 2 条水平脑沟将颞叶外侧面分为 3 个水平脑回：颞上回、颞中回和颞下回（图 1.9）。

　　颞上回向后延续为缘上回（又称"颞顶盖"）。这一解剖关系在手术中具有重要意义：在蛛网膜和血管覆盖的情况下，通过识别外侧裂（其下方是颞上回）并向后方追踪，即可准确定位缘上回，即外侧裂后界。

颞上沟在向后走行过程中分为 2 支，呈水平的"Y"形结构：其中 1 支构成缘上回的后界，另 1 支（枕支）构成角回的下界（图 1.10）。

颞中回向后延续为角回，颞中回深部与矢状层及侧脑室颞角相对应。颞下回作为连接大脑外侧面与基底面的过渡区域，其深部与下纵束相对应。

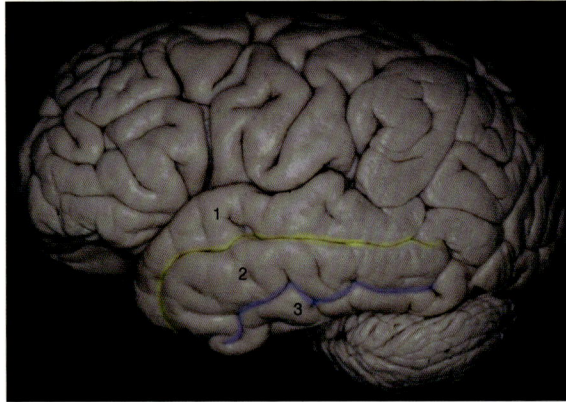

图 1.9　颞叶外侧面观。颞上沟（黄色）与颞下沟（蓝色）将颞叶外侧面划分为 3 个脑回：颞上回（1）、颞中回（2）和颞下回（3）

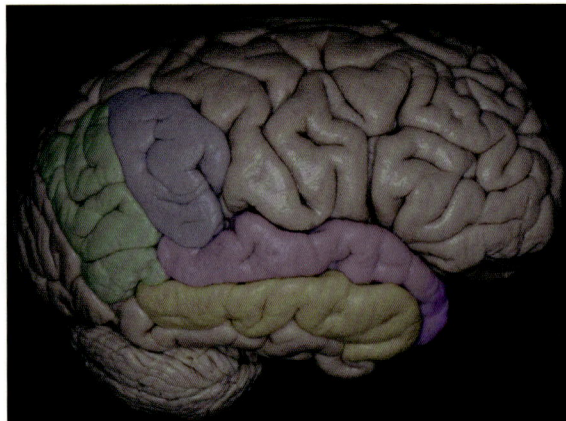

图 1.10　两个相邻脑回之间的解剖关系。颞上回（紫色）在外侧裂末端延续为缘上回（蓝色），颞中回（黄色）则延续为角回（绿色）

1.7　顶叶

顶叶由 3 个主要区域组成，即中央后回、顶上小叶和顶下小叶，它们由顶内沟分隔。顶下小叶包含缘上回和角回，它们由顶中间沟（第一中间沟）分隔。顶内沟与中央后沟之间的连接方式是"端－侧"连接，其中水平脑沟对应中央后沟，垂直脑沟对应顶内沟（图 1.11）。顶内沟深部与侧脑室房部相关联，顶内沟的颅骨标志为顶内点，位于人字缝前 5 cm 和矢状缝外侧 4 cm 的交点处。顶内点指向顶内沟，该点可作为进入侧脑室房部的解剖学通路。

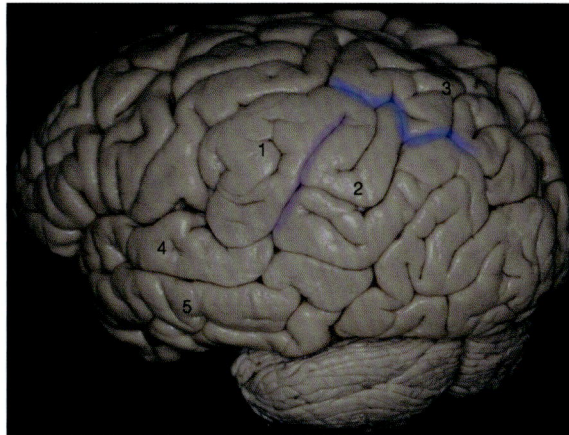

图 1.11 顶叶后外侧面观。顶内沟（蓝色）是顶叶外侧面的主要脑沟，将顶上小叶（3）与顶下小叶分隔，顶下小叶由顶中间沟（第一中间沟，紫色）分隔，该沟起源于颞上沟或顶内沟。颞上回（4）与缘上回（1）相延续，颞中回（5）与角回（2）相延续。这种解剖关系在脑实质病变的手术入路中具有重要意义

1.8　枕叶

枕叶与颞叶、顶叶之间无明显界限。因此，关于枕叶边界的界定具有很强的主观性。枕叶外侧面的前界是颞枕前切迹和顶枕沟压迹之间的假想连线，上内侧界为大脑纵裂，下外侧界为与横窦平行的边界。值得注意的是，大脑外侧面的顶枕沟压迹在颅骨表面的投影点位于人字缝与矢状缝的交点处（枕外隆凸前方 6 ~ 7 cm 处）。与其他脑叶相比，枕叶的内部解剖结构存在较大差异，目前至少存在 7 种不同的分类方式。在此，我们将介绍两种最常见的分类方式：第一种是三回两沟模式——由枕上回、枕中回和枕下回构成，其间可见枕间沟和枕外侧沟；第二种是两回一沟模式——由枕上回和枕下回构成，其间可见枕外侧沟。在第二种分类方式中，枕上回包含枕间沟和枕横回（图 1.12）。

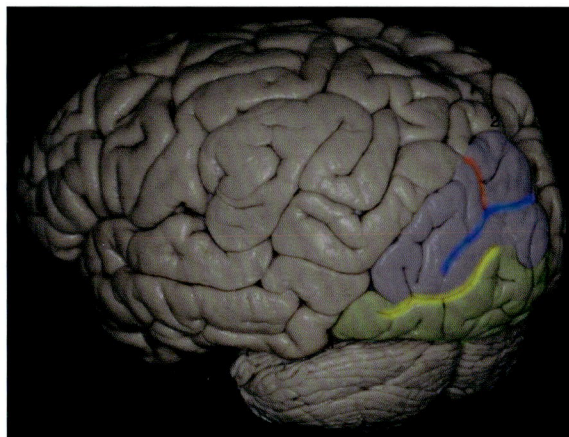

图 1.12 大脑外侧面后方观。枕叶存在多种解剖变异。本图展示其中一种类型：枕外侧沟（黄色）将枕叶分为枕上回（紫色）和枕下回（绿色）。在枕上回内部，可见枕横沟（蓝色）与枕内沟（红色）相连，枕内沟是顶内沟的直接延续。数字 1 代表颞枕切迹，即 Labbè 静脉汇入横窦和乙状窦交界处的压迹。数字 2 代表顶枕沟外侧压迹。当枕叶与颞叶、顶叶之间缺乏明确分界时，可将数字 1 和 2 连成假想线作为枕叶前界

1.9　岛叶

岛叶具有 3 个解剖特征：被额顶岛盖和颞叶岛盖覆盖；位于大脑外侧裂深部；构成中央核的外侧界。

岛叶周围环绕着上界沟、前界沟和下界沟，三者共同构成一个底部呈三角形的金字塔结构。岛叶包含两个表面：前表面（由岛前横回构成）和外侧面（由岛中央沟分隔的岛短回和岛长回构成）。岛中央沟与大脑中央沟位于同一投影平面，通常可见 3~5 个岛短回和 1~2 个岛长回（图 1.13）。

岛阈是大脑中动脉从 M1 段移行为 M2 段（岛叶段）的转折点。因此，从外科角度来看，任何位于 M2 段内侧的结构都属于岛叶。额下回三角部指向岛阈，岛阈对应大脑外侧裂的前侧裂点，而前侧裂点通常是解剖外侧裂的起始标志。连接额眶区与颞极的钩状纤维束在岛阈深部走行。

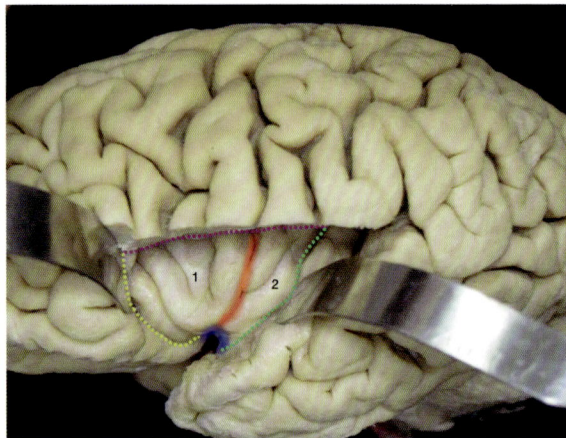

图 1.13　岛叶被岛周沟环绕，岛周沟由 3 个主要部分组成：下界沟（绿色虚线）、上界沟（紫色虚线）和前界沟（黄色虚线）。下界沟与前界沟在岛叶最下部的岛阈（蓝色）处会合。岛叶外侧面被岛中央沟（红色）分为两部分：岛中央沟前方为岛短回（1）；岛中央沟后方为岛长回（2）

1.10　内侧面

大脑内侧面的主要标志是胼胝体，胼胝体是端脑的连合结构，由 6 个部分组成：胼胝体嘴、胼胝体膝、胼胝体体部、胼胝体压部、胼胝体大钳和胼胝体小钳（图 1.14）。胼胝体被一个 100% 恒定的脑沟（胼胝体沟）包围，胼周动脉走行于其中。在纵裂入路中，胼胝体易于识别，它的表面呈白色，这是胼胝体与扣带回的主要区分点。

扣带回作为边缘叶的组成部分，由胼胝体沟和扣带沟界定，在胼胝体周围形成带状结构。当走行至胼胝体压部下方时，扣带回变窄，形成扣带回峡部。扣带回峡部是侧脑室房部（三角部）内侧壁在皮质表面的投影点（图 1.14）。因此，扣带回峡部可作为经内侧入路到达侧脑室的入口。

准确识别胼胝体沟、扣带回和扣带沟对区分大脑内侧面各脑叶的结构至关重要。例如，额叶内侧面的直回和内侧额回。中央前回和中央后回在内侧面形成旁中央小叶，旁中央小叶的前界为中央旁沟，后界为扣带沟边缘支，下界为扣带沟，内侧为大脑纵裂。顶叶在内侧面形成楔前叶（方形小叶）。楔前叶呈四边形，其前界为扣带沟边缘支，后界为顶枕沟，下界为顶下沟（图 1.14）。

枕叶内侧面的边界最为明确，由顶枕沟（顶枕沟很深，为 100% 恒定的脑沟）将枕叶与楔前叶分隔。枕叶内侧面由距状沟分为楔回和舌回：楔回位于上方，呈三角形（图 1.15）；细长的舌回向前延续为颞叶的海马旁回。

大脑内侧面的下缘是扣带回，扣带回的扣带沟内走行着胼胝体缘动脉。扣带沟向上延伸形成

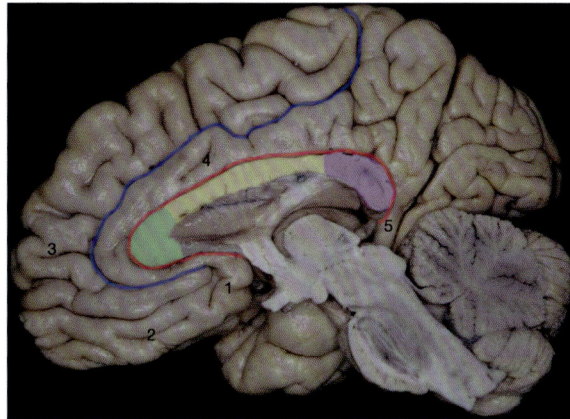

图 1.14　大脑内侧面观。关键解剖标志是胼胝体，其矢状切面可分为 4 部分：胼胝体嘴（灰色）、胼胝体膝（绿色）、胼胝体体部（黄色）和胼胝体压部（紫色）。胼胝体被 100% 恒定的胼胝体沟（红色）包绕，该沟将胼胝体与扣带回（4）分隔，扣带回的边界由扣带沟（蓝色）界定。图中还可清晰辨认以下结构：胼胝体下区（1）、直回（2）、额内侧回（3）和扣带回峡部（5）

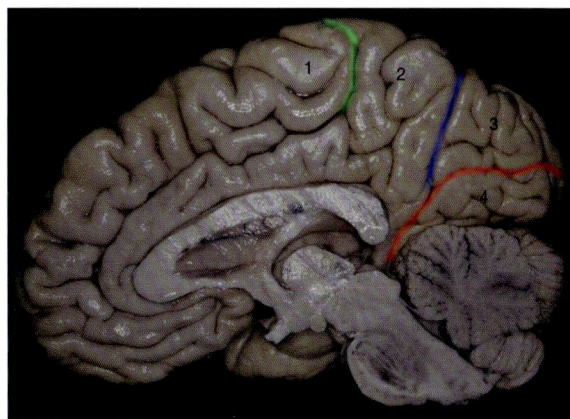

图 1.15　大脑内侧面观。扣带沟边缘支（绿色）在中央后回形成特征性压迹（解剖学命名为"边缘部"），将旁中央小叶（1）和楔前叶（2）分隔，而楔前叶是顶叶在大脑内侧面的延续。顶枕沟（蓝色）是大脑内侧面的主要标志之一，为 100% 恒定的脑沟。需要注意的是，此区域存在 1 条深沟（常被称为顶枕裂），其上端内侧压迹是区分顶叶与枕叶的重要标志。楔回（3）与舌回（4）共同构成枕叶，两者之间以距状沟（红色，又称距状裂）为界。距状沟在大脑内侧面形成明显压迹，作为主要视觉区的标志，在枕部经小脑幕入路手术中具有重要意义。如图所示，沿此沟向前解剖可直达松果体区或四叠体池

扣带沟边缘支，该支在中央后回形成特征性压迹，该压迹在脑 CT 和 MRI 中易于识别。

楔前叶是顶上小叶的组成部分，位于扣带沟边缘支和顶枕沟之间。顶枕沟是顶叶和枕叶之间的分界（图 1.15）。楔叶是枕叶的组成部分，位于顶枕沟和距状沟之间的枕叶内侧面。

识别距状沟具有重要的功能意义，因为与其相邻的脑回是第一视觉区（图 1.16）。在枕部经小脑幕入路行松果体区手术时，沿距状沟向前追溯是定位四叠体池的最佳方法。距状沟还包含大脑后动脉。海马旁回向后延伸形成的舌回既是枕叶的组成部分，又是重要的功能区。

海马旁回在大脑内侧面与扣带回相延续，构成边缘叶，围绕间脑的"C"形下端。海马旁回有一个类似鱼钩的前部褶皱，称为钩回（图 1.17）。钩回可分为 3 部分：钩回前段、钩回尖部和钩回后段。钩回前段包含杏仁核；钩回尖部与动眼神经关系密切；钩回后段包含海马头部。海马旁回上表面形成"下托"，构成丘脑"床"，通过海马沟与齿状回分隔。齿状回与穹窿伞被伞齿沟分隔。值得注意的是，海马旁回同时位于颞叶的内侧面和基底面。

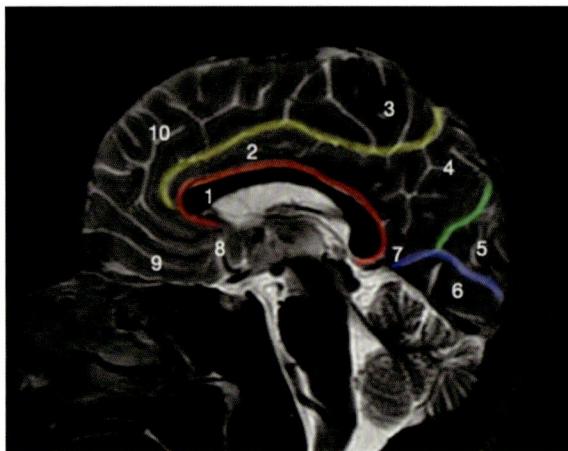

图 1.16　脑部 MRI Cube-FLAIR 序列的矢状面。显示大脑内侧面的主要解剖结构。胼胝体（1）由胼胝体沟（红色）包绕；扣带回（2）位于胼胝体沟（红色）上方、扣带沟（黄色）下方。扣带沟边缘支将旁中央小叶（3）与楔前叶（4）分隔；楔前叶由顶枕沟（绿色）与楔回（5）分隔；楔回与舌回（6）构成枕叶内侧面，它们由距状沟（蓝色）分隔；距状沟很深，顺着该通路向前可到达四叠体池。图中还显示了扣带回峡部（7）、胼胝体下区（8）、直回（9）和额内侧回（10）

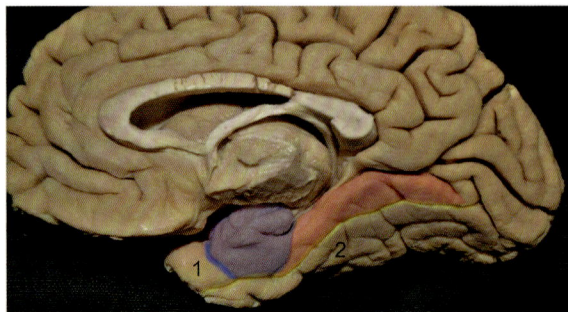

图 1.17　颞叶内侧面观。海马旁回（红色）是颞叶最内侧的结构，海马旁回前端弯成鱼钩状，称为钩回（蓝色）。海马旁回和钩回分别由侧副沟（2）和嗅脑沟（1）与枕颞回分隔

1.11 　 基底面

额叶位于前颅窝的筛板、蝶骨小翼和眶顶的上方。由于这种解剖关系，额叶基底面的一个重要结构被命名为眶回。眶回之间被呈"H"形的眶沟分隔，这 4 个眶回分别被命名为外侧眶回、内侧眶回、后眶回和前眶回（图 1.18）。外侧眶回向外侧延伸为额下回的眶部。内侧眶回通过嗅沟与直回分隔，嗅沟内有嗅束走行。这种解剖关系对额下入路手术至关重要，因为术中容易辨认嗅束，术者可以通过嗅束在其内侧找到直回，在其外侧找到眶回（图 1.18）。大多数情况下，在额下入路手术中牵开脑组织时，脑压板位于眶回的上方。

颞叶和枕叶在大脑基底面也有特征性表现，但它们是连续的，没有明确的分界。颞叶位于中颅窝上方，枕叶位于小脑幕上方。从侧方视角可以观察到：由于岩骨的压迹，颞叶和枕叶的基底面呈凹形。了解颞叶基底面和枕叶基底面的这种解剖分布对到达海马旁回后部的手术入路至关重要；经小脑上幕下入路也可以到达海马旁回后部。

大脑基底面由纵沟和纵回组成。枕颞外侧回同时存在于大脑的外侧面和基底面，因此它既是颞下回，又是向后延续的枕下回。枕颞沟将枕颞外侧回与枕颞内侧回分隔。枕颞内侧回与海马旁回之间是 100% 恒定的侧副沟（图 1.19）。如果存在嗅脑沟，内侧枕颞叶有时可呈梭形，称为梭状回。

这是第一章的结尾，却只是本书的开头。后续章节将探讨每个脑叶或解剖区域，提供相关解剖学信息以及手术入路的技巧。最后，我们将讨论功能神经解剖学，将认知功能与神经解剖学相联系。值得一提的是，这些功能都是动态的，并非简单的"结构—功能"对应关系。因此，我们只能将这些结构区域认定为动态功能的优势区域。

例如，既往神经功能定位理论对语言相关认知功能理论的发展具有重要意义。因此，当我们提到额下回时，通常认为其与语言功能相关。然而，后续研究表明，语言功能涉及多个系统，如颞下回网络参与语义和语音加工。

还有一个类似的例子是海马与记忆功能的相关性。研究表明，记忆系统不只局限于海马，而是始于前额叶皮质，并延伸至颞叶内侧结构，共同参与编码和恢复过程。因此，在本书中，我们会将相关解剖结构作为功能的核心来探讨，但同时强调，任何功能都依赖于复杂的动态神经网络。

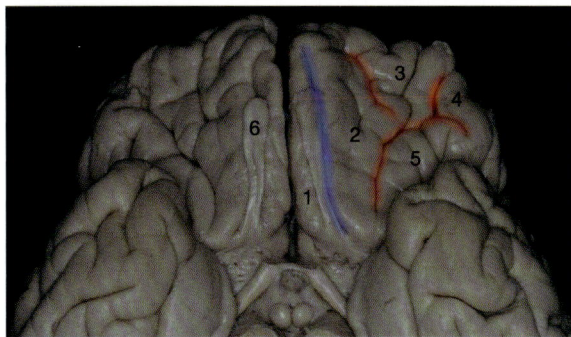

图 1.18 　 额叶基底面观。显示嗅束和嗅球（6）在局部解剖辨认中的重要性，一旦确认嗅束，即可识别嗅沟（蓝色）。嗅沟是直回（1）与眶回的分界标志。眶回由眶沟（红色）分为 4 个部分：内侧眶回（2）、前眶回（3）、外侧眶回（4）和后眶回（5）

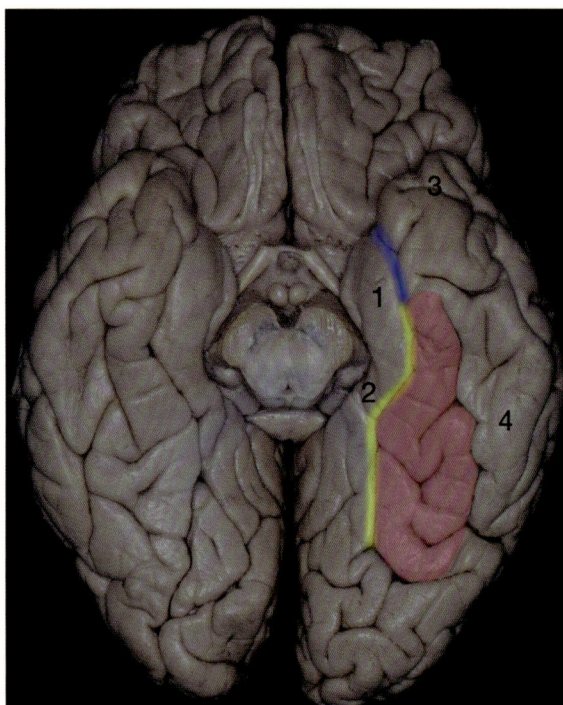

图 1.19　枕颞部基底面观。显示梭状回（红色）、侧副沟（黄色）和嗅脑沟（蓝色）。1—钩回；2—海马旁回；3—颞极；4—枕颞外侧回

（徐涛 译，唐寅达　沈李奎 审校）

参考文献

Alves RV, Ribas GC, Parraga RG, et al. The occipital lobe convexity sulci and gyri. J Neurosurg. 2012; 116 (5) :1014–23.

Duffau H. The error of Broca: from the traditional localizationist concept to a connectomal anatomy of human brain. J Chem Neuroanat. 2017; 89:73–81.

Herbet G, Duffau H. Revisiting the functional anatomy of the human brain: toward a meta-networking theory of cerebral functions. Physiol Rev. 2020; 100 (3) :1181–228.

Ono M, Kubik S, Aberbathey C. Atlas of the cerebral sulci. Stuttgart: Thieme; 1989.

Ribas GC. The cerebral sulci and gyri. Neurosurg Focus. 2010; 28 (2) :E2.

Ribas GC, Yasuda A, Ribas EC, et al. Surgical anatomy of microneurosurgical sulcal key points.Neurosurgery. 2006; 59 (4): ONS177-210.

Rodrigues TP, Rodrigues MA, Paz Dde A, Costa MD, Centeno RS, Chaddad Neto FE, Cavalheiro S. Orbitofrontal sulcal and gyrus pattern in human: an anatomical study. Arq Neuropsiquiatr.2015b; 73 (5) :431–5.

Ruis C. Monitoring cognition during awake brain surgery in adults: a systematic review. J Clin Exp Neuropsychol. 2018; 40 (10) :1081–104.

Rodrigues T, Rodrigues M, Paz D, Costa MD, Santos B, Braga V, Paiva Neto M, Centeno R, Cavalheiro S, Chaddad-Neto F. Is the omega sign a reliable landmark for the neurosurgical team? An anatomical study about the central sulcus region. Arq Neuropsiquiatr. 2015a; 73 (11) :934–8.

Ten Donkelaar HJ, Tzourio-Mazoyer N, Mai JK. Toward a common terminology for the gyri and sulci of the human cerebral cortex. Front Neuroanat. 2018; 12:93.

第 2 章
额叶的外科解剖

2.1 引言

额叶占大脑半球表面的 1/3。额叶皮质包括初级运动区、次级运动区以及位于前运动皮质前方的前额叶皮质。前额叶皮质与人类高级功能有关，如行为、判断、性格、责任感和社会属性。

额叶有 3 个面，即上外侧面、内侧面和基底面。额叶上外侧面位于额骨下方，在此区域，额叶通过中央沟与顶叶分隔，通过外侧沟与颞叶分隔。额叶内侧面与大脑镰相邻，通过胼胝体沟与胼胝体分隔，通过中央沟上端向内侧的延伸部分与顶叶内侧分隔。额叶基底面位于筛骨筛部和眶顶的上方，这种解剖关系可以解释额叶基底面呈凹形的原因。

根据 1998 年出版的《国际解剖学术语》(*International Anatomical Terminology*)，额叶内侧面被重新定义，边缘叶被定义为一个独立的脑叶，其内侧由围绕胼胝体的扣带回组成。因此，额叶内侧面的下界为扣带沟。

额叶各解剖面均可作为独立单元用于研究其特征性表现、结构关系和病理改变。为了更好地理解这一解剖概念，我们将通过外科病例来分别介绍额叶各解剖面的特点。

2.2 上外侧面

在对额叶沟回进行简单描述和研究后，理解其与深层结构的解剖关系至关重要，这有助于根据颅脑关系和解剖标志规划手术入路和显微手术方式。

额叶上外侧面的上界是大脑纵裂；下界为眉弓上缘，眉弓上缘向后与外侧裂相延续；后界是中央沟，中央沟将额叶的初级运动区和顶叶的感觉运动区分隔。中央沟位于冠状缝后 3.5~4.5 cm 处，中央沟下段比上段更接近冠状缝。

额叶上外侧面位于中央沟前方，由 1 个斜行脑回（中央前回）和 3 个水平脑回（额上回、额中回、额下回）构成。这些脑回由 1 条斜行脑沟（中央前沟）和 2 条水平脑沟（额上沟、额下沟）分隔。在双侧大脑半球，作为中央前回前界的中央前沟，通常被分为 2 个或更多节段，并以不同方式与额叶脑沟相连，其中与额上沟和额下沟相连最为常见。

　　中央沟（图 2.1）是大脑的第二条恒定沟。在 92% 的大脑半球中，中央沟是一个连续的沟，呈上部向后突、下部向前屈的"S"形；中央沟上端止于外侧面上缘，少数可延伸至内侧面；中央沟下端止于外侧裂上升支后方约 2 cm 处，仅约 16% 的案例可延伸至外侧裂。仔细观察可见中央沟两端存在特征性脑回连接：中央沟上端与旁中央小叶相连，中央沟下端与中央下回相接。

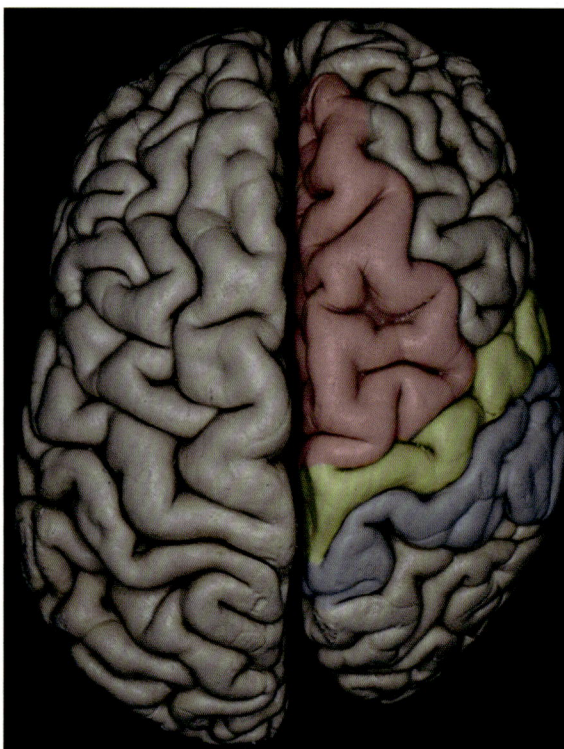

图 2.1　右侧大脑半球。额叶后界为中央沟，位于中央前回（黄色）和中央后回（蓝色）之间。注意：该脑叶有 1 个斜行脑回和 3 个水平脑回。红色区域为额上回

　　如何将解剖学知识应用于显微手术？让我们结合一些典型病例，探讨解剖知识在临床实践中的应用。

2.2.1　病例 1

　　患者，男性，22 岁，强直性阵挛发作 3 年，MRI（图 2.2）显示 AVM。

　　根据图 2.2，该 AVM 位于哪里？它与颅骨和深部结构有什么关系？该 AVM 的供血动脉和引流静脉分别是什么？

　　该 AVM 位于额下沟深面。AVM 位于此处的主要原因是额下沟为外侧裂上方的第一条脑沟，这可以在 MRI 冠状位上得到证实。值得注意的是，额下沟位于胼胝体前段水平。识别这种关系的一个切实可行的方法就是观察影像学图像（CT 或 MRI）。当在轴位像看到侧脑室时，说明此时处于胼胝体下方，对应额下回水平。额下沟与胼胝体位于同一水平（图 2.3），此沟下方

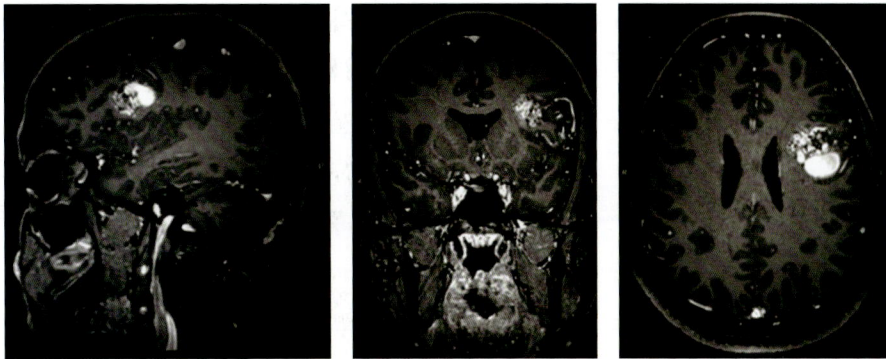

图 2.2　MRI 显示 AVM

为额下回。额下回被外侧裂的前水平支和前升支分为眶部（前水平支前方）、三角部（前水平支和前升支之间）和岛盖部（前升支和中央前沟之间）（图 2.4）。优势半球的额下回三角部和岛盖部相当于语言表达区，称为 Broca 区。眶部与额叶基底面的眶回相延续，岛盖部与中央前回相延续（图 2.3）。

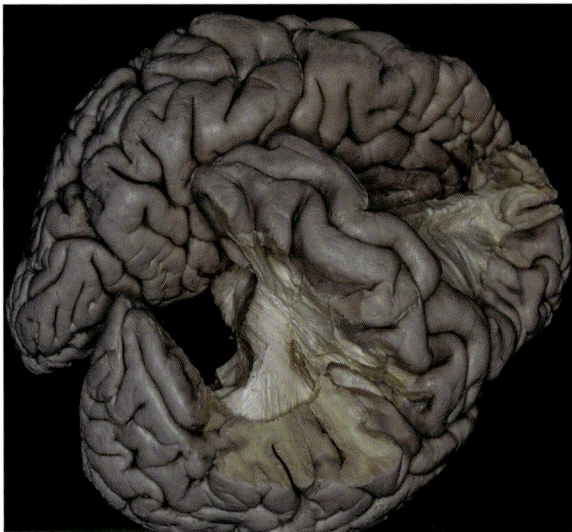

图 2.3　右侧大脑半球额上沟上方的脑回被切除，额下沟与胼胝体位于同一水平

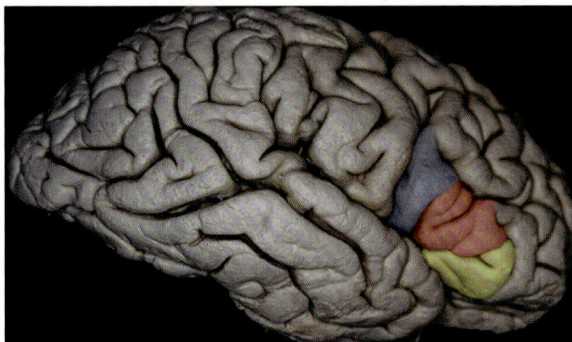

图 2.4　位于额下沟下方的额下回被外侧裂的前水平支和前升支分成 3 部分：眶部（黄色）、三角部（红色）和岛盖部（蓝色）。额上沟末端指向的区域代表手部运动区

额下回的三角部和眶部代表以下深部结构的侧方投射区，由浅至深依次是：岛叶前部、尾状核头部和侧脑室前角。三角部的顶点指向外侧裂 3 个分支的分叉处和岛阈，对应深部的基底节前界和侧脑室前角（图 2.5）。

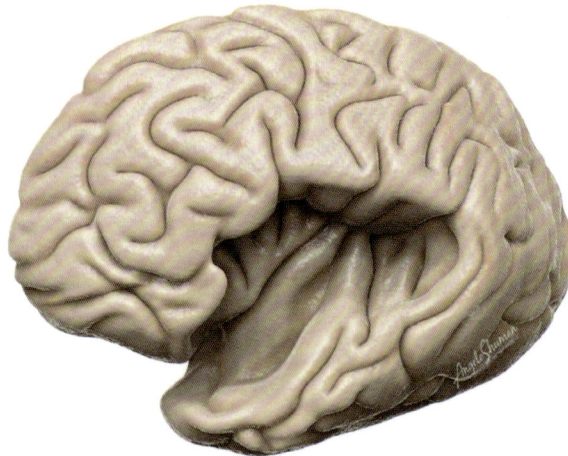

图 2.5 打开外侧裂，显露岛叶（插图由 Angelo shuman 制作）

额下沟在中央前回面部运动区前方与中央前沟相连，该连接点在颅骨上对应冠颞点（stephanion），即冠状缝与颞上线的交点。

该 AVM 的上界是额中回，额中回由多个节段组成，通常与中央前回相连。AVM 的后界位于对应额眼动区的中央前沟附近。

分隔额上回和额中回的额上沟，向后与中央前沟连接。额上沟后端指向中央前回手部运动区。

外侧裂前升支对应深部的前岛界沟，同时也对应尾状核头前缘和侧脑室前角前部。外侧裂在额下回三角部的正下方有一处外侧裂的增宽，称为前侧裂点（anterior sylvian point）。该点对应深部的岛阈，大脑中动脉在此处改变走行方向（图 2.6）。

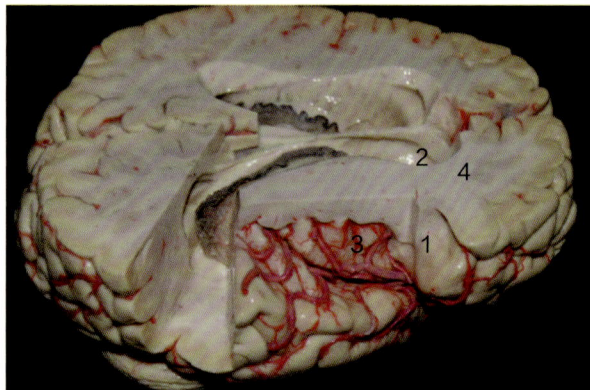

图 2.6 外侧裂前升支对应前岛界沟（1），图中显示了前升支与以下结构的解剖关系：侧脑室前角（2）、岛叶（3）和胼胝体小钳（4）

对于脑室置管等手术，为避免损伤基底节、内囊、穹窿、丘脑和血管等重要结构，掌握上述解剖知识是制订手术方案的基础。基于这些概念，在进行脑室外引流和内镜手术时，需准确定位颅骨表面的安全标志。

导管尖端或内镜经额上回，穿过放射冠、胼胝体纤维和室管膜，可到达侧脑室前角。为避开重要结构并准确定位，应仔细规划穿刺点。Kocher 将该点描述为"中线旁 2.5~3 cm、中央前沟前 3 cm"。考虑到静脉和上矢状窦，中线旁 3 cm 是理想的穿刺位置。在解剖对应关系上，室间孔对应前囟点（bregma），中央前沟与额上沟的交点位于前囟点后 3.5 cm 处。因此，在冠状缝前方进行穿刺，就可以在冠状面上避开中央前回。

大脑半球的白质纤维可分为联络纤维、连合纤维和投射纤维。额叶上外侧面的皮质深部依次为放射冠（由投射纤维组成）、胼胝体（由连合纤维组成）和上纵束（由联络纤维组成）。

上纵束于额叶、顶叶和颞叶皮质下方环绕岛叶，可以分为 3 组：第 1 组是额顶段，纤维束呈水平分布；第 2 组是颞顶段，由垂直方向的纤维组成，连接颞上回、颞中回与顶下小叶；第 3 组是额颞纤维束，称为弓状段，连接前额区和后颞区。上纵束是包含多重功能的集合中心，在非优势半球，它与空间意识有关；在优势半球，它与语言形成的不同方面相关（图 2.7）。

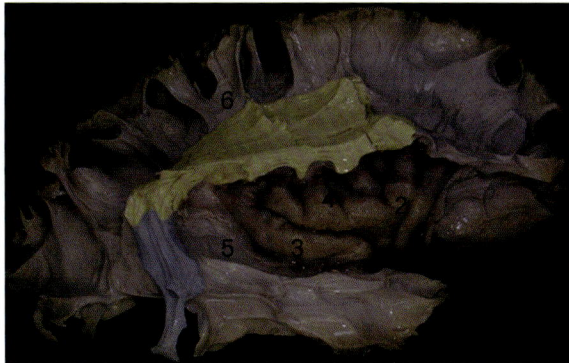

图 2.7　上纵束分为水平段（黄色）和垂直段（蓝色）。1—岛阈；2—岛顶点；3—岛长回；4—岛短回；5—矢状层；6—皮质下 U 形纤维

丘脑上缘上方的投射纤维被称为放射冠，该纤维向下构成内囊。在基底节水平，内囊位于丘脑外侧和豆状核内侧。从内向外依次识别出以下结构：苍白球、壳核、外囊、屏状核、最外囊和岛叶。

关于病例 1 的最后一个问题：供血动脉和引流静脉分别是什么？为了回答这个问题，我们对患者进行了 DSA 检查（图 2.8）。

总的来说，大脑的动脉可以分为皮质动脉、豆纹动脉、丘脑穿支动脉和脉络膜动脉。前后位显示 AVM 由左大脑中动脉的皮质支和穿支/豆纹动脉供血。大脑中动脉各段在走行方向上都有明显特征（图 2.9）。

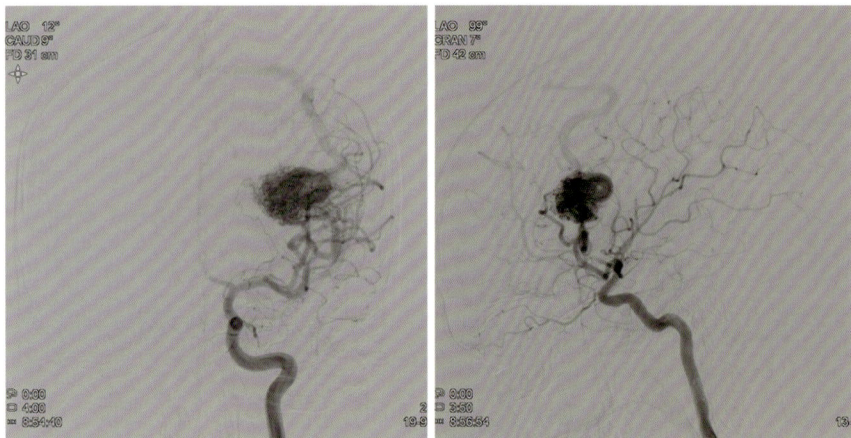

图2.8　DSA影像。左颈内动脉的前后位像（左图）和侧位像（右图）

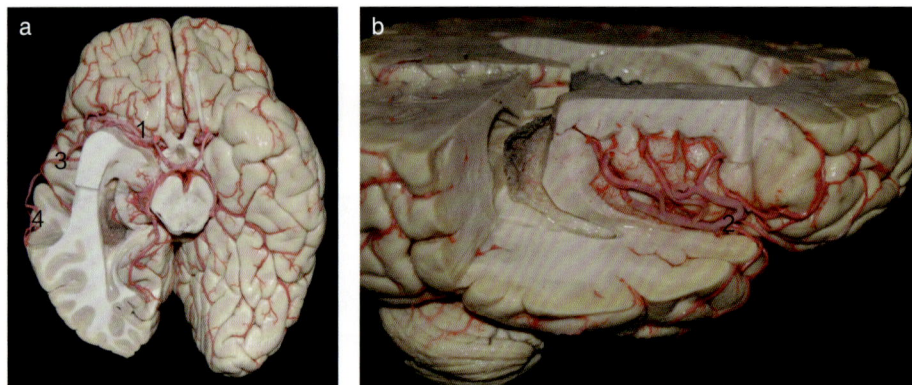

图2.9　大脑中动脉分为4段。a. M1段（1）由内向外走行于外侧裂的蝶部；M3段（3）环绕岛盖；M4段（4）发出皮质分支。b. M2段由前向后走行于外侧裂，内侧毗邻岛叶

　　M1段，也称为蝶骨段，起自颈内动脉分叉处，由内向外走行至岛阈。该段发出豆纹动脉，穿过前穿质供应基底节和内囊。在78%的病例中，该段分为上、下两干。M2段，也称为岛叶段，自岛阈向后走行至岛界沟，在岛界沟处改为由内向外走行，移行为M3段或岛盖段。M4段或皮质段起自外侧裂表面，上下走行终止于皮质供应区。

　　虽然大脑中动脉分支走行于额叶上外侧面的绝大部分区域，但它并不延伸至额极（图2.10）。额叶由眶额区、前额区、中央前区和中央区组成，每个区域均由同名的皮质分支动脉供血。在大多数情况下，这些分支由大脑中动脉的上干发出，呈双干型（有时也呈三干型）。中央前动脉和中央动脉发自上干或中干。

　　从血管造影的侧位像上可以看出该AVM由额前动脉供血，具体来说，是由大脑中动脉上干发出的分支供血。右颈内动脉造影显示右颈内动脉也参与了AVM的血供（图2.11）。

　　大脑前动脉供应额叶上外侧面毗邻纵裂的狭窄条形区域，但主要供应额叶的基底面和内侧面。

　　根据目前所阐述的解剖关系，病例1应该采取何种开颅方式？颅骨标志是什么？

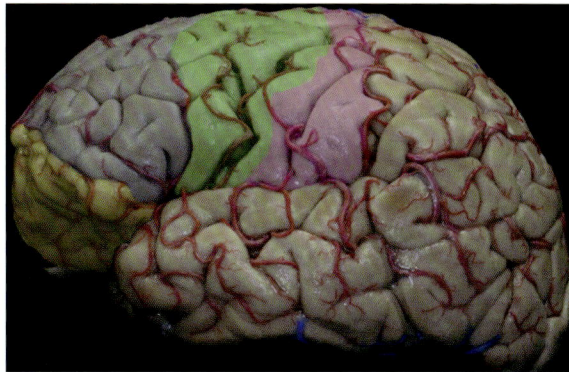

图 2.10　大脑上外侧面的血供由 M4 段分支供应。根据主要的供血动脉可划分为 12 个供应区。额叶有 4 个区：眶额区（黄色）、前额区（蓝色）、中央前区（绿色）和中央区（紫色），图中所示的是最常见的模式。每个供应区的界限无法精确描述，每个半球也各不相同。大脑上外侧面上端条形区域是大脑中动脉和大脑前动脉供应区的分水岭

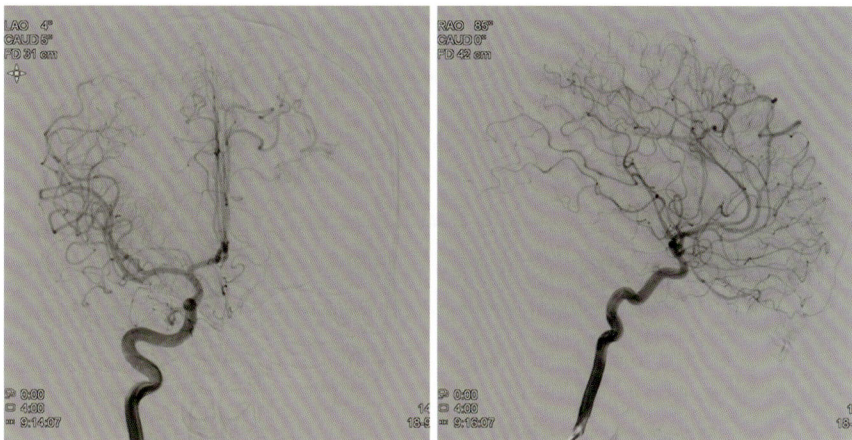

图 2.11　右颈内动脉造影显示右颈内动脉也参与了病例 1 AVM 的血供

　　基于上述所有解剖关系的评估，为病例 1 制订了合理的手术方案。由于 AVM 紧邻功能区，术前进行了专业的皮质功能评估。评估结果显示，除因年龄和教育因素导致语言流畅程度低于平均水平外，未发现其他明显异常。手术采用左侧额颞开颅术切除 AVM（图 2.12）。术后 DSA 显示 AVM 被完全切除。患者术后未出现神经或认知功能障碍，语言流畅程度保持术前水平。另一个病例在视频 2.1 中展示。

视频 2.1

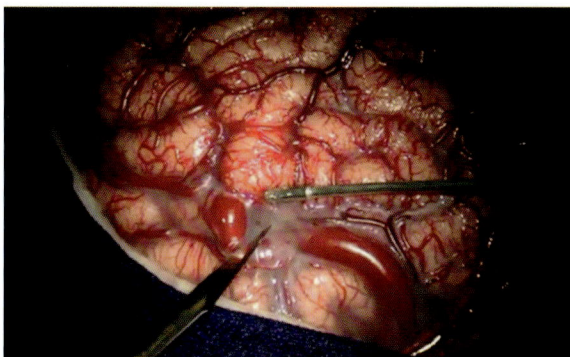

图 2.12　完成开颅术后，显露并阻断供血动脉，逐步皱缩 AVM

2.3 内侧面

2.3.1 病例 2

患者，男性，39 岁，癫痫发作后就诊，门诊 MRI 如图 2.13 所示。

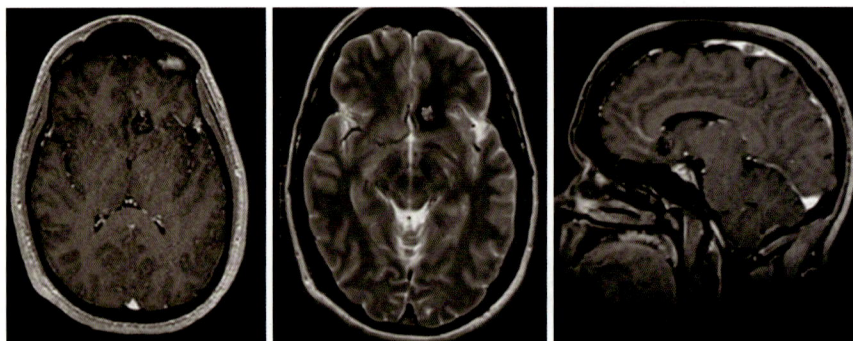

图 2.13　MRI 显示海绵状血管畸形

　　MRI 显示在终板（第三脑室前壁的一部分）前方存在海绵状血管畸形。该区域的大脑皮质为胼胝体下区，由前部的 2 个旁嗅回和后部的 1 个终板旁回构成（图 2.14），这些结构被前后旁嗅沟分隔。终板旁回包裹隔核，是边缘叶的组成部分。胼胝体下区通过岛阈深部的钩束与颞叶内侧面相连。

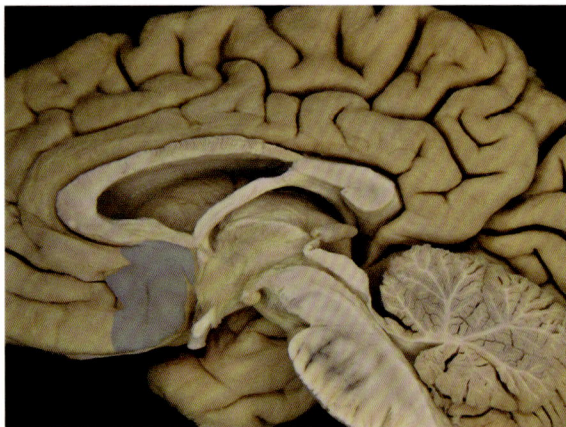

图 2.14　图中灰色区域为胼胝体下区

　　基于上述解剖标志，应采取何种手术入路切除该病灶？

　　有些脑回（如额上回和直回）连接大脑半球的两个面。在额叶内侧面，直回上界为上喙侧沟（superior rostral sulcus），通过扣带极（cingulate pole）连接旁嗅回前方的扣带回。因此，对于胼胝体下区病变，可考虑以下入路：前方入路、下方入路，以及经脑室的改良入路。

　　额上回是额叶内侧面最明显的皮质结构之一，又称额叶内侧回（与位于额叶外侧面的额中回不同）。扣带沟将额上回和旁中央小叶与扣带回分隔，并发出 1 条名为中央旁沟的分支。该分支就是额上回在额叶内侧面的后界。旁中央小叶的前界是中央旁沟，后界是扣带沟边缘支。旁中央小叶是中央前回和中央后回在大脑内侧面的连接，包绕中央沟。通常，中央沟止于大脑外侧面上缘，但在某些病例中也可延伸至大脑内侧面（图 2.15）。

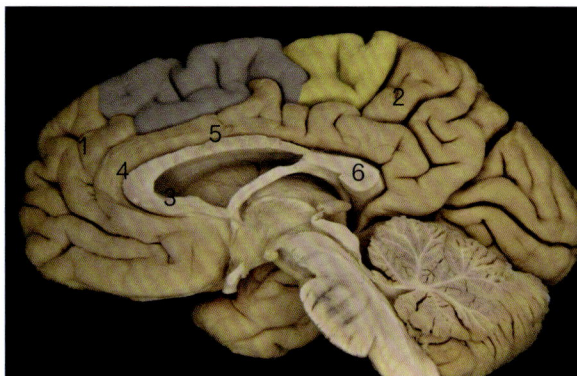

图 2.15　额叶内侧面观。额叶的下界是扣带沟（1）；旁中央小叶（黄色）由中央前回和中央后回组成，其后界是扣带沟边缘支（2）；额上回的后部包含辅助运动区（灰色）。3—胼胝体嘴；4—胼胝体膝；5—胼胝体体部；6—胼胝体压部

额叶内侧回后部包含辅助运动区，这是一个次级运动皮质，主要负责对初级运动区（中央前回）直接控制的运动进行规划和协调。

在大脑内侧面，胼胝体是一个明显的标志。该结构包绕并构成侧脑室边界的一部分。从内向外解剖，去除扣带回后即可将其显露。如前所述，胼胝体由连接双侧半球的连合纤维组成。两侧额叶的眶额区和前额区由称为小钳（forceps minor）的胼胝体纤维连接，这两个区域分别位于额叶的基底面和外侧面。

下额枕束是另一束与额叶相关的白质纤维束。它从前额区和运动前区的背侧和内侧，通过颞叶的背侧和内侧，延伸至枕叶的背侧和内侧（图 2.16）。

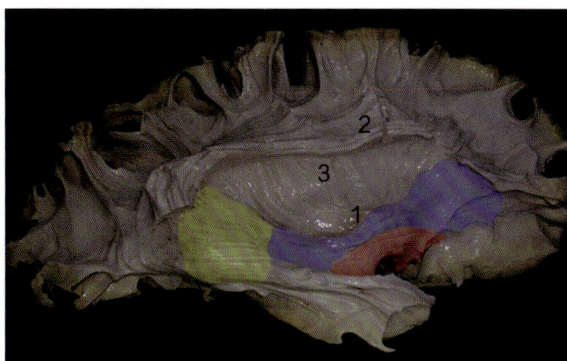

图 2.16　在岛阈平面，下额枕束（蓝色）和钩束（红色）是外囊的组成部分；在岛顶点平面，屏状核（1）变得明显；下额枕束是矢状面（黄色）的主要纤维束。2—上纵束；3—外囊

根据大脑前动脉与胼胝体的关系，可以对远端大脑前动脉进行分段。在前穿质下方，大脑前动脉发自颈内动脉分叉处，在视神经和视交叉上方朝纵裂方向走行。在视交叉上方和终板附近，前交通动脉连接左右大脑前动脉。前交通动脉远端的大脑前动脉包绕胼胝体，并进一步分为 4 段，即 A2 ~ A5 段，供应大脑半球内侧面（图 2.17）。

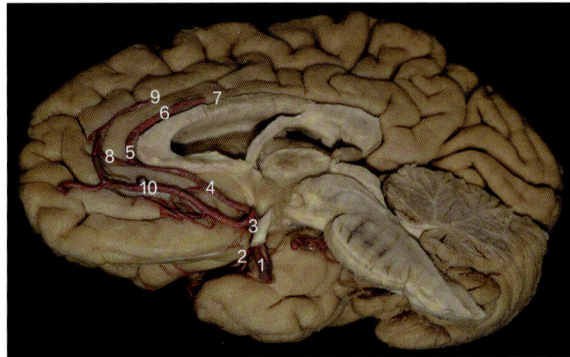

图 2.17　大脑前动脉包绕胼胝体，走行于胼胝体沟（7），可以分为 5 段。大脑中动脉（2）和大脑前动脉（3）起自颈内动脉分叉处，其中 A1 段（3）为前交通动脉段。A2 段（4）始于 A1 段，并延伸至胼胝体膝。A3 段（5）包绕胼胝体膝，并发出胼胝体缘动脉（8），该动脉走行于扣带沟（9）。A4 段（6）起自胼胝体膝末端，水平向后走行于胼胝体沟（7）。A5 段存在 2 种定义方式：其一指室间孔沿胼胝体沟向后走行的部分；其二指大脑前动脉的皮质分支。图中还可见对侧胼周动脉（10）

前交通动脉和大脑前动脉的近端 A1 段并不勾勒胼胝体的轮廓。前交通动脉复合体可存在几种不同的解剖变异，包括动脉的走行方向、双干、发育不全、血管直径和双侧不对称等。神经外科医师必须充分掌握这些细节。

额叶内侧面的静脉经胼胝体分支汇入上矢状窦、下矢状窦，以及基底静脉。

2.3.2　病例 3

患者，男性，57 岁，因 3 天前突发头痛、呕吐和先兆晕厥于急诊就诊。最初 CT 显示胼胝体周围蛛网膜下腔出血、胼胝体膝和体部血肿。DSA 影像如图 2.18 所示。

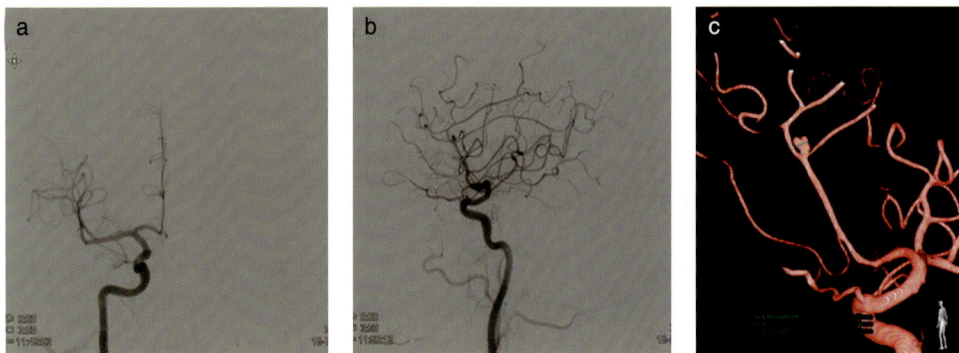

图 2.18　右颈内动脉 DSA 的前后位像（a）和侧位像（b），3D 重建可清晰地显示动脉瘤（c）

通过比较病例 2 和病例 3，可以明显看出病例 3 的动脉瘤起自大脑前动脉远端，位于胼胝体膝前方。根据大脑前动脉与胼胝体的位置关系，大脑前动脉可细分为以下几段：A2 段（胼胝体下段）、A3 段（胼胝体前段）、A4 段（胼胝体上段）和 A5 段（胼胝体后段）。A4 段的后界与深部室间孔相对应。每段发出多达 8 根皮质分支，绝大部分供应额叶。A2 段分支包括额底内侧动脉和额极动脉。A3 段分支包括胼胝体缘动脉、额前内侧动脉和额中内侧动脉。A4 段发出旁中央动脉。在实际情况中，存在很多变异情况，如胼胝体缘动脉及其发出的分支缺如（图 2.19）。

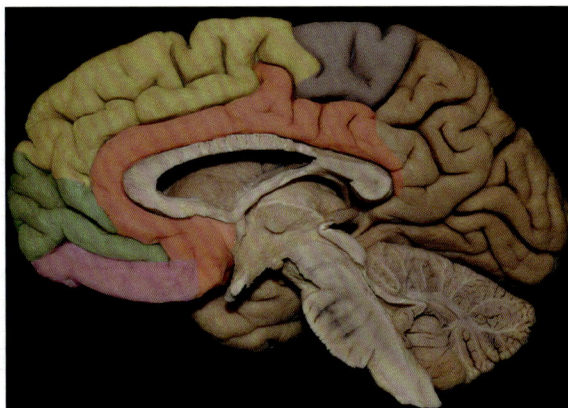

图 2.19 额叶内侧面血供来自大脑前动脉的皮质分支。由于各血管供血区相互之间存在重叠，无法精确定位每支血管的独立供血范围。眶额动脉供应直回（内侧面和基底面）和眶回内侧（粉红色）。额极动脉供应额极（绿色）。起源于胼胝体缘动脉或胼周动脉的额前内侧动脉、额中内侧动脉、额后内侧动脉以多种不同的形式供应额上回（黄色）。旁中央动脉供应旁中央小叶（灰色）。扣带回（红色）的血供来自胼周动脉

根据 DSA 影像，该动脉瘤位于大脑前动脉的哪一节段？

该动脉瘤起自胼胝体膝前方的大脑前动脉分叉处（A3 段），在本病例中，胼胝体缘动脉在此处发出胼周动脉。这个位置是胼周动脉瘤最常见的部位。胼胝体缘动脉毗邻扣带回，与走行于胼胝体沟的胼周动脉平行。

该患者采用矢状窦旁单侧开颅经半球间入路。大脑镰前端较狭窄，这也是双侧扣带回相互紧贴的原因。胼周动脉的大部分走行于大脑镰下缘。在本病例中，除矢状窦旁引流血管及脑回黏附外，脑内血肿和蛛网膜下腔出血也导致了大脑固有通道的空间减小（图 2.20）。尽管存在诸多困难和挑战，该动脉瘤仍被成功夹闭，术后患者恢复顺利，没有遗留神经功能障碍。

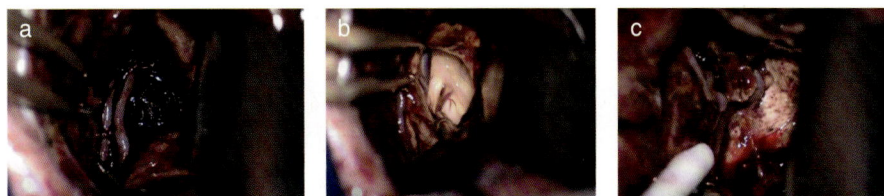

图 2.20 病例 3 的术中视图。a. 可见胼周动脉周围存在明显血肿。b. 通过部分吸除胼胝体组织并打开侧脑室释放脑脊液，扩大手术操作空间。c. 清晰显露胼周动脉瘤

2.4　基底面

2.4.1　病例 4

　　患者，男性，54 岁，4 年前出现 1 次强直阵挛发作，发作前 3 年，他表现为行为停滞和精神错乱，神经心理学检查提示语言流畅性和工作记忆力均低于正常范围。患者携带 DSA 检查报告来门诊就诊（图 2.21）。

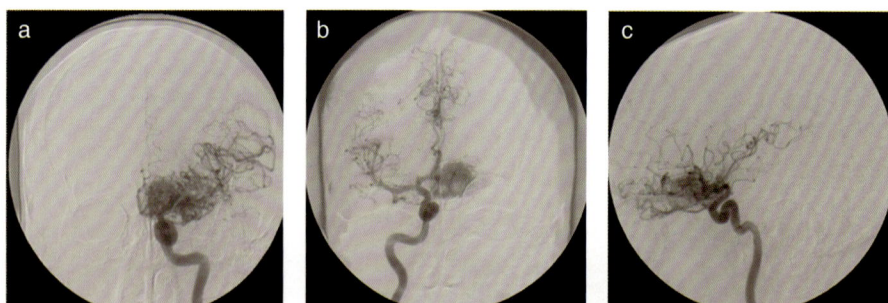

图 2.21　DSA 影像。a. 左颈内动脉前后位像。b. 右颈内动脉前后位像。c. 左颈内动脉侧位像

　　能否确定该 AVM 的位置及其供血动脉？
　　从影像学图像上可以看到，病灶的供血动脉来自左侧大脑中动脉和前交通动脉复合体的穿支，以及左侧 A2 段的皮质分支。穿动脉穿过大脑基底面的前穿质到达深部结构。术中可通过向后追踪嗅束的走行定位前穿质。嗅束在前穿质前界分为内侧嗅纹和外侧嗅纹。前穿质的内侧界是大脑半球间裂，外侧界是岛阈，后界是视束和颞叶（图 2.22）。术中可通过追踪嗅束、大脑中动脉和大脑前动脉来定位该区域。来自颈内动脉脉络膜段和脉络膜动脉的分支，以特定的排列方式穿过前穿质，以供应不同的区域。

图 2.22　前穿质基底面（红色）是穿支动脉的入口；前界为外侧嗅纹（1）和内侧嗅纹（2）；内侧界为半球间裂；外侧界为岛阈；后外侧界为钩回前段（3）；后内侧界为视束（4）

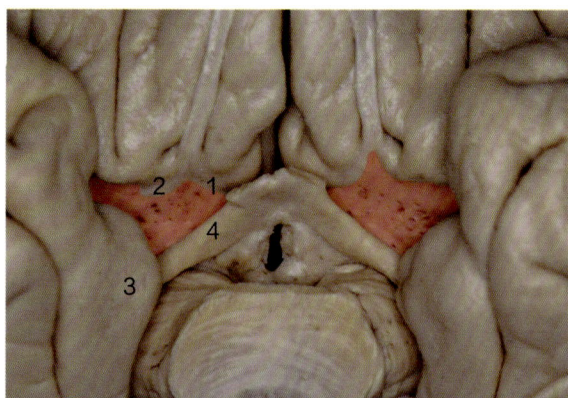

　　穿支动脉通常起源于主干动脉后壁，供应前穿质上方结构和相邻区域（图 2.23）。
　　MRI 检查显示了以下脑实质结构关系：尾状核、壳核、内囊、苍白球和丘脑（图 2.24）。

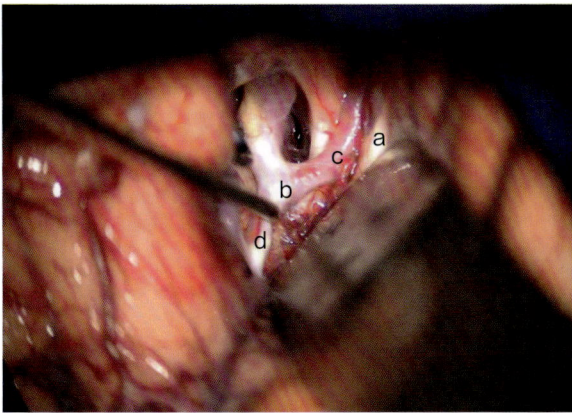

图 2.23　后交通动脉瘤夹闭术中显露穿支动脉。剥离子指向豆纹动脉。脑压板置于眶回，将额叶牵开。眶回内侧界表面可见嗅束（a），颈内动脉分叉（b）处分为 A1 段（c）和 M1 段（d）

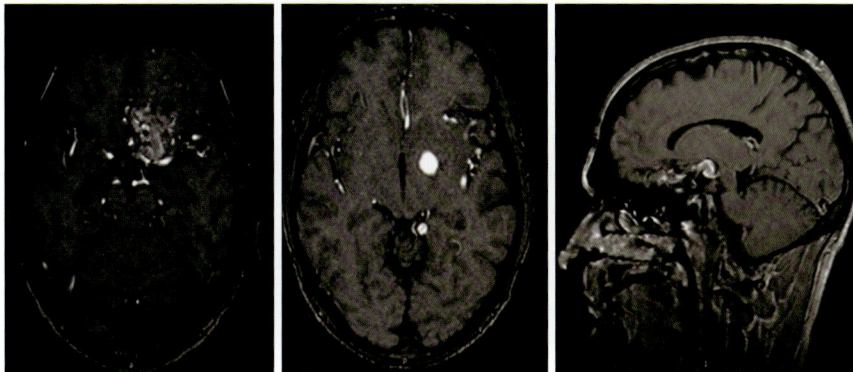

图 2.24　左侧额底区 MRI 影像，显示了 AVM

A1 段发出的穿支动脉供应部分下丘脑区域，包括视交叉和前连合。回返动脉（又称 Heubner 回动脉）起源于 A1 段远端或 A2 段近端。回返动脉自发出点沿主干血管逆向走行，至颈内动脉分叉上方发出分支进入前穿质（图 2.25）。额叶基底面大部分区域由眶额内侧动脉供应，该动脉是 A2 段远端的第一分支。

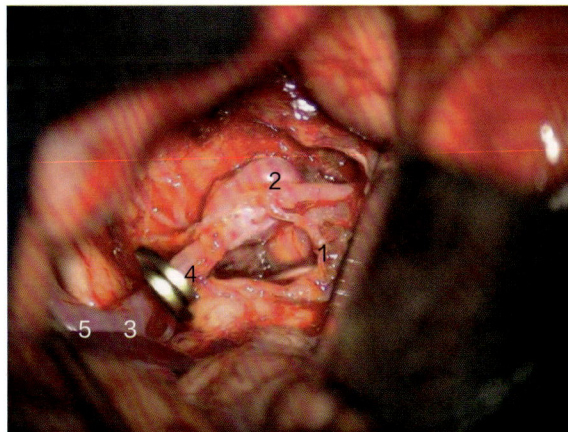

图 2.25　前交通动脉瘤夹闭术中视图。该患者的回返动脉（1）起自 A2 段（2）近端。3—颈内动脉分叉；4—A1 段；5—M1 段

　　嗅沟位于嗅球和嗅束上方，将额叶基底面分为内侧面和外侧面两部分。内侧面是位于筛骨筛板上的直回，向上延续为额上回。外侧面是眶回，被呈"H"形的眶沟分为前眶回、后眶回、内侧眶回和外侧眶回4部分。眶面和额叶上外侧面由额缘沟分隔（图2.26）。

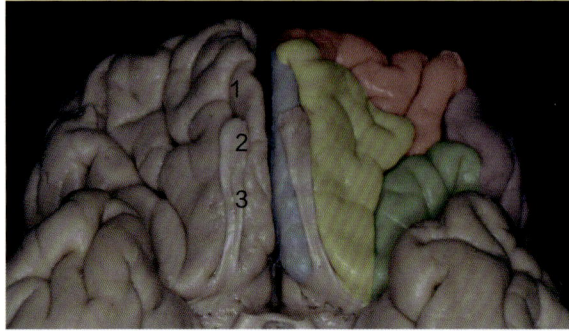

图2.26　额叶基底面观。嗅沟（1）位于嗅球（2）和嗅束（3）上方，将额叶基底面分为内侧面的直回（蓝色）和外侧面的眶回。眶沟将眶回分为内侧眶回（黄色）、外侧眶回（紫色）、前眶回（红色）和后眶回（绿色）

　　关于AVM的引流静脉系统，需考虑额叶基底面的静脉及引流模式：前部静脉引流至上矢状窦，后部静脉存在汇入基底静脉的分支。

　　大脑前静脉和大脑中深静脉在前穿质下方汇合，形成基底静脉（Rosenthal基底静脉）的起始部。基底静脉接受嗅区、眶额回等区域的静脉回流。钩回与大脑脚之间的神经血管束包含视束、基底静脉和脉络膜动脉。

（刘永 译，唐寅达　刘芳 审校）

参考文献

Chaddad-Neto F, Campos Filho JM, Dória-Netto HL, Faria MH, Ribas GC, Oliveira E. The pterional craniotomy: tips and tricks. Arq Neuropsiquiatr. 2012; 70 (9) :727–32.

Chaddad-Neto F, Silva D, da Costa M, Bozkurt B, et al. Contralateral anterior interhemispheric transcallosal-transrostral approach to the subcallosal region: a novel surgical technique. J Neurosurg. 2018; 129:508–14.

Chang Mulato JE, Alejandro SA, Paganelli SL, Vela Rojas EJ, Viera Neves AP, Silva da Costa MD, Dória-Netto HL, Campos Filho JM, Chaddad-Neto F. Microsurgical treatment for a post hemorrhagic cavernoma of the frontal lobe coexisting with an unruptured ipsilateral MCA aneurysm. World Neurosurg. 2021; S1878-8750 (21) :01331-0.

Kakou M, Destrieux C, Velut S. Microanatomy of the pericallosal arterial complex. J Neurosurg.2000; 93:667-75.

Kocher TE. Chirurgische Operationslehreed. 1st ed. Jena: Gustav Fischer; 1892. p. 38.

Kocher TE. Operative surgery. New York: W. Wood & Company; 1894. p. 50.

Ono M, Kubik S, Abernathey CD. Atlas of the cerebral sulci. Stuttgart: Georg Thieme Verlag; 1990. Rhoton. Cranial anatomy and surgical approaches. Philadelphia: Lippincott Williams & Wilkins; 2003.

Ribas GC, Yasuda A, Ribas EC, Nishikuni K, Rodrigues AJ Jr. Surgical anatomy of microneuro surgical sulcal key points. Neurosurgery. 2006; 59:ONS177–211.

Rodrigues TP, Rodrigues MA, Paz Dde A, Costa MD, Centeno RS, Chaddad Neto FE, Cavalheiro S. Orbitofrontal sulcal and gyrus pattern in human: an anatomical study. Arq Neuropsiquiatr. 2015; 73 (5) :431–5.

第 3 章

顶叶和枕叶的外科解剖

3.1 上外侧面

在上外侧面，顶叶的解剖界限如下：前界为中央沟（分隔额叶和顶叶）；上界为纵裂池；下界为外侧裂后段和枕颞线前段；后界为顶颞外侧线（连接顶枕沟和枕前切迹的假想线）的上半部分（图 3.1）。顶叶与枕叶、颞叶和额叶之间存在脑回连接。

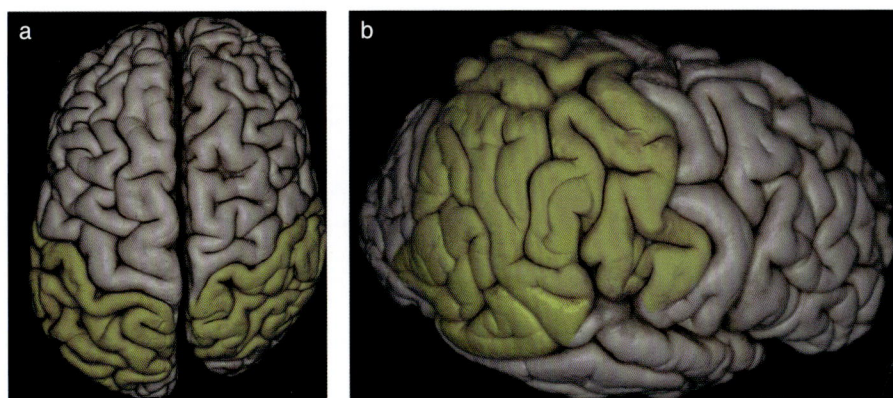

图 3.1　顶叶（黄色）。a. 双侧大脑半球的上面观，显示斜行的顶叶。b. 右侧大脑半球的外侧观

顶叶上外侧面包括斜行的中央后回和 2 个水平的小叶：顶上小叶和顶下小叶（由角回和缘上回构成）。这些结构被 2 条主要脑沟分隔：斜行的中央后沟和水平的顶内沟（分隔顶上小叶和顶下小叶）。中央后沟和顶内沟之间存在较为恒定的垂直关系。

顶叶上外侧面还存在以下变异结构：顶横沟（可细分顶上小叶）、第一中间沟（将顶下小叶细分为角回和缘上回），以及角沟（可细分角回）。

3.1.1 病例 1

患者，女性，21 岁，右利手，主诉行动迟缓和记忆力减退，体格检查显示无明显异常，神经心理学检查提示存在认知力改变和中度至重度的语言流畅性缺陷（图 3.2）。

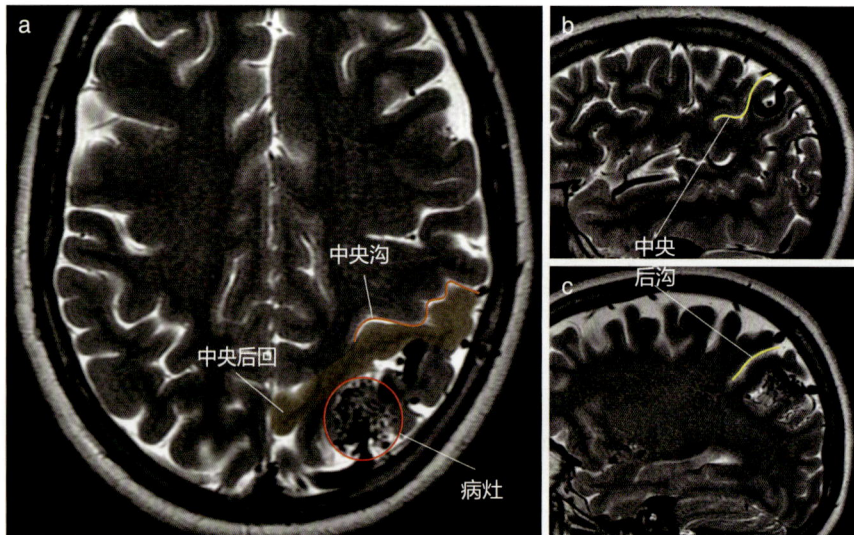

图 3.2   头颅 MRI T$_2$WI 显示左侧顶叶 AVM。a. 轴位像。b. 矢状位像。c. 冠状位像

3.1.1.1   该 AVM 的位置在哪里？术中应识别哪些标志以指导切除？

该 AVM 的前界为中央后沟和中央后回，后界为顶枕沟和枕叶，下界为顶内沟和顶下小叶。因此，该 AVM 对应顶上小叶。

顶上小叶呈四边形，通常通过中央后沟末端的脑回桥与中央后回相连，并向后通过顶枕弓与枕叶相连。顶上小叶被顶内沟上方的垂直分支（顶横沟）分为 2 部分。在内侧面，顶上小叶延续为楔前叶。

斜行的中央后回位于中央沟后方，与中央前回平行。在手术视野中区分中央前回和中央后回的一个关键特征是中央后回通常较窄，并且与顶内沟有恒定的垂直走行关系。通常，中央后回通过脑回桥与顶上小叶和（或）缘上回相连。中央后回的皮质对应初级躯体感觉区。

3.1.1.2   应采取何种手术入路到达该病灶？可以用哪些颅骨标志规划手术入路？

由于 AVM 在顶上小叶内，合适的手术入路为经顶部开颅。

一些颅相点和脑沟点之间的连线可以形成假想线，形成与顶叶相对应的方形表面投影，在无法使用神经导航的情况下可以用来规划开颅手术。

上中央沟点代表中央沟与纵裂池的交点，位于前囟点后 5 cm 处（图 3.3）。下中央沟点代表中央沟下段与外侧裂的交点，对应鳞状缝与耳屏上方 4 cm 处假想垂直线的交点。这两点间的连线对应顶叶的前界。顶叶的上界为矢状缝，下界为代表外侧裂的鳞状缝，后界为人字点至星点连线的上半部。

　　顶内沟通常位于颞上线水平。因此，在颅顶表面，顶上小叶位于矢状缝与颞上线之间，顶下小叶位于颞上线与鳞状缝之间（图3.3、3.4）。

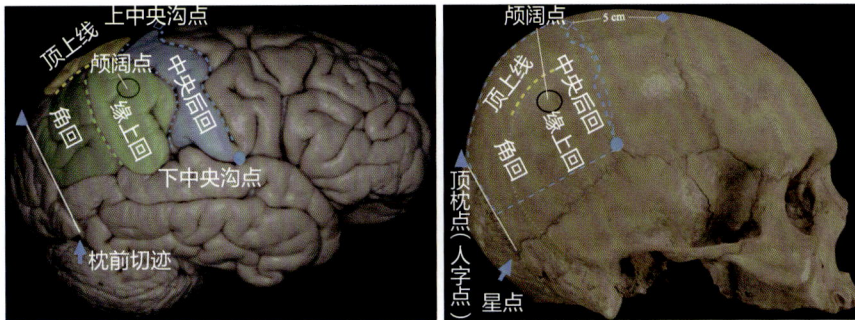

图 3.3　顶叶外侧面的表面解剖结构及其与颅相点的对应关系

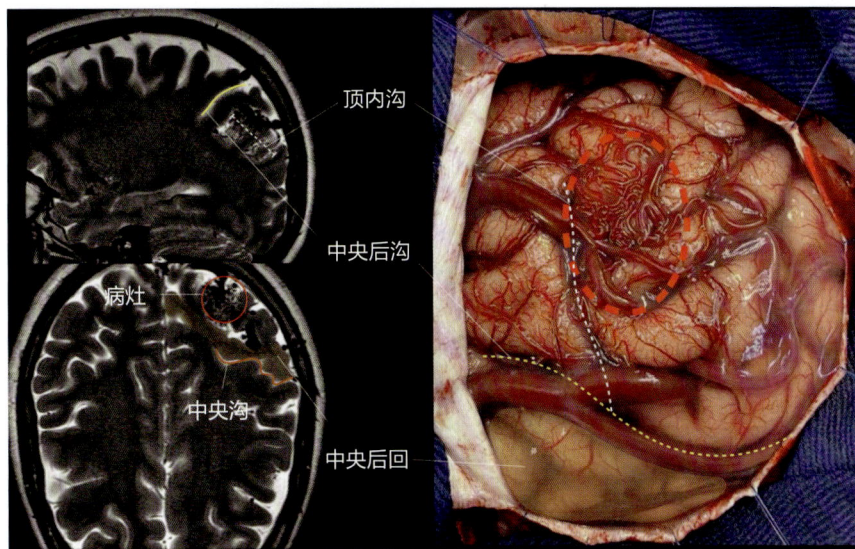

图 3.4　MRI 影像与手术视野的解剖对应关系

3.1.1.3　病变累及哪些深部结构？与之相关的功能有哪些？是否与神经心理学检查结果相符？

　　顶叶皮质可分为两个主要部分：前顶叶皮质（以中央后回为代表，包含初级躯体感觉皮质）和后顶叶皮质（由顶上小叶和顶下小叶组成，包含多模态联合皮质）。

　　顶上小叶位于后顶叶皮质背侧，参与视觉空间注意、工作记忆、空间定向等多种神经认知功能以及多模态感觉整合。

　　顶叶有多个白质纤维束通路。白质纤维束有 3 种类型：连合纤维（连接两侧大脑半球，以胼胝体后部为代表）、投射纤维（连接皮质与深部脑结构和脊髓，以矢状层、内囊和其他投射纤维等为代表）、联络纤维（由上纵束、弓状束、中纵束、下纵束和扣带束组成，连接同侧大脑半球的不同皮质区域）。

上纵束位于半卵圆中心外侧，由连接顶叶与额叶、枕叶和颞叶之间皮质区域的联络纤维组成。上纵束可分为 3 部分：上纵束 Ⅰ 位于顶上小叶和额上回，连接辅助运动区；上纵束 Ⅱ 连接顶下小叶和额叶皮质，与视觉、专注力和认知力通路有关；上纵束 Ⅲ 位于额顶盖，与语言认知相关。

弓状束是连接 Wernicke 区和 Broca 区的弧形连合纤维，因此与听觉和语言功能有关。中纵束连接顶下小叶皮质和颞上回白质。颞上回白质与多个旁边缘皮质区域相连，负责语言、组织和记忆等功能。下纵束连接顶枕叶和颞叶皮质，构成侧脑室外侧壁的一部分，与视觉相关的功能有关。扣带束位于扣带回内，连接顶叶和其他皮质，参与情绪、记忆和伤害性感知通路。

在顶上小叶，白质纤维束通路主要有上纵束和弓状束，它们将顶上小叶、楔前叶与额叶皮质的辅助运动区连接起来。中纵束在顶上小叶和颞叶皮质之间建立连接。投射纤维汇聚至放射冠，连合纤维汇聚至胼胝体。

3.1.1.4　结合下文所示的血管造影图像（图 3.2、3.4、3.5、3.6），病例 1 在大脑外侧面相关的血管分布是怎样的？

在病例 1 中，AVM 由顶后动脉、大脑中动脉上干的最后一组上行皮质支、角回动脉（M4 段）、顶枕动脉、大脑后动脉皮质支（P4 段）供血。静脉引流模式为经浅表静脉系统：经顶上静脉向上矢状窦引流，经颞后静脉向横窦引流，以及经上吻合静脉（Trolard 静脉）向侧裂浅静脉逆行的静脉血流。

顶叶外侧面由大脑中动脉（M4 段）的皮质支供血（图 3.7）。自外侧裂开始，皮质支呈放射状排列，主要有 3 个升支（中央动脉、顶前动脉、顶后动脉）和 1 个水平支（角动脉）。血管的走行方向对指导血管造影的识别很有帮助。

中央沟动脉位于中央沟内，供应中央后回后半部分。顶前动脉走行于中央后沟，部分供应中央后沟和顶上小叶、顶下小叶。顶后动脉部分供应顶上小叶和顶下小叶。角回动脉沿外侧裂方向呈水平分布，部分供应顶下小叶、颞上回和部分枕叶（图 3.7）。

在顶叶的外侧面和内侧面，上皮质静脉通过上矢状窦将上外侧和上内侧皮质的血液引流至浅表静脉系统。这些静脉高度变异，离心走行，并且没有静脉瓣。在血管造影图像上，这些静脉往往斜行汇入上矢状窦。

3.1.2　病例 2

患者，男性，39 岁，右利手，癫痫病史 13 年，使用两种抗癫痫药物治疗，转院来检查。神经系统检查无明显异常，神经心理学检查提示存在视觉缺陷以及执行功能、记忆和计算的中度缺陷。图 3.8 显示了患者的颅脑 MRI。

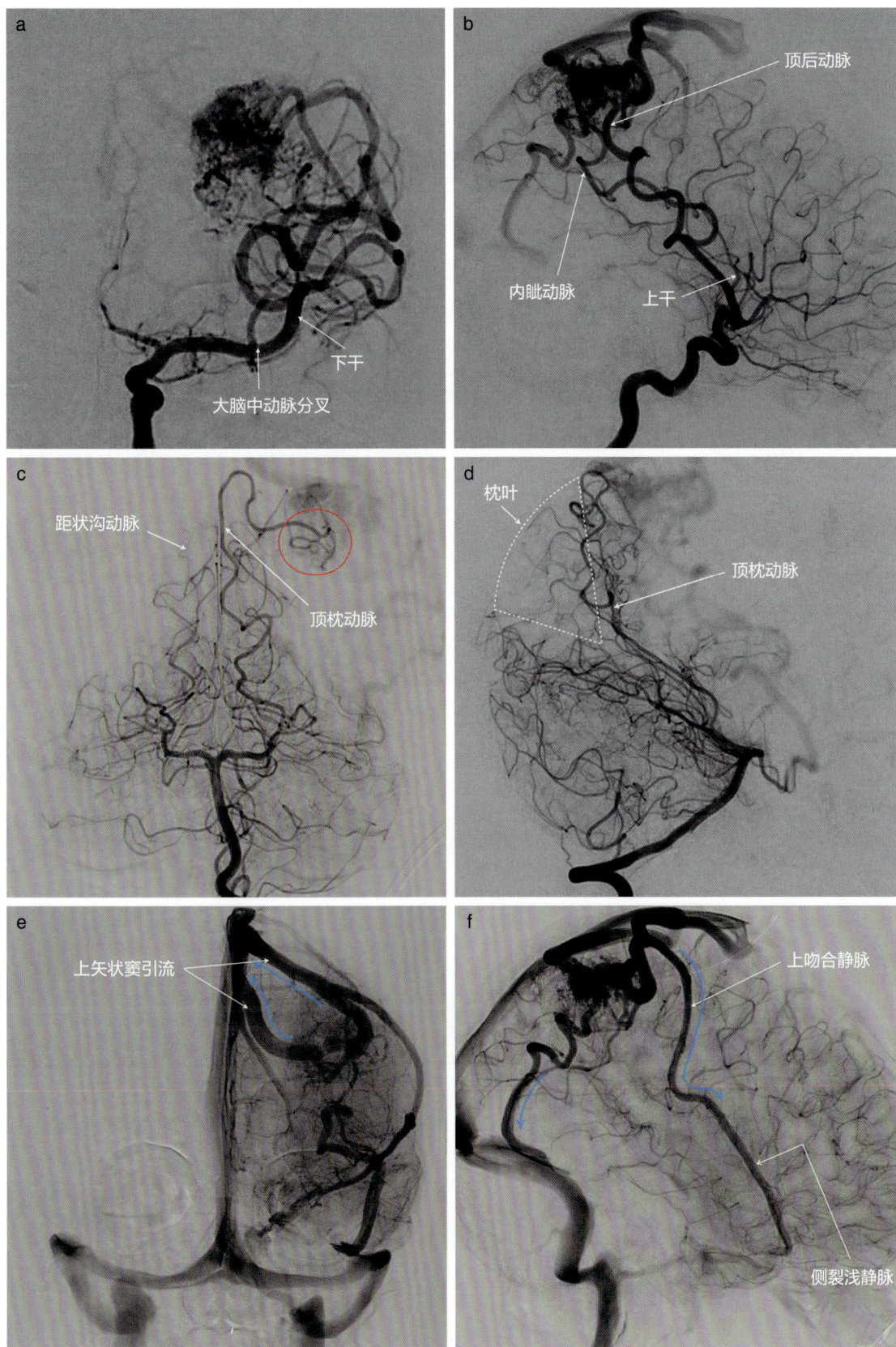

图 3.5　DSA 影像。a、b. 左侧颈动脉造影。c、d. 左侧椎动脉造影。e、f. 静脉引流

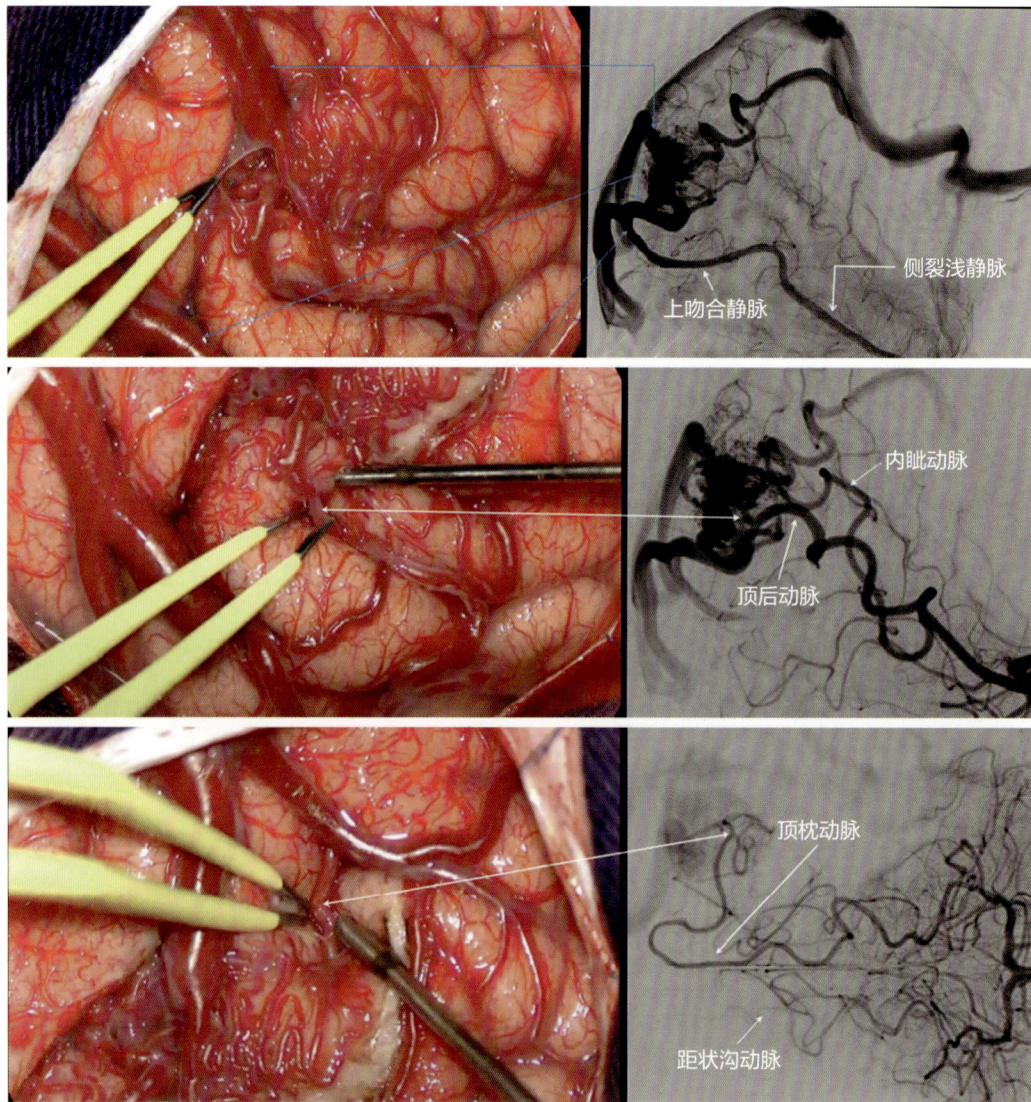

图3.6　AVM动静脉血管分布与术中影像的对应关系

图3.7　大脑中动脉皮质支示意图。最常见的模式是直径接近的上干与下干，上干发出上升支，下干发出下降支。然而，也可能出现上干或者下干占优势的情况

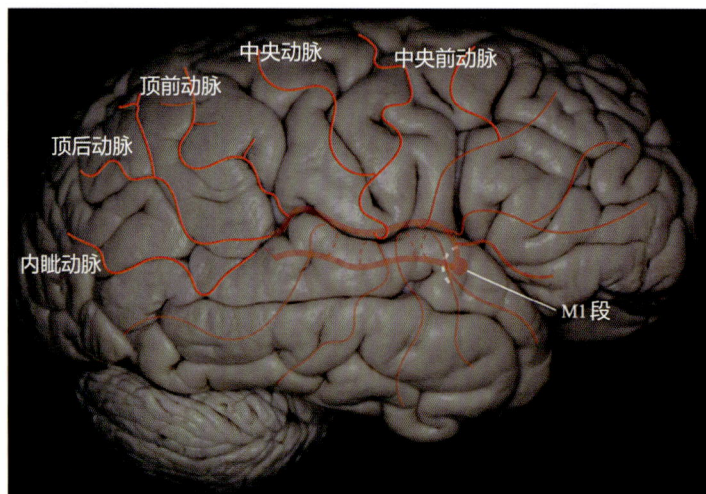

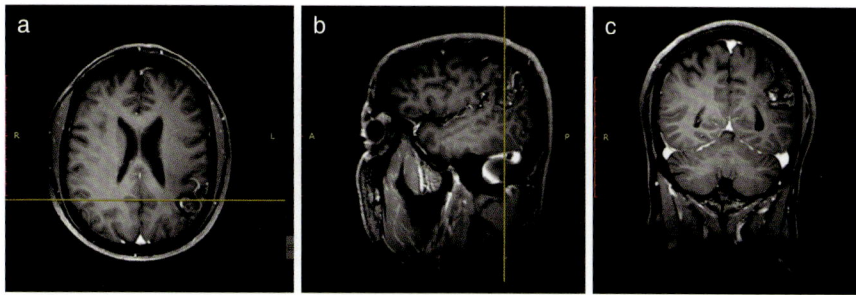

图 3.8　T₁WI 显示左侧顶叶 AVM。a. 轴位像。b. 矢状位像。c. 冠状位像

3.1.2.1　如图 3.8 所示，此病例 AVM 的位置在哪里？

此病例 AVM 的上界为顶内沟，前界为缘上回，后界为枕叶。因此，AVM 位于顶下小叶的角回。

在顶叶外侧面，顶下小叶位于顶内沟的下方，顶内沟将顶上小叶、顶下小叶分隔。顶内沟呈前后方向，较少连续。顶内点指向侧脑室房部的顶部和枕角。

顶下小叶由 2 个脑回组成：缘上回和角回，二者被第一中间沟分隔。第一中间沟为高度变异的脑沟，是顶内沟的下垂直支。

缘上回呈马蹄形，包绕外侧裂末端。缘上回下端与颞上回合并，形成颞顶交界区。

角回位于缘上回后部，角回最下方通常与颞中回相延续。角回的内部结构由颞上沟的分支模式决定。颞上沟通常有 3 个末端分支：一个能到达第一中间沟的垂直分支；一个被称为角沟的水平走行的中间分支；一个在下方、较不恒定的分支。因此，识别角回的方法是沿颞上沟向后方探寻。角回止于枕叶。

3.1.2.2　是否存在与顶下小叶相关的颅骨标志？

顶下小叶的重要测量点包括：顶内点（对应顶内沟与中央后沟的交点，位于人字缝前 6 cm，矢状缝外侧 5 cm）和颅阔点（位于顶骨隆突的最高点，对应缘上回，缘上回在顶骨上的压迹表现为顶结节）。

3.1.2.3　与顶下小叶相关的深部结构有哪些？

后顶叶皮质由顶上小叶、顶下小叶和顶内沟内的皮质组成。顶下小叶位于后顶叶皮质的腹侧，涉及语言处理、视觉空间定向、记忆、听觉功能、算术能力、实践和执行功能等多个神经认知功能。

顶下小叶主要通过联络纤维与其他皮质和皮质下区域连接。顶下小叶下方的白质结构有 2 个主要的白质纤维束：弓状束（提供与 Broca 区的连接，与语言功能有关）和上纵束（连接顶下小叶和额叶皮质）。

侧脑室体部的后部和侧脑室房部分别位于中央后回下半部分和顶下小叶水平的深部。

3.1.2.4 关于病例 2，该 AVM 的血管构成是怎样的？

该 AVM 由角回动脉和颞枕动脉供血。角回动脉从外侧裂后端发出，走行于颞上回上方直至枕叶。颞枕动脉供应颞上回后半部分，可与角回动脉共用 1 条主干（图 3.9）。

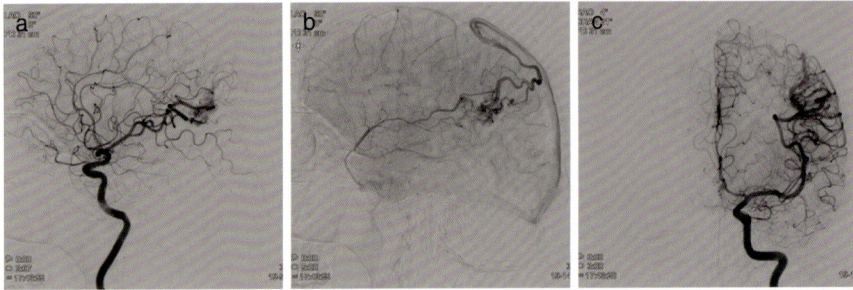

图 3.9 顶叶 AVM 血管造影图像。a. 颈内动脉侧位像。b. 静脉期早期。c. 左颈内动脉后前位像，动脉期

引流静脉主要通过顶叶升静脉经上矢状窦回流至浅表静脉系统；部分回流至外侧裂浅静脉（视频 3.1 还展示了另一个病例）。

视频 3.1

3.2 内侧面

在顶叶内侧面，顶叶的前界为中央沟，后界为顶枕沟（包括楔前叶、扣带回后部和旁中央小叶后部）（图 3.10）。

楔前叶呈四边形，是顶上小叶的内侧延伸。楔前叶的前界为扣带沟边缘支，下界为顶下沟，后界为顶枕沟。旁中央小叶后部是中央后回的内侧延伸。扣带回可分为 3 部分：位于额上回下方的扣带回前部、位于旁中央小叶下方的扣带回中部和位于楔前叶下方的扣带回后部。对顶叶内侧面的研究主要涉及扣带回中部和扣带回后部（图 3.10）。

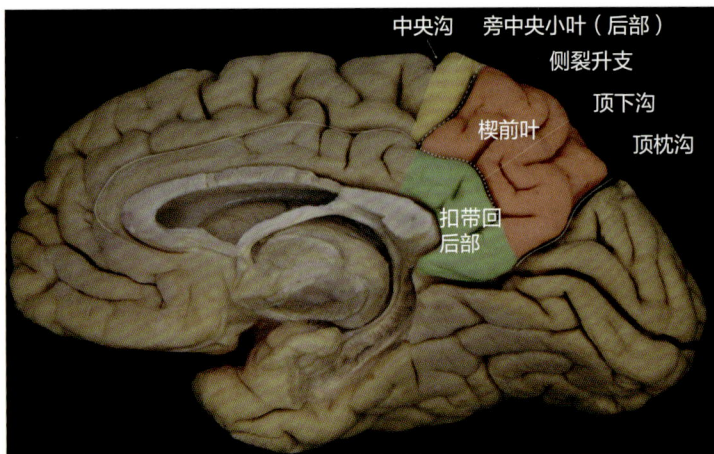

图 3.10 顶叶内侧面观。顶叶由楔前叶（红色）、扣带回后部（绿色）和旁中央小叶后部（黄色）组成

　　顶叶内侧面重要的脑沟包括：扣带沟的升支（构成旁中央小叶和楔前叶之间的前边界）、扣带沟（分隔扣带回与旁中央小叶），以及顶下沟（分隔楔前叶和扣带回）（图 3.10）。

3.2.1　病例 3

　　患者，男性，6 岁，左侧搏动性头痛 6 个月，神经系统检查未见异常（图 3.11、3.12）。

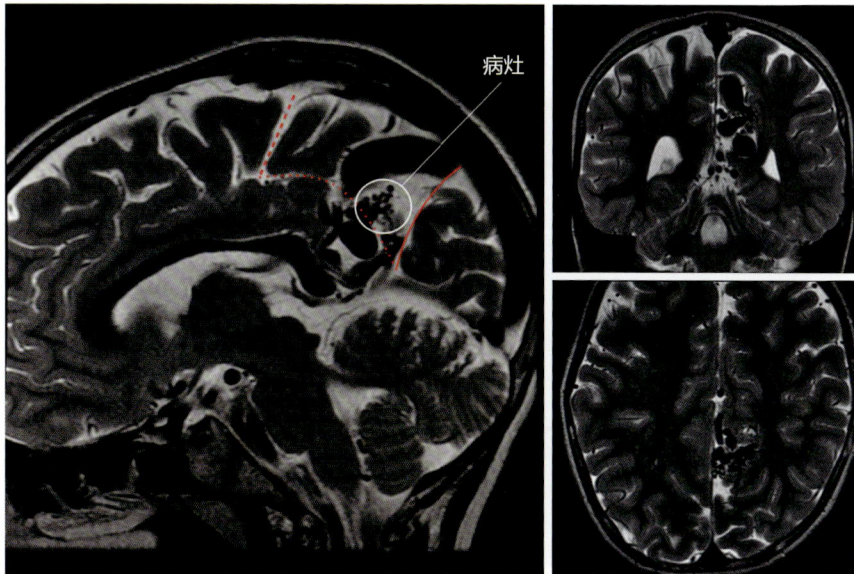

图 3.11　MRI T$_2$WI。矢状位像（左图）显示位于顶叶内侧面的 AVM。楔前叶以扣带沟的升支（红色虚线）、顶下沟（红色点线）和顶枕沟（红线）为界。右侧为冠状位像（右上图）和轴位像（右下图）

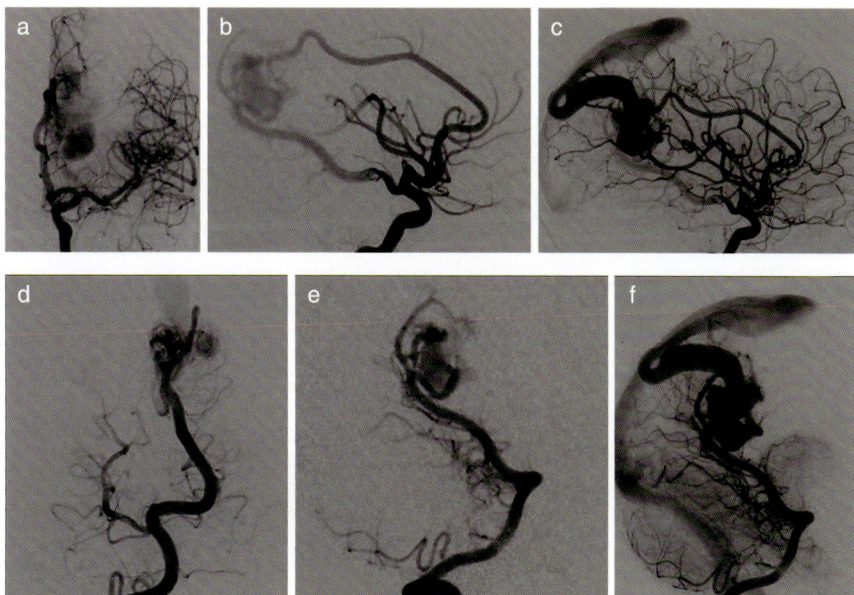

图 3.12　DSA 影像。a. 左颈内动脉造影后前位像。b、c. 后前位像及侧位像，动脉早期。d. 椎动脉造影。e. 椎动脉后前位像，动脉早期。f. 椎动脉后前位像，静脉期

3.2.1.1　该 AVM 位于何处？

该 AVM 位于顶叶内侧面，楔前叶后部。病灶的后界为顶枕沟，下界为顶下沟，对应楔前叶的边界。

3.2.1.2　此例 AVM 由哪些动脉供应？

顶叶内侧面的血供主要包括：前方由大脑前动脉远端分支（A5 段）供应；后方由大脑后动脉分支供应。大脑中动脉、大脑后动脉和大脑前动脉的远端分支可出现广泛的吻合（图 3.13）。

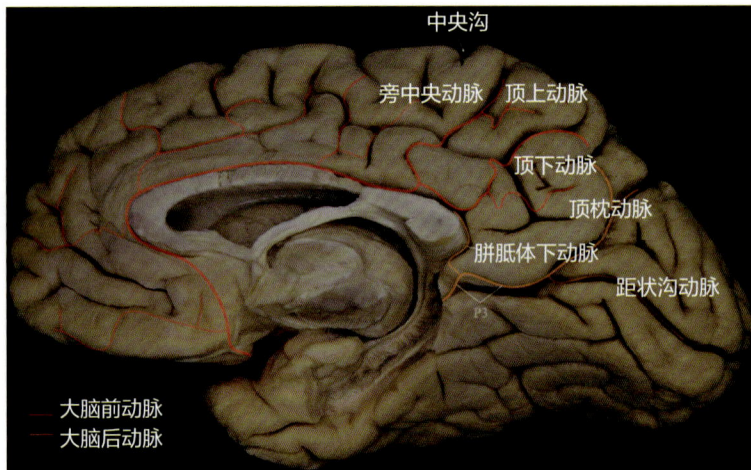

图 3.13　顶叶内侧面动脉分布示意图

供应顶叶内侧面的大脑前动脉分支为旁中央动脉、顶上动脉和顶下动脉。顶枕动脉走行于顶枕沟内，供应楔前叶和后扣带回（图 3.13）。

此例 AVM 通过曲张的皮质静脉引流至上矢状窦。

3.3　侧裂面

顶叶在中央沟和缘上回之间有 1 个短的侧裂面，指向颞叶的侧裂面和岛叶共同构成顶盖。顶盖由中央后回的下部和缘上回组成，构成外侧裂顶壁的后部。

在侧裂面上，缘上回指向构成颞平面后部的脑回，中央后回指向 Heschl 回。Heschl 回指向侧脑室房部。顶盖包含次级躯体感觉皮质。

3.4　枕叶

枕叶与颞叶、顶叶之间无明显界限。因此，关于枕叶边界的界定具有很强的主观性。枕叶外侧面的前界是颞枕前切迹和顶枕沟压迹之间的假想连线，上内侧界为大脑纵裂，下外侧界为与横窦平行的边界。值得注意的是，大脑外侧面的顶枕沟压迹在颅骨表面的投影点位于人字缝与矢状缝的交点处（枕外隆凸前方 6 ~ 7 cm）。与其他脑叶相比，枕叶的内部解剖结构存在较大差异，目前至少存在 7 种不同的分类方式。在此，我们将介绍 2 种最常见的分类方式：第一种是三回两沟模式——由枕上回、枕中回和枕下回构成，其间可见枕间沟和枕外侧沟；第二种是两回一沟模式——由枕上回和枕下回构成，其间可见枕外侧沟。在第二种分类方式中，枕上回包含枕间沟和枕横回（图 3.14）。

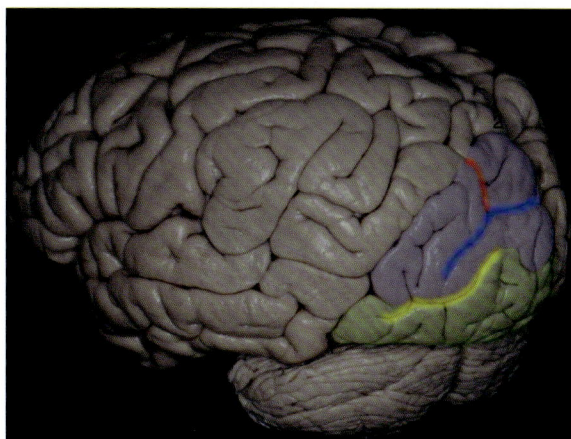

图 3.14　大脑外侧面后方观。枕叶存在多种解剖变异。本图展示其中一种类型：枕外侧沟（黄色）将枕叶分为枕上回（紫色）和枕下回（绿色）。在枕上回内部，可见枕横沟（蓝色）与枕内沟（红色）相连，枕内沟是顶内沟的直接延续。数字 1 代表颞枕切迹，即 Labbè 静脉汇入横窦和乙状窦交界处的压迹。数字 2 代表顶枕沟外侧压迹。当枕叶与颞叶、顶叶之间缺乏明确分界时，可将数字 1 和 2 连成假想线作为枕叶前界

枕叶内侧面的边界最为明确，由顶枕沟（顶枕沟很深，为 100% 恒定的脑沟）将枕叶与楔前叶分隔。枕叶内侧面由距状沟分为楔回和舌回：楔回位于上方，呈三角形（图 3.15、3.16）；细长的舌回向前延续为颞叶的海马旁回。

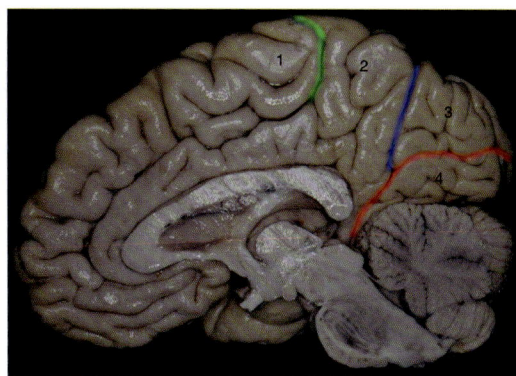

图 3.15　大脑内侧面观。扣带沟边缘支（绿色）在中央后回形成特征性压迹（解剖学命名为"边缘部"），将旁中央小叶（1）和楔前叶（2）分隔，而楔前叶是顶叶在大脑内侧面的延续。顶枕沟（蓝色）是大脑内侧面的主要标志之一，为 100% 恒定的脑沟。需要注意的是，此区域存在 1 条深沟（常被称为顶枕裂），其上端内侧压迹是区分顶叶与枕叶的重要依据。楔回（3）与舌回（4）共同构成枕叶，两者之间以距状沟（红色，又称距状裂）为界。距状沟在大脑内侧面形成明显压迹，作为主要视觉区的标志，在枕部经小脑幕入路手术中具有重要意义。如图所示，沿此沟向前解剖可直达松果体区或四叠体池

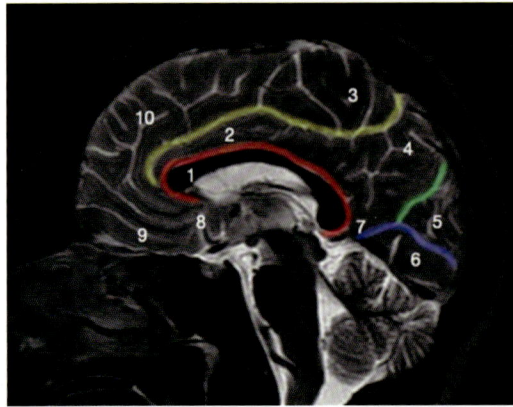

图 3.16 脑部 MRI Cube-FLAIR 序列的矢状切面。显示大脑内侧面的主要解剖结构。胼胝体（1）由胼胝体沟（红色）包绕；扣带回（2）位于胼胝体沟（红色）上方、扣带沟（黄色）下方。扣带沟边缘支将旁中央小叶（3）与楔前叶（4）分隔；楔前叶由顶枕沟（绿色）与楔回（5）分隔；楔回与舌回（6）构成枕叶内侧面，它们由距状沟（蓝色）分隔；距状沟很深，顺着该通路向前可到达四叠体池。图中还显示了扣带回峡部（7）、胼胝体下区（8）、直回（9）和额内侧回（10）

　　识别距状沟具有重要的功能意义，因为与其相邻的脑回是第一视觉区（图 3.16）。在枕部经小脑幕入路行松果体区手术时，沿距状沟向前追溯是定位四叠体池的最佳方法。距状沟还包含大脑后动脉。海马旁回向后延伸形成的舌回既是枕叶的组成部分，又是重要的功能区。

（刘芳 译，唐寅达　尤万春 审校）

参考文献

Binkofski FC, Klann J, Caspers S. The neuroanatomy and functional role of the inferior parietal lobule and intraparietal sulcus. Neurobiol Lang. 2016. https://doi.org/10.1016/ B978-0-12-407794-2.00004-3

Burks JD, Boettcher LB, Conner AK, Glenn CA, Bonney PA, Baker CM, et al. White matter connections of the inferior parietal lobule: A study of surgical anatomy. Brain Behav. 2017; 7:e00640.

Caspers S, Amunts K, Zilles K. Posterior parietal cortex: multimodal association cortex. The human nervous system. . 3rd ed. 2012. https://doi.org/10.1016/B978-0-12-3742360.10028-8

Frigeri T, Paglioli E, de Oliveira E, Rhoton AL Jr. Microsurgical anatomy of the central lobe. J Neurosurg. 2015; 122:483–98.

Koutsarnakis C, Liakos F, Kalyvas AV, Liouta E, Emelifeonwu J, Kalamatianos T, et al. Approaching the atrium through the intraparietal sulcus: mapping the sulcal morphology and correlating the surgical corridor to underlying fiber tracts. Oper Neurosurg (Hagerstown) . 2017; 13:503–16.

Martino J, De Lucas M. Subcortical anatomy of the lateral association fascicles of the brain: a review. Clin Anat. 2014; 27:563–9.

Monroy-Sosa A, Jennings J, Chakravarthi S, Fukui MB, Celix J, Kojis N, et al. Microsurgical anatomy of the vertical rami of the superior longitudinal fasciculus: an intraparietal sulcus dissection study. Oper Neurosurg (Hagerstown) . 2019; 16:226–38.

Ono M, Kubik S, Abernathey CD. Atlas of the cerebral sulci. Stuttgart: Georg Thieme Verlag; 1990.

Ribas GC, Yasuda A, Ribas EC, Nishikuni K, Rodrigues AJ Jr. Surgical anatomy of microneurosurgical sulcal key points. Neurosurgery. 2006; 59:ONS177–210, discussion ONS210–1.

Serrato-Avila JL, da Costa MDS, Stávale JN, Lima JVF, Carrasco-Hernandez JP, Alejandro SA, Chaddad-Neto F. Microsurgical Resection of a Left Supramarginal Gyrus AVM Causing Radionecrosis. World Neurosurg. 2020; 138:317.

Vallar G. and Coslett HB eds. The parietal lobe. Handbook of clinical neurology, Vol. 151 (3rd series) . https://doi.org/10.1016/B978-0-444-63622-5.00003-6.

Wild HM, Heckemann RA, Studholme C, Hammers A. Gyri of the human parietal lobe: volumes, spatial extents, automatic labelling, and probabilistic atlases. PLoS One. 2017; 12:e0180866.

第 4 章

颞叶的外科解剖

4.1　引言

颞叶的解剖结构可分为 4 个面：外侧面、下表面（或称基底面）、上表面（或称侧裂面）和内侧面（图 4.1）。颞叶位于外侧裂下方、蝶骨大翼后方、中颅窝外侧部和小脑幕前部（颞叶基底面后部）。向内，颞叶包绕大脑脚及其对应的脑池和脑池内结构。向后，1 条连接枕前切迹（位于下外侧面）和顶枕沟（位于内侧面）上端的假想垂直线构成颞叶的后界；另 1 条连接侧裂后端与上述垂直线的水平假想线分隔颞叶与顶叶。

通过颅骨的表面标志（颅相点，craniometric points）可定位颞叶的边界。鳞状缝（颞骨和顶骨之间的骨缝）的最前端（前鳞状点，anterior squamous point，AntSqP）至最高点（上鳞状点，superior squamous point，SupSqP）的走行与外侧裂一致。上鳞状点位于经过耳前压迹的假想垂直线上。上述 2 个颅相点分别对应前侧裂点（anterior Sylvian point，AntSyP）（三角部尖端与外侧裂的交点）和下中央沟点（inferior Rolandic point，位于外侧裂内的中央下回中点）。前侧裂点代表岛阈在大脑外侧面的投影，此处大脑中动脉 M1 段（从内向外走行）移行为 M2 段（从前向后走行）。蝶骨大翼包绕颞极。颧弓上界与颞下回的下外侧界平齐。星点（顶乳突缝、枕乳突缝和人字缝的交点）对应枕前切迹，人字缝与矢状缝的交点对应顶枕沟上端。因此，人字缝可用于定位枕叶前界，连接上鳞状点与人字缝的水平线可用于定位颞叶后部的上界。

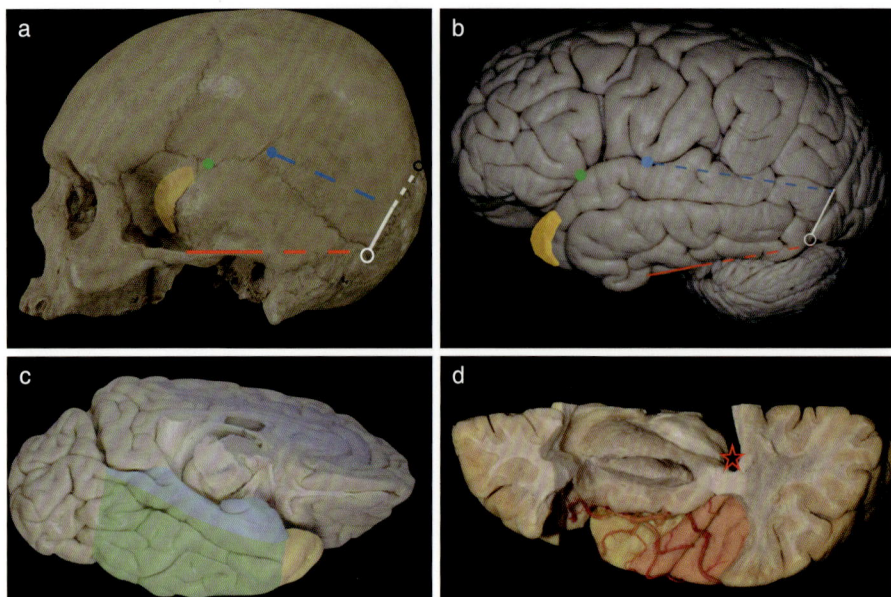

图 4.1　颞叶各面与颅骨的对应关系。a、b. 显示颞叶外侧面的边界及其在颅骨的投影。黄色阴影区为位于颞极的蝶骨大翼。绿色圆点为前鳞状点 / 前侧裂点，蓝色圆点为上鳞状点 / 下中央沟点。蓝色虚线为颞叶后部的上界。红色虚线为颧弓上界，对应颞下回的下界。颧弓上界止于星点 / 枕前切迹（白圈），提示颞叶外侧面下部的后界。图 a 中，黑圈代表矢状缝和人字缝的交点，对应顶叶的外上界（图 b 中未显示）。白线为颞叶和枕叶在外侧面的分界。c. 绿色标记为颞叶基底面，蓝色标记为颞叶内侧面，黄色标记为颞极。d. 在侧脑室房部（红色五角星）层面横切左侧大脑半球。颞叶上表面分为极平面（planum polaris，黄色）和颞平面（planum temporalis，红色）。注意前颞横长回指向房部

4.2　侧脑室颞角及其边界

侧脑室颞角（又称下角）位于颞中回，距离皮质表面和颞极前界均约 3 cm。脑室腔内包含海马头部、海马体部及杏仁核等边缘结构，周围由投射纤维（视辐射）、连合纤维（胼胝体毯部和前连合）和联络纤维（上纵束、下纵束和下额枕束）等白质传导束包绕。

侧脑室颞角前壁因杏仁核的膨隆而向内凸出。胼胝体毯部纤维延伸至颞叶，构成侧脑室颞角外侧壁和顶壁的外侧部。尾状核尾构成侧脑室颞角顶壁的内侧部和内侧壁的上部。侧脑室颞角底壁由侧副隆起构成，而侧副隆起是颞叶基底面侧副沟的底部。海马头部、海马体部、穹窿伞和脉络丛共同构成侧脑室颞角内侧壁的下部。这些结构共同构成颞叶内侧面的脑室。

重要的白质纤维束进出颞叶，其中部分纤维束围绕侧脑室颞角走行。在胼胝体毯部外侧，视辐射纤维束走行于侧脑室颞角的外侧壁和顶壁。在视辐射外侧，下额枕束沿侧脑室颞角上外侧面的中部和后部走行。下纵束位于下额枕束的颞部下方，连接颞叶前部和枕叶。在颞叶上部和中部，上纵束走行于下额枕束和下纵束的外侧，并分为 3 束纤维：垂直走向的颞顶束、弓状走向的额颞束（弓状束）以及水平走向的额顶束。其中，额顶束与颞叶无直接关联（图 4.2）。

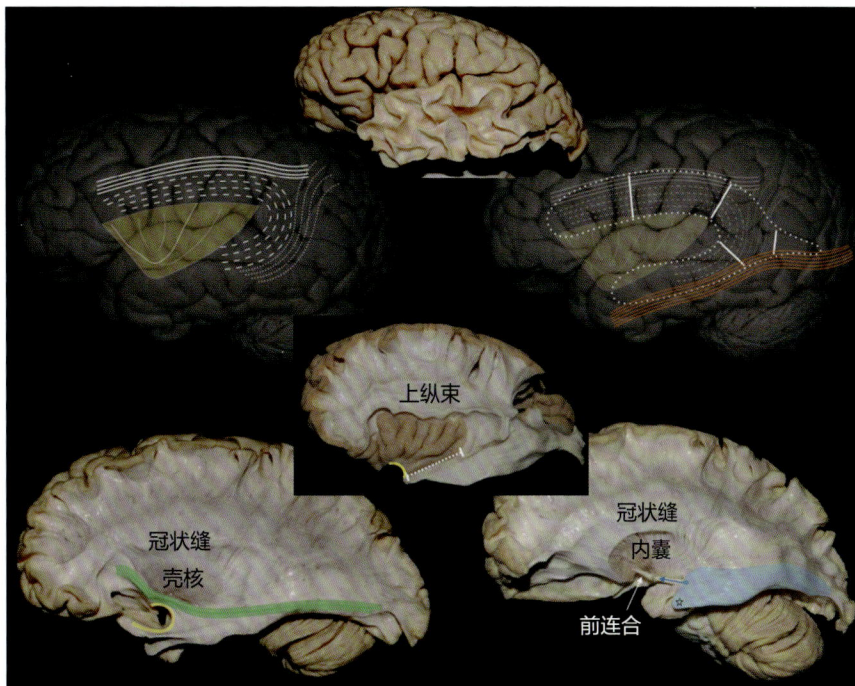

图 4.2　颞叶的解剖结构（从外向内观）。中上图：采用 Klingler 技术切除颞上回、颞中回和颞下回的皮质，显露皮质下短 U 形纤维。左上图：颞叶最浅表白质纤维束的投影。上纵束中的弓状束（虚线）和颞顶束（点线）的颞叶部分。弓状束包绕岛叶（黄色标记）后部。右上图：侧脑室（高亮点线）在左侧大脑半球外侧面的投影。下纵束（红色标记）走行于颞中回和颞角的下部，位于上纵束的下方和深面。中下图：颞干行经岛叶的下界沟（白色点线）。左下图：钩束（黄色）和下额枕束（绿色）的投影。它们构成颞干的前部和外侧的纤维层。右下图：前连合（白色箭头）于钩束和下额枕束的内侧和后方跨越下界沟。视辐射（蓝色）是颞干最为深部和后方的纤维。Meyer 袢（星标）构成视辐射的前部，连接外侧膝状体（蓝圈标记其投影）。外侧膝状体与视束（蓝色箭头）相连。视辐射走行于豆状核后部的下方，参与构成内囊的豆状核下部

4.3　颞干

从前方的杏仁核到后方的外侧膝状体，投射纤维、联络纤维和连合纤维行经岛叶下界沟跨越侧脑室颞角（图 4.3）。这些白质束将颞叶与岛叶相连，在临床上与肿瘤扩散和癫痫发作有关。因此，它们是到达颞角和颞叶内侧结构的重要手术通路。按照从前向后、从外向内、从头端向尾端的顺序，对这些纤维分别描述如下。

钩束（uncinate fasciculus，UF）是位于岛阈最前方的纤维束，起自颞极，经最外囊 / 外囊，走行于屏状核腹侧、岛叶前下部，最终到达眶额区。

下额枕束（inferior fronto-occipital fascicle，IFOF）位于钩束的上方和后方。这些联络纤维起自额叶下部，跨越下界沟，在最外囊 / 外囊内走行于屏状核腹侧，向后延伸至后颞叶、顶叶和枕叶。

前连合（anterior commissure，AC）于钩束和下额枕束深面跨越下界沟。前连合在穹窿柱前方跨越中线，部分纤维束转向前方连接嗅脑系统，其余纤维束径直走行于苍白球下方，跨越下界

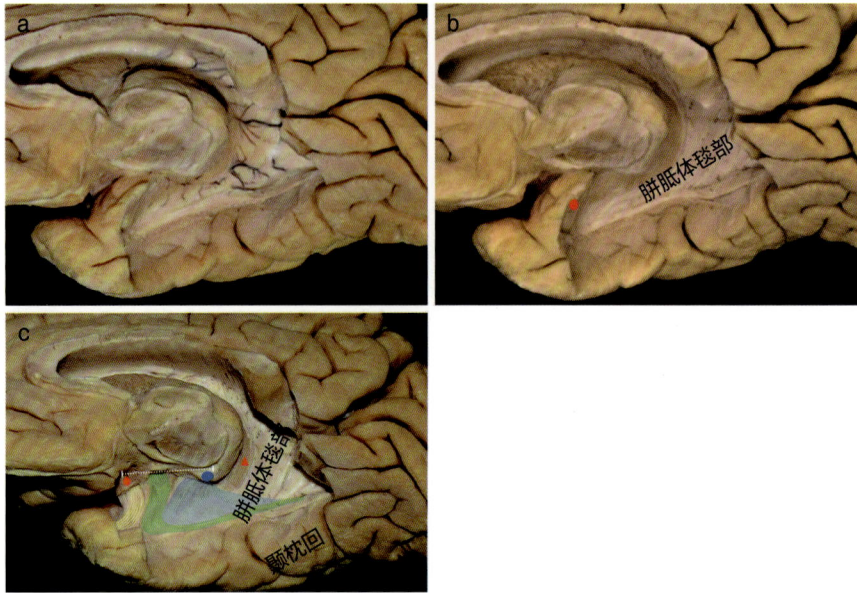

图 4.3　颞叶的解剖结构（从内向外观）。钩回、海马旁回、部分杏仁核、海马、穹隆和脉络丛已被去除。a. 显露颞角和房部的顶壁、底壁及外侧壁的室管膜层和室管膜静脉。b. 去除室管膜，显露垂直走向的胼胝体毯部纤维。c. 切除颞角的胼胝体毯部纤维和部分尾状核尾部（红色三角）。岛叶下界沟的投影（点线）位于杏仁核层面（红圈）和外侧膝状体（蓝圈）之间。部分视辐射（蓝色）紧邻胼胝体毯部外侧。下额枕束以绿色标记，钩束以黄色标记

沟并连接双侧颞叶，最终止于杏仁核。

视辐射（optic radiation，OR）是颞干内更后方和更深部的纤维束，起自外侧膝状体（lateral geniculate body，LGB），投射至距状皮质。从后丘脑发出后，视辐射走行于终纹和尾状核尾部上方，参与构成内囊的豆状核下部。在走行过程中，视辐射构成侧脑室颞角和侧脑室房部的顶壁、外侧壁，以及侧脑室枕角的外侧壁和部分顶壁。视辐射可分为 3 束纤维。前束（Meyer 袢），从起始部向前沿颞角的顶壁走行，到达颞角前壁前方约 5 mm 处（距离颞极尖端约 30 mm），然后转向后方，与中央束和后束共同参与矢状层的构成（图 4.4）。前束纤维沿距状沟后部的下唇止于舌回。中央束纤维止于枕极外侧部。后束纤维沿距状沟后部的上唇止于楔叶。

4.4　矢状层

矢状层（sagittal stratum，SS）是 1 组位于矢状面并走行于侧脑室房部外侧的白质束。这些白质束与跨经岛叶下界沟后部的颞干纤维相延续。下纵束为最浅层；下额枕束位于中间层；视辐射位于最深层，是矢状层的主要组成部分。

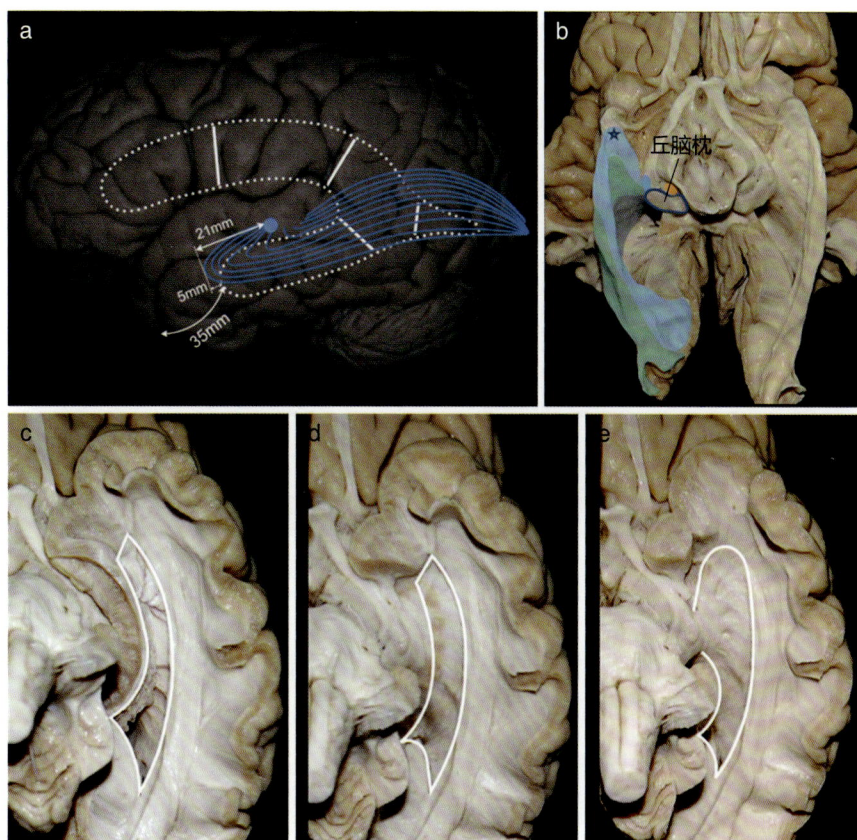

图 4.4 视辐射与颞角的关系。a. 视辐射沿枕角的外侧壁和房部及颞角的顶壁和外侧壁走行。前束（Meyer 袢）的前界位于颞角前界前方约 5 mm 处，距离外侧膝状体（蓝圈）约 21 mm。颞角前界距离颞极尖端 35 mm。b. 视辐射的前束（浅蓝色）、中央束（绿色）和后束（深蓝色）从外侧膝状体（蓝圈）和丘脑枕（深蓝线）走行至枕叶。内侧膝状体以橙色标记。Meyer 袢以蓝色星号标记。c、d、e. 从内向外分别显示室管膜层、脉胳体毯部和视辐射，这些结构覆盖颞角的外侧壁和顶壁

4.5　颞叶的功能

颞上回与语义语言、听觉理解和活物命名有关。颞中回与语音功能有关。颞下回将语音与语义联系起来，并参与非活物（色彩、地点）命名过程。研究表明，颞下回的某个区域还可能与数字识别和面容感知有关（图 4.5）。

下额枕束与语义联想、阅读和判断有关。下纵束参与语音阅读、语义理解和物品命名。弓状束负责言语表达加工和语音处理。

4.5.1　颞叶外侧面的解剖和边界

针对颞叶外侧面病变的手术入路必须为术者提供可直视病变的视野。因此，患者头位、头皮切口和骨窗范围取决于病变的局部解剖、相邻的皮质和血管结构。

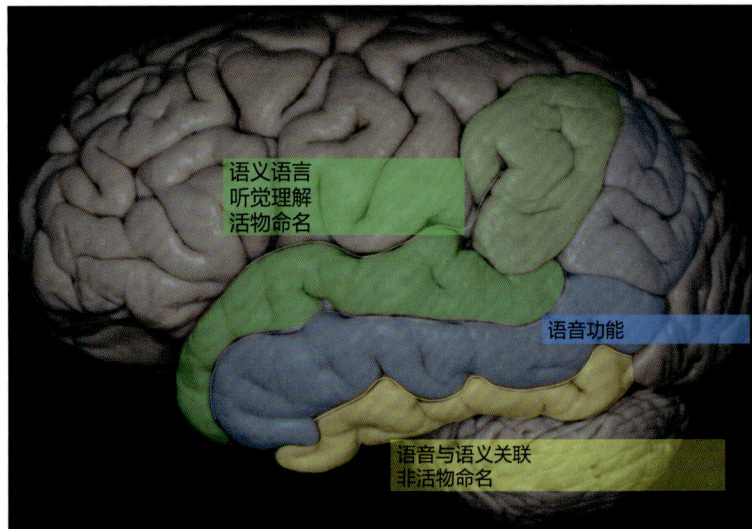

图 4.5 颞叶皮质功能的简单模式图。语言功能对应优势侧半球

颞叶外侧面由 3 个水平走向的脑回组成，由 2 条脑沟分隔。颞上沟（superior temporal sulcus，STS）通常连续，而颞下沟（inferior temporal sulcus，ITS）总是间断。

颞上回（superior temporal gyrus，STG）位于外侧裂上方和颞上沟下方之间。在后面，颞上回于外侧裂后端的后方向上移行为顶叶的缘上回（supramarginal gyrus，SMG）。

颞上沟走行于颞上回和颞中回（middle temporal gyrus，MTG）之间，与外侧裂平行，后端分叉为位于缘上回后方的上升支和止于角回（angular gyrus，AG）的水平支。

颞中回位于颞上沟和颞下沟之间。颞下回（inferior temporal gyrus，ITG）位于颞下沟下方，同时具有 1 个下表面，位于颞叶基底面的最外侧。

颞叶外侧面与颅骨外侧面及相应的颅相点之间存在对应关系（图 4.6），具体描述如下。

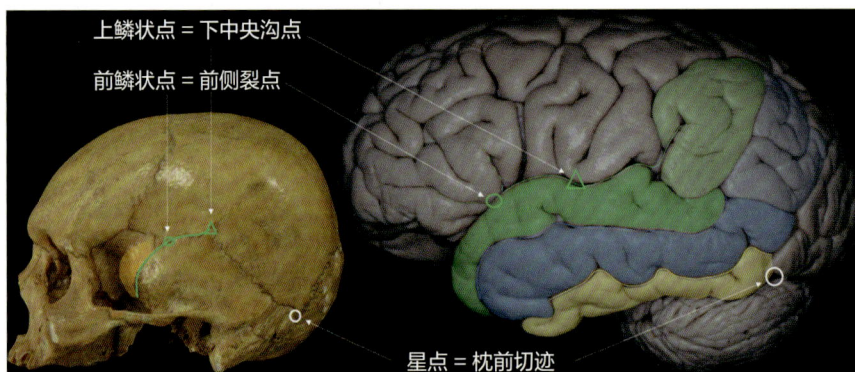

图 4.6 颞叶外侧面和颅相点之间的对应关系。鳞状缝的前升部（绿线）对应外侧裂。蝶骨大翼（黄色）覆盖颞极前端。星点（人字缝、顶乳突缝和枕乳突缝的交点）以白圈标记。此处对应枕前切迹，为颞叶后界。颞上回、颞中回和颞下回分别标记为绿色、蓝色和黄色。颞上回和颞中回分别延续为顶叶的缘上回（浅绿色）和角回（浅蓝色）。颞下回延续至枕叶的外侧面。前鳞状点为鳞状缝、蝶顶缝和蝶颞缝的交点，对应前侧裂点（绿圈）。上鳞状点为鳞状缝的最高点，对应下中央沟点（绿色三角），即外侧裂与中央沟延长线的交点

- 颞下回的下外侧界与颧弓上界处于同一层面。
- 颞叶前部呈斜行，此部分为蝶骨小翼下方的颞极。颞叶外侧面前部的这一走行方向上的变化发生在外侧裂的前侧裂点。前侧裂点位于额盖三角部尖端下方。
- 前侧裂点对应颅骨的前鳞状点，也对应侧裂池深部抵达岛阈之处。脑干位于该点所在冠状面的后方，并由内侧颞叶的中部覆盖。
- 前侧裂点 / 前鳞状点前方存在影响手术操作的结构：蝶骨嵴、颞肌和颧弓。此外，该区域通常富含静脉（回流至蝶顶窦）；蝶顶窦位于蝶骨嵴下方并与之平行。

4.5.2　颞叶外侧面的血管

4.5.2.1　动脉血供

大脑中动脉通过 M4 段的各分支对颞叶外侧面供血。供血范围可达底面的梭状回，也可止于颞中回。因此，大脑后动脉的颞下动脉可能为颞下回供血（图 4.7）。

大脑中动脉分为 4 段，分段的依据为每段的走行方向。M1 段（蝶段）从内向外走行，平行于蝶骨小翼。M1 段起自颈内动脉分叉部，走行于颈动脉池内（从视神经外侧界到钩回外侧界），越过钩回前段，到达侧裂池基底部。在岛阈层面，大脑中动脉呈 90° 转向后方，形成 M2 段（岛

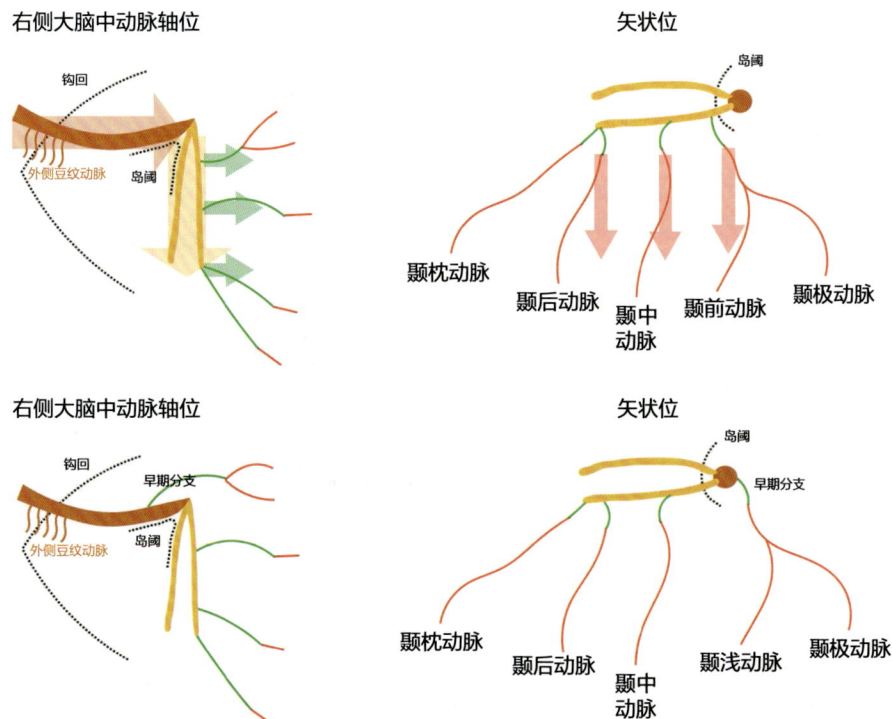

图 4.7　大脑中动脉分段示意图。主干的分叉部绘制在岛阈层面的 M1 段至 M2 段移行处。然而，分叉部位于 M1 段的情况非常多见，少数情况下也可位于 M2 段。上方图片中，箭头分别标记各段的血流方向。下方图片中，早期分支分布于前颞叶、颞极和（或）钩回

段）。大脑中动脉通常在 M1 段至 M2 段移行处分叉为上干（或额干）和下干（或颞干），但也可在 M1 段早期分叉，此时，M1 段分为分叉前段和分叉后段。大脑中动脉在 M2 段分叉的情况罕见。三分叉也非常少见。M2 段走行于侧裂池（从前向后沿岛叶皮质走行），发出小分支。额干和颞干各自发出分支动脉到达岛叶的上界沟和下界沟，在此处改为从内向外走行，分别位于额顶盖下方和颞盖上方。这些分支组成 M3 段（盖段）。到达盖缘时，额干的分支转向上方，而颞干的分支转向下方，此处成为 M4 段（皮质段），即从下向上（额顶叶各动脉）和从上向下（颞叶各动脉）的分支（图 4.7）。

颞叶的大脑中动脉各分支从前向后依次为：钩回动脉、颞极动脉、颞前动脉、颞中动脉、颞后动脉和颞枕动脉。它们通常起自 M2 段的下干。然而，上干和下干在供血范围上存在优势变异，这决定了颞顶区的血供来源。同样，不发达的下干或颞干对颞叶下部的供血有限，此时颞叶外侧面由大脑后动脉通过颞下动脉供血。此外，钩回动脉、颞极动脉或颞前动脉可作为早期分支起自 M1 段。这种情况也可见于眶额动脉，通常起自 M2 段上干（图 4.7）。

4.5.2.2　静脉回流

颞叶外侧面的静脉网由上行和下行的静脉组成。上行静脉由各颞叶外侧裂静脉（temporosylvian）组成，负责颞上回和颞极基底面的回流，流向外侧裂浅静脉（superficial Sylvian vein，SSV）。下行静脉通过颞前静脉、颞中静脉和颞后静脉接纳颞中回、颞下回和角回的回流。这些下行的静脉汇聚于枕前切迹，与颞底静脉共同汇入外侧小脑幕窦或横 - 乙状窦（transverse-sigmoid sinus，TSS）（图 4.8）。

Labbè 静脉（vein of Labbè，VL）或下吻合静脉通常起自外侧裂中点，并引流至横 - 乙状窦。然而，Labbè 静脉下段走行的位置可从颞前静脉到颞后静脉所在的区域范围内。Labbè 静

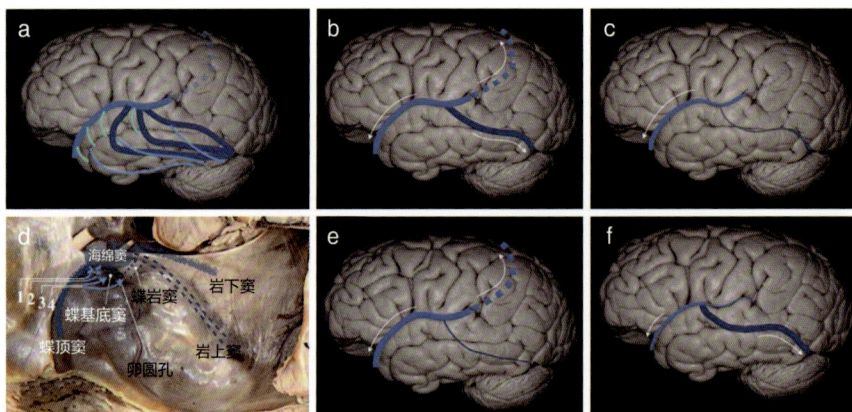

图 4.8　a. Labbè 静脉的走行路径（深蓝色）。浅绿色标记上行的颞静脉，浅蓝色标记下行的颞前静脉、颞中静脉和颞后静脉。b. 外侧裂浅静脉可能的回流方向：流向蝶顶窦，流向海绵窦，流向蝶基底窦，流向蝶岩窦。c~f 为外侧面浅静脉吻合网的不同模式图，均为极简模式。重点在于，存在大量变异类型，从吻合缺如到吻合充足；当吻合充足时，某一主要静脉闭塞可不引起损伤。c. 外侧裂浅静脉、Trolard 静脉和 Labbè 静脉三者均衡。d. 侧裂浅静脉和 Trolard 静脉呈优势。e. 侧裂浅静脉呈优势。f. 侧裂浅静脉和 Labbè 静脉呈优势

脉与外侧裂浅静脉的后端以及上吻合静脉（即 Trolard 静脉）相连。上述 3 大主要静脉组成吻合网，位于上矢状窦（superior sagittal sinus，SSS）、横 – 乙状窦、蝶顶窦（sphenoparietal sinus，SphParS）和海绵窦（cavernous sinus，CS）之间。然而，这取决于外侧裂浅静脉的回流方向，某一静脉可能存在优势（图 4.8）。

外侧裂浅静脉接收来自颞叶上部和额顶叶下部的静脉分支，沿蝶骨嵴向前引流至蝶顶窦，或向下引流至海绵窦。较少见的情况是，它围绕颞叶前表面通过蝶基底窦（sphenobasal sinus，SphBasS）与翼静脉丛相连，或经蝶岩窦（sphenopetrosal sinus，SphPetS）流向岩上窦（图 4.8）。

4.5.3　颞叶外侧面的手术

4.5.3.1　外侧面前部

该病例患有 Spetzler-Martin Ⅲ 级 AVM，病灶位于颞极。该 AVM 的主要供血动脉来自 M1 段的下干（大脑中动脉早期分叉），且存在多条静脉引流途径：浅部回流静脉经额静脉和颞前静脉，深部回流静脉经 Rosenthal 基底静脉（basal vein of Rosenthal，BVR）（图 4.9）。患者经 2 次栓塞治疗后行显微外科手术切除。

手术计划的制订需考虑病变的局部解剖、邻近的皮质及皮质下功能区域和相关的血管解剖。因此，开颅范围应包含所有的相关区域。基于颅相学的解剖关系可提供准确的信息。

可通过颅相点确定颞叶的位置。在本病例中，MRI 显示 AVM 位于前侧裂点前方（该点对应三角部尖端与外侧裂的交点），可通过前鳞状点来定位。颞叶前部位于蝶骨小翼下方，蝶骨大翼覆盖颞极（图 4.10）。

颞极由蝶骨大翼覆盖。为充分显露 AVM，采用颞前开颅术，以颞窝为中心，获得经外侧裂、颞极和颞下的视角。该入路完全显露 AVM 的外侧面。浅部回流静脉在最初即可显露，深部回流静脉在开放侧裂后也可显露（图 4.11）。在侧裂池内，来自 M1 段下干的供血动脉被显露且被电凝切断。

4.5.3.2　外侧面后部

该男性病例患有小型 AVM，病灶位于颞叶外侧面的后下界、枕前切迹层面，即颞静脉汇合处（图 4.12）。

枕前切迹位于星点层面，星点为顶乳突缝、枕乳突缝和人字缝的交点。颞下回后部外侧面的血供可能来自颞枕动脉（大脑中动脉分支），也可能来自颞下动脉（大脑后动脉分支）。该 AVM 的供血动脉来自上述两者，由颞后静脉引流（图 4.12）。

手术入路以星点为中心，患者取侧卧位。在颞叶外侧面显露并电凝来自大脑中动脉的供血动脉。经脑沟（颞下沟）和脑回入路即可显露来自大脑后动脉底部的供血动脉。最后电凝浅表的回流静脉（图 4.13，视频 4.1）。

视频 4.1

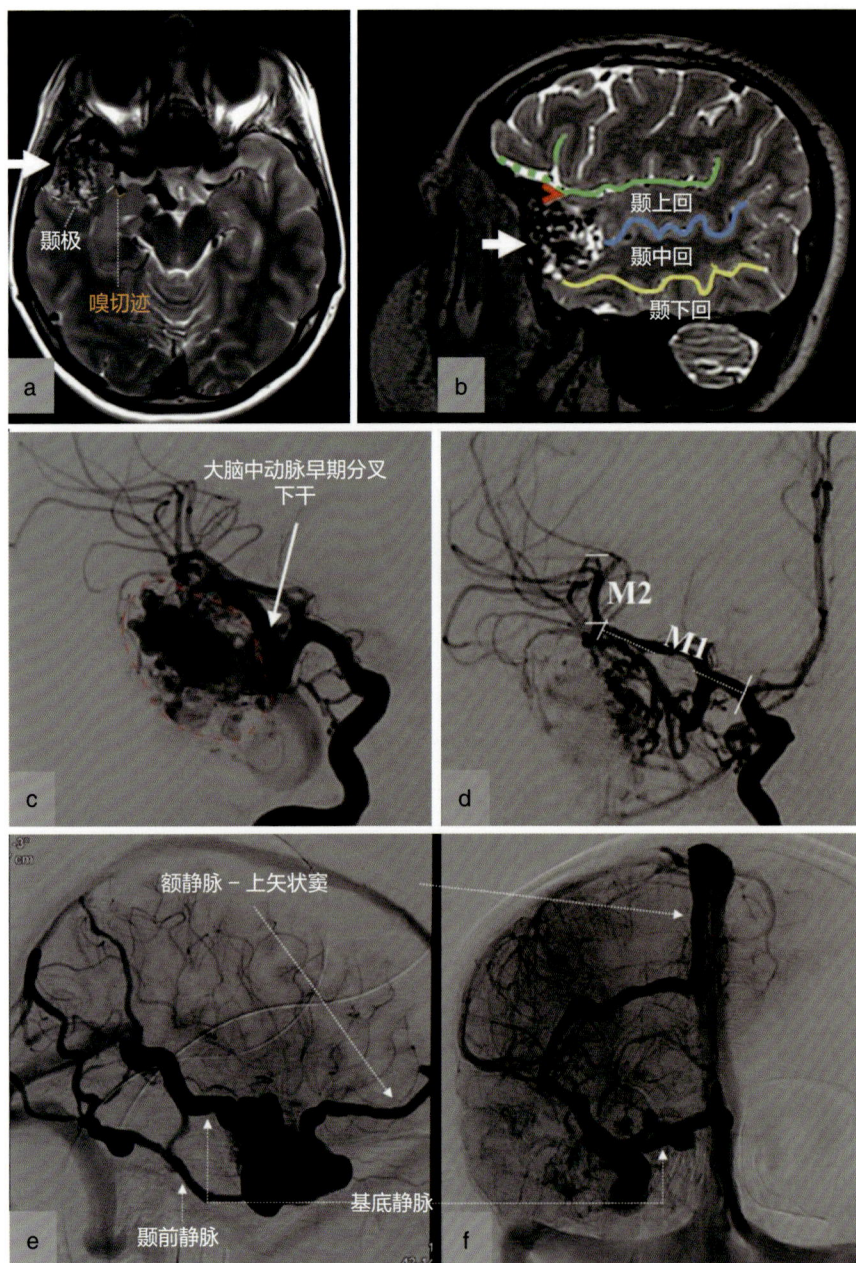

图 4.9　a、b.栓塞前的 MRI 影像。轴位 T$_2$WI（a）显示颞极血管团（白色箭头）位于嗅切迹（橙色）前方。矢状位 T$_2$WI（b）显示该颞极 AVM（白色箭头）与蝶骨嵴（红色）和颞上沟（蓝色）以及颞下沟（黄色）的关系，外侧裂（绿色）位于蝶骨嵴层面。（c~f）右颈内动脉血管造影影像。（c、d）动脉期。（e、f）静脉期。c.栓塞前。红色虚线圈所示的 AVM 血管团由扩张的颞干供血（大脑中动脉分叉部位于 M1 段）。d.栓塞后，可见 AVM 血流减少导致颞干变细。e.栓塞前（侧位像）。浅部回流静脉经额静脉和颞前静脉，深部回流静脉经 Rosenthal 基底静脉。f.栓塞后，正位像。AVM 血管团经颞前静脉的回流已消失

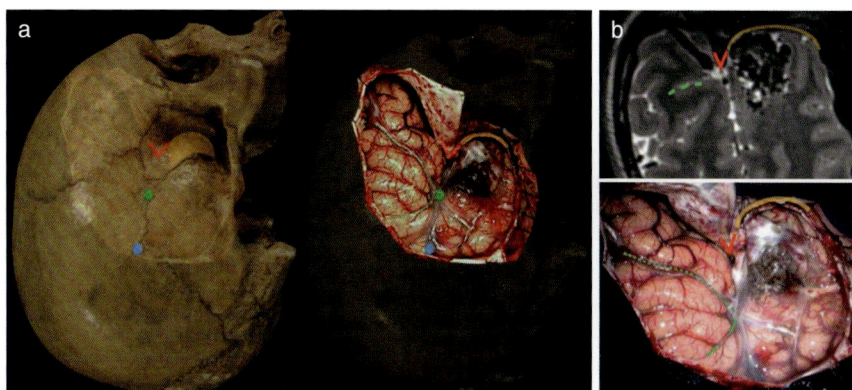

图 4.10 颅骨和颅相点与 AVM、颞叶和外侧裂的相对关系。a. 颅骨外侧面与术区透明化后的叠加图。绿点和蓝点分别对应前鳞状点和上鳞状点。红色 V 形标记对应蝶骨嵴。黄色标记覆盖颞极的蝶骨大翼。绿点和蓝点分别对应前侧裂点和下中央沟点。b. 引流 AVM 的额静脉沿外侧裂前支（绿色点线）走行，外侧裂前支与外侧裂上升支（绿色虚线）共同勾勒出三角部轮廓。为充分显露颞极，术中磨除了蝶骨大翼

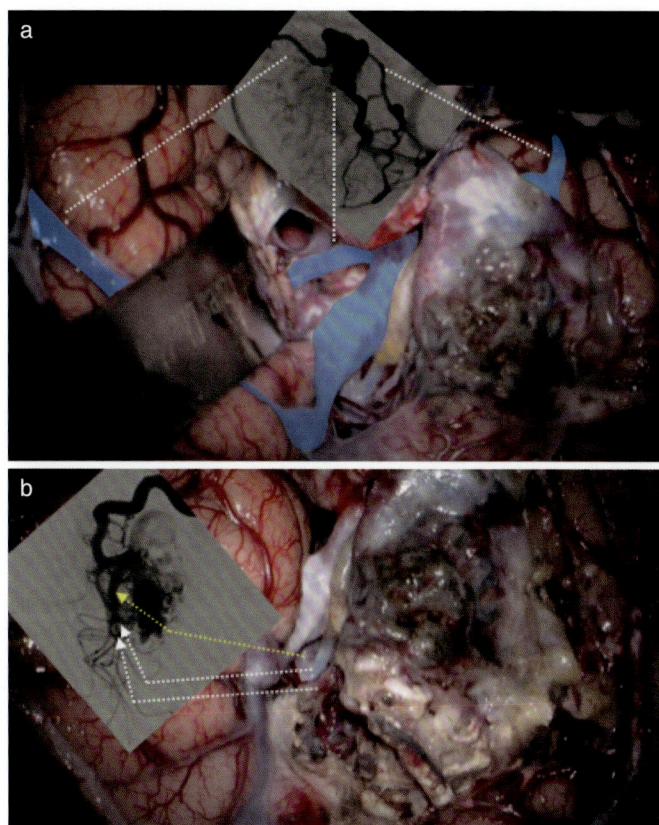

图 4.11 术中显露 AVM 血管结构。a. 侧裂池开放。引流静脉以高亮蓝色显示，与静脉期造影相对应。b. AVM 部分切除后，可见供血动脉。扩张的大脑中动脉下干（黄点箭头）发出已栓塞的（上方白点箭头）和仍通畅的（下方白色箭头）供血动脉

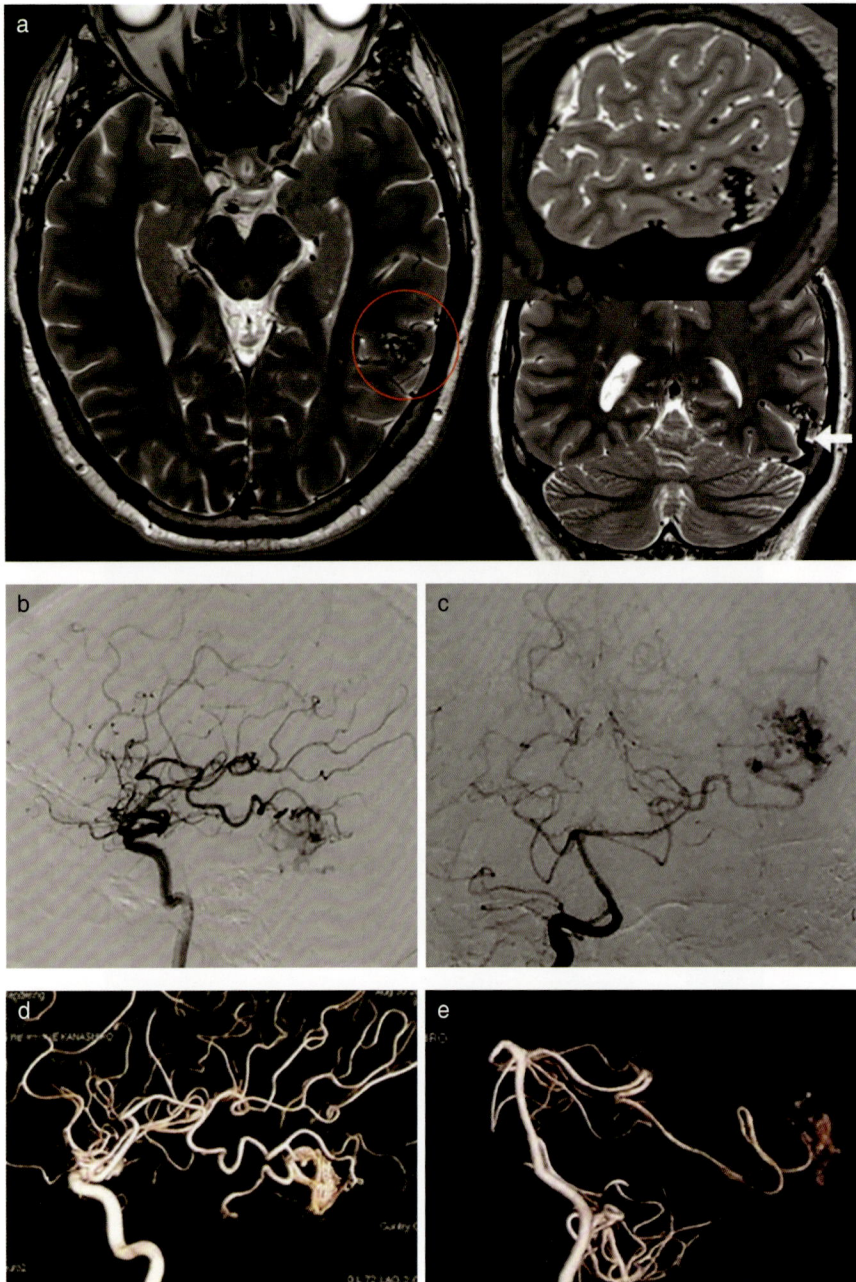

图 4.12 a. MRI T$_2$WI。左图：轴位像显示位于颞叶外侧面后下部（红圈）的小型血管团。右图：矢状位像（上图）和冠状位像（下图）显示该血管团位于枕前切迹。白色箭头标记回流至横—乙状窦的引流静脉。b. 左颈内动脉造影，侧位像显示大脑中动脉颞枕支发出的 AVM 供血动脉。c. 右椎动脉造影，正位像显示大脑后动脉的颞下动脉参与 AVM 的血供。d. 颈内动脉造影的 3D 重建影像。e. 椎动脉造影的 3D 重建影像

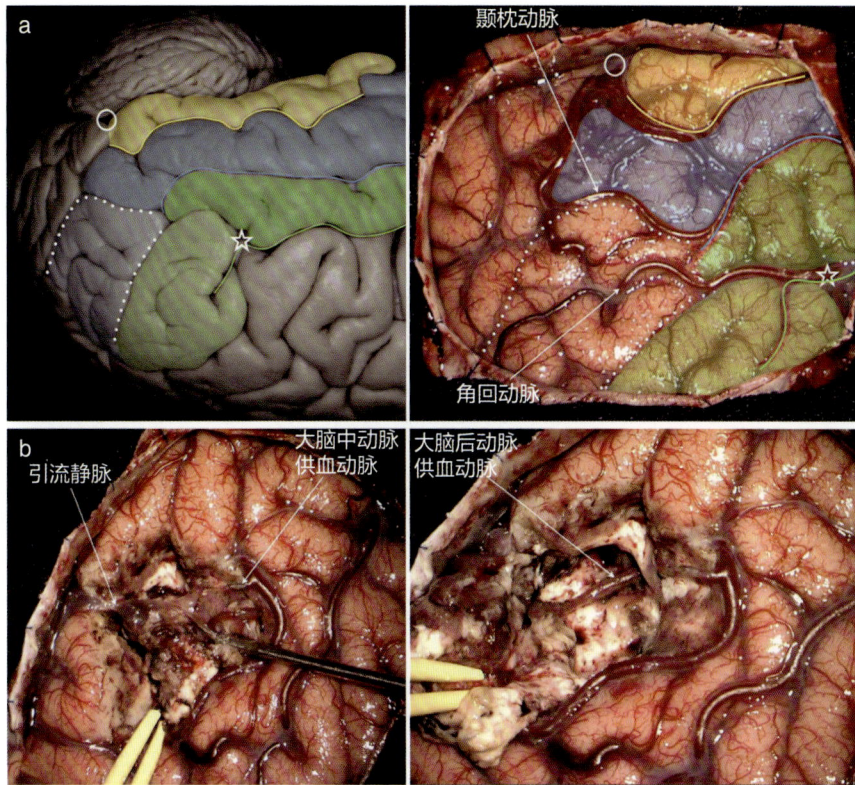

图 4.13　a. 手术视野（右图）与解剖标本（左图）的对比。白圈为枕前切迹，该处为颞下回（黄色）后界，可见明显的静脉聚集现象（右图）。白色五角星为后侧裂点，即外侧裂（绿线）的后界。角回动脉自缘上回（浅绿色）向角回（白色点线勾勒）走行。缘上回与角回分别为颞上回（深绿色）和颞中回（蓝色）在顶叶的延续结构。颞枕动脉行经颞中回后界，并为 AVM 提供血供。b. 采用经脑沟和脑回（颞中回后端）入路切除 AVM。左图：颞枕动脉（发自大脑中动脉）供血支已被电凝切断，同时显露单支引流静脉。右图：牵开 AVM 即可见颞下动脉（发自大脑后动脉）供血支，将其电凝切断后再处理引流静脉

4.6　内侧面

颞叶内侧面由边缘结构和系统发育古老的神经结构组成。人类大脑皮质的细胞结构可分为占 90% 的新皮质（neocortex，6 层细胞结构）和古皮质（allocortex）。古皮质又分为旧皮质（paleocortex，3 层细胞结构）和原皮质（archicortex，4 层细胞结构）。原皮质包括海马、灰被和终板旁回。旧皮质包括嗅觉环路结构（如嗅球和梨状皮质）。

颞叶内侧面环绕中脑和丘脑的外侧面，并与脑池内结构关系紧密，这一解剖特点使其成为显微神经外科手术入路中的重要标志。

4.6.1　表面解剖

钩回（uncus）是位于颞叶最前方的解剖结构。钩回外侧面通过嗅脑沟（rhinal sulcus）与颞极分隔。有时，嗅脑沟可与侧副沟（collateral sulcus）相延续，从而将钩回的内嗅皮质（entorhinal cortex）与颞枕回（梭状回）分隔。在下脉络点（inferior choroidal point，ICP）层面，钩回的内嗅皮质向后延续为海马旁回（parahippocampal gyrus，PHG）。

钩回可分为钩回前段和钩回后段：钩回前段包含杏仁核，钩回后段与海马头部相关。这些结构位于钩回上部，分别构成侧脑室颞角的前壁和内侧壁前部。两者之间的脑室间隙为钩回隐窝（uncal recess），向内侧延伸为钩回尖端。钩回后段被纵行的钩回切迹（uncal notch）分隔。

钩回的表面形态与其内部和周围结构密切相关。在钩回前段，半月回（semilunar gyrus）代表杏仁核皮质部。在外侧，钩回与外侧嗅纹和外侧嗅皮质相连。在后外侧，钩回通过内嗅沟（entorhinal sulcus）与前穿质和视束分隔。在前内侧，钩回通过半环沟（semiannular sulcus）与环回（ambient gyrus）分隔，环回由内嗅皮质构成，并直面环池。脉络膜前动脉走行至下脉络点的途中跨经钩回上表面。环回与钩回前段下部和钩回后段下部的内嗅皮质相延续，内嗅皮质位于钩回切迹下方。钩回后段上部被海马头部占据。钩回表面的结构从前向后依次为：与海马旁回延续的钩状回（uncinate gyrus）、齿状回前内侧面的 Giacomini 带（band of Giacomini），以及与穹窿伞延续的边缘内回（intralimbic gyrus）。钩回的后界为下脉络点。

下脉络点为脉络裂的下外侧端，与室间孔对应的上脉络点共同构成重要的解剖标志。下脉络点界定了钩回和海马头部的后界，即海马体部前界。下脉络点是脉络膜前动脉进入颞角脉络丛的入口，也是脑室下静脉的出口。穹窿伞和脉络丛起自下脉络点，脉络丛沿脉络裂环绕丘脑。注意，脉络丛虽依附于海马头部但并未真正附着。在颞角内，脉络丛向外侧通过穹窿带（tenia fornix）附着于穹窿伞，向内侧通过丘脑带（tenia thalami）或脉络带（tenia choroidea）附着于丘脑。穹窿和丘脑的解剖关系随着脉络裂的延伸而变化：穹窿在侧脑室房部行至内侧，在侧脑室体部则跃至上方。当脉络带内含有丘脑血管时，经脉络裂入路就必须选择通过穹窿带进入。

下脉络点是重要的手术标志，与大脑脚外侧缘处于同一层面。下脉络点前方为海马头部和钩回，后方以海马旁回为界。大脑后动脉在此处进入海马沟。下脉络点同时界定前方的大脑脚池和后方的环池。外侧膝状体和 Rosenthal 基底静脉恰位于下脉络点后方的脑池顶壁。外侧膝状体与大脑脚外侧缘位于同一冠状层面。在下脉络点下方，滑车神经穿入小脑幕游离缘的入口。因此，在下脉络点后方切开小脑幕游离缘即可保护滑车神经。下脉络点作为解剖标志的模式图见图 4.14。

穹窿（fornix）呈弓形走行，从海马延伸至乳头体，将边缘系统连为整体。穹窿由穹窿伞、穹窿脚、穹窿体、穹窿柱组成。穹窿伞起自下脉络点，由海马槽（alveus）纤维聚集形成。海马槽为由传入神经元和传出神经元的有髓纤维组成的薄层白质，位于海马头部脑室面的上部。穹窿伞作为颞角内侧壁最头端的结构向后走行，恰好位于齿状回上方和外侧膝状体下方。穹窿带将穹窿伞附着于脉络裂内上方的脉络丛。在颞角处打开穹窿带即可到达大脑脚池（图 4.15）。

向后走行时，穹窿伞延伸至丘脑枕的后外侧，移行为穹窿脚，此处存在海马连合（hippocampal commissure）。这些纤维附着于胼胝体，即端脑大连合（great telencephalic commissure）后部的下表面。随后移行为穹窿体，从后向前、从外向内走行至丘脑的上内侧面，并与透明隔下界相连。穹窿体作为三脑室顶壁的上层结构，走行至室间孔上方后急转向下成为穹

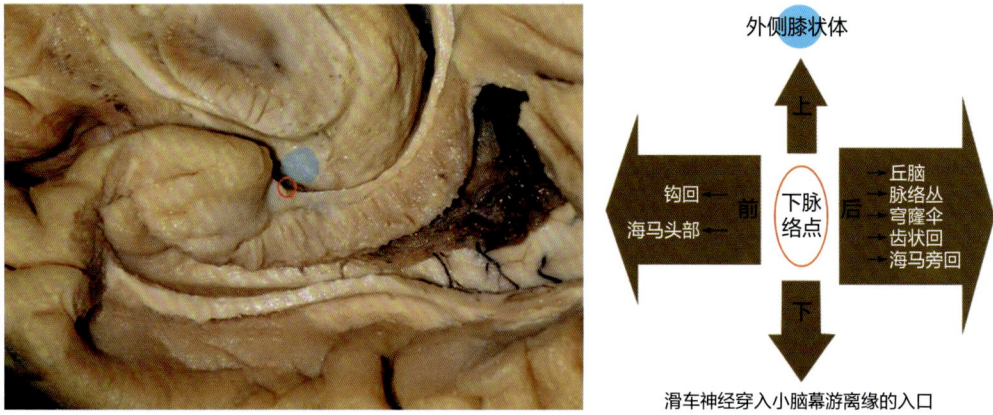

图 4.14　下脉络点解剖标志。颞叶内侧面标本中已切除海马旁回，显露下脉络点（红圈）和周围结构

穹窿柱，紧邻前连合后方，最终到达乳头体（图 4.15）。

在颞叶内侧面，钩回后方的穹窿伞是最靠上的解剖结构。齿状回（dentate gyrus，DG）向后上方走行，绕胼胝体移行为灰被（indusium griseum）。穹窿伞和齿状回之间的脑沟称为伞齿沟（fimbrodentate sulcus）。齿状回下方通过海马沟（hippocampal sulcus）与下托（subiculum）分隔，下托是海马旁回的内侧部，构成颞叶内侧面最下方的解剖结构。海马旁回（parahippocampal gyrus，PHG）参与构成颞叶的内侧面和基底面。向后延伸时，海马旁回与枕叶的内侧面基底部相延续，至距状沟下方移行为舌回（图 4.15）。

由于颞叶内侧面在前后长轴上不同区域的解剖特点，需要采用不同的手术入路。对这些解剖关系的准确理解是制订手术计划的基础。

外侧裂位于蝶骨小翼后方。因此，蝶骨小翼可作为解剖标志定位外侧裂下方的颞极。蝶骨小翼向内止于前床突，前床突构成海绵窦顶壁的前部结构。颞极的内侧面位于嗅切迹前方，覆盖海绵窦外侧壁。因此，经颞极入路通过颞前开颅并切除蝶骨大翼可到达海绵窦外侧壁。

钩回前段占据颈动脉池外侧的延伸部分，钩回前段的外侧界为嗅切迹。钩回前段朝向颈内动脉和小脑幕切迹前间隙，在冠状位上位于大脑脚和脑桥前方。钩回前段内侧缘位于动眼神经三角上方，钩回前段的前部与视交叉 / 视神经平行。M1 段近端从钩回前段上方走行，跨过嗅切迹后进入侧裂池的基底面。因此，翼点开颅经外侧裂入路可充分显露外侧裂和侧裂池的基底面，进而显露 M1 段近端和钩回前段（即杏仁核）。

钩回后段朝向大脑后动脉的 P2 段前部。脉络膜前动脉沿钩回后段的上表面走行至下脉络点。钩回后段位于大脑脚外侧面，构成小脑幕切迹中间隙（由小脑幕切迹与中脑外侧面围成）的前部。该部分小脑幕切迹中间隙的顶壁由视束构成。

钩回（由下托、齿状回和海马伞构成的 3 层边缘结构）后方的颞叶内侧面构成了小脑幕切迹中间隙后部的外侧壁，小脑幕切迹中间隙的顶壁由前方的外侧膝状体、中脑外侧沟上端后方的内侧膝状体以及丘脑枕的下表面构成。大脑后动脉在大脑脚最外侧界改变走行方向成为 P2 段后部（P2P 段），该段与钩回后界平行走行。自此，P2P 段略转向头侧，沿下托上方的海马沟走行。

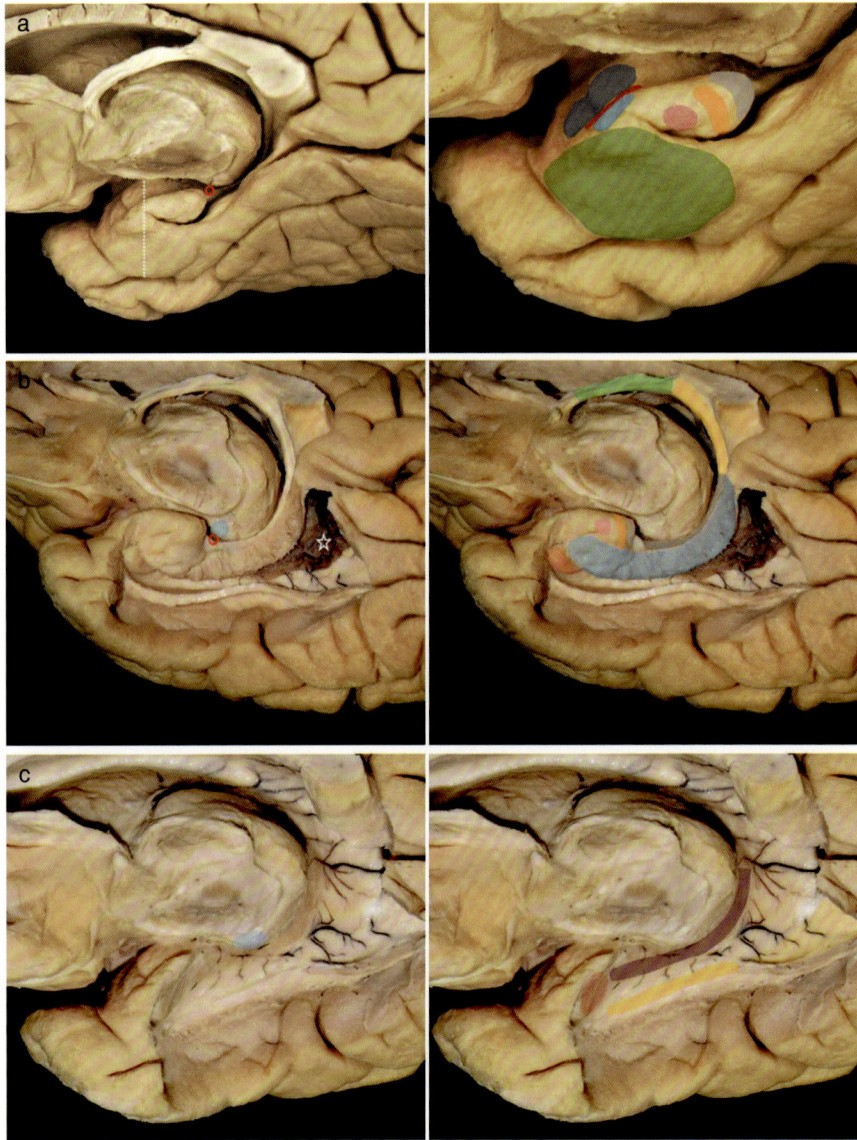

图 4.15　颞叶内侧面的解剖结构（从内向外观）。a. 左图：颞叶内侧面。红圈为下脉络点，白色垂直虚线位于钩回尖端层面，介于钩回前段和后段之间。右图：钩回表面。绿色—内嗅皮质；深蓝色—半月回；红线—半环沟；浅蓝色—环回；粉红色、橙色和浅灰色分别标记钩状回、Giacomini 带和边缘内回。b. 海马旁回已被切除，显露颞角和三角部。左图：蓝色标记外侧膝状体，位于环池顶壁、下脉络点（红圈）上方以及大脑脚外侧界的外侧。白色星标为房部脉络丛。右图：红色标记杏仁核，蓝色标记海马的齿状回，深灰色、黄色和绿色分别标记穹窿伞、穹窿脚和穹窿体。c. 海马、穹窿和脉络丛已被切除，显露颞角顶壁和外侧壁的室管膜。左图：蓝色标记外侧膝状体。右图：红色标记杏仁核，紫色标记尾状核尾，深黄色标记侧副隆起（即侧副沟在颞角底壁的突起），淡黄色标记侧副三角（位于房部底壁）

4.6.2　内侧面的血管

4.6.2.1　动脉血供

颞叶内侧面由脉络膜前动脉（anterior choroidal artery，AChA）、颈内动脉、大脑中动脉和大脑后动脉的分支供血。这些动脉发出的细小皮质支存在广泛吻合，其分段可根据相应结构的名称来区分。这些动脉在颞叶内侧面各区域的走行过程中有不同的供血方式。

钩回前动脉（anterior uncal arteries）起自脉络膜前动脉、大脑后动脉和（或）颈内动脉，主要支配钩回前段。钩回后段主要由脉络膜前动脉的分支钩回后动脉（posterior uncal artery）供血，钩回后动脉可延伸至钩回沟（uncal sulcus），为海马头部的脑池面提供血供。位于钩回下表面的内嗅区，可由钩回海马旁回动脉（uncoparahippocampal artery，来自脉络膜前动脉、大脑后动脉、后交通动脉）、海马 – 钩回海马旁回动脉（hippocampal-uncoparahippocampal artery，来自大脑中动脉、大脑后动脉、后交通动脉）、前海马旁回动脉（anterior parahippocampal artery，来自脉络膜前动脉、大脑后动脉、颈内动脉）或前海马 – 海马旁回动脉（anterior hippocampal-parahippocampal artery，来自大脑后动脉）供血。这些动脉对相应结构的供血比例存在差异。颞叶内侧面后部由大脑后动脉分支供血（图 4.16）。

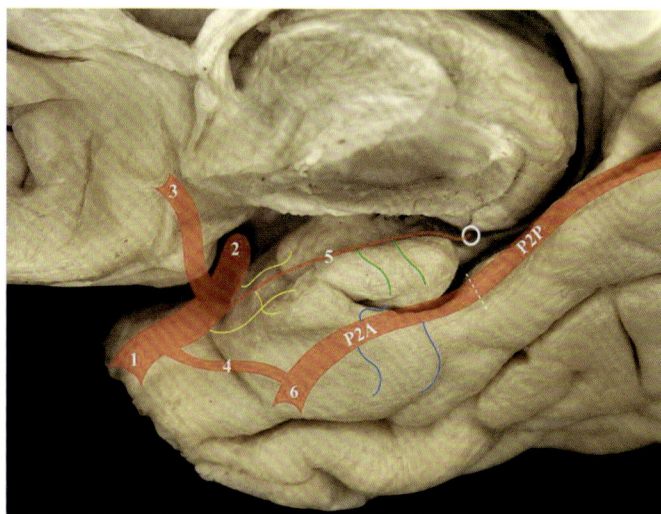

图 4.16　钩回动脉血供的简单模式图。1—右颈内动脉；2—大脑中动脉；3—大脑前动脉；4—后交通动脉；5—脉络膜前动脉；6—大脑后动脉。钩回前动脉（黄色）起自颈内动脉、脉络膜前动脉和（或）大脑中动脉。钩回后动脉（绿色）起自脉络膜前动脉，脉络膜前动脉进入下脉络点（白圈）供应脉络丛。钩回海马旁回动脉（蓝色）起自 P2A 段，P2A 段与 P2P 段的分界位于大脑脚后界层面（白色虚线标记）。然而，钩回后部和海马头部的脑池面也可由脉络膜前动脉和后交通动脉供血，海马旁回前部 / 内嗅区也可由大脑中动脉和颈内动脉供血

大脑后动脉起自基底动脉分叉部，自内侧向外侧走行，跨越动眼神经上方，随后转向后方沿脑干走向枕叶。基底动脉分叉部通常位于脑桥—中脑沟层面的脚间池，但也可上至第三脑室底部的乳头体下方，或下至脑桥前池。第一段（P1 段）始终位于动眼神经上方并与之垂直。因此，当基底动脉分叉位置较低时，P1 段呈斜向上走行；而当基底动脉分叉位置较高时，P1 段呈向下走行。

大脑后动脉主干分为 4 段，在走行过程中发出穿支、脉络膜支和皮质支。第 1 段（P1 段）止于后交通动脉（posterior communicating artery，PComA）。第 2 段（P2 段）根据走行方向可分为前部和后部。P2 段前部（P2A 段）位于大脑脚池，走行于大脑脚外侧与钩回沟内侧之间，呈从内向后外的斜行走向，P2A 段止于大脑脚外侧缘。P2 段后部（P2P 段）始于大脑脚外侧缘，其走行方向转为从外向内。P2P 段位于环池内，沿海马沟走行，与丘脑枕、脉络裂、穹窿伞和齿状回关系密切。P2P 段止于四叠体后界。第 3 段（P3 段）起始于四叠体池。两侧 P3 段向内汇聚，在最内侧点彼此紧邻，在血管造影图像上称为丘点（collicular point）。P3 段在此处发出胼周后动脉（或称压部动脉，posterior pericallosal or splenial artery），该动脉围绕胼胝体压部走行，并与胼周前动脉吻合。随后，P3 段沿枕叶内侧面向后走行，经过距状沟前部，直至顶枕沟与距状沟的汇合处。在此处，第 4 段（P4 段）通常分叉为距状动脉和顶枕动脉，其中距状动脉沿距状沟后部走行，而顶枕动脉沿顶枕沟走行。

4.6.2.2　大脑后动脉至颞叶内侧面的分支

大脑后动脉各段在走行过程中发出穿支、脉络膜支和皮质支（图 4.17）。

穿支

P1 段

- 上表面：丘脑后穿支动脉（起自后交通动脉）。

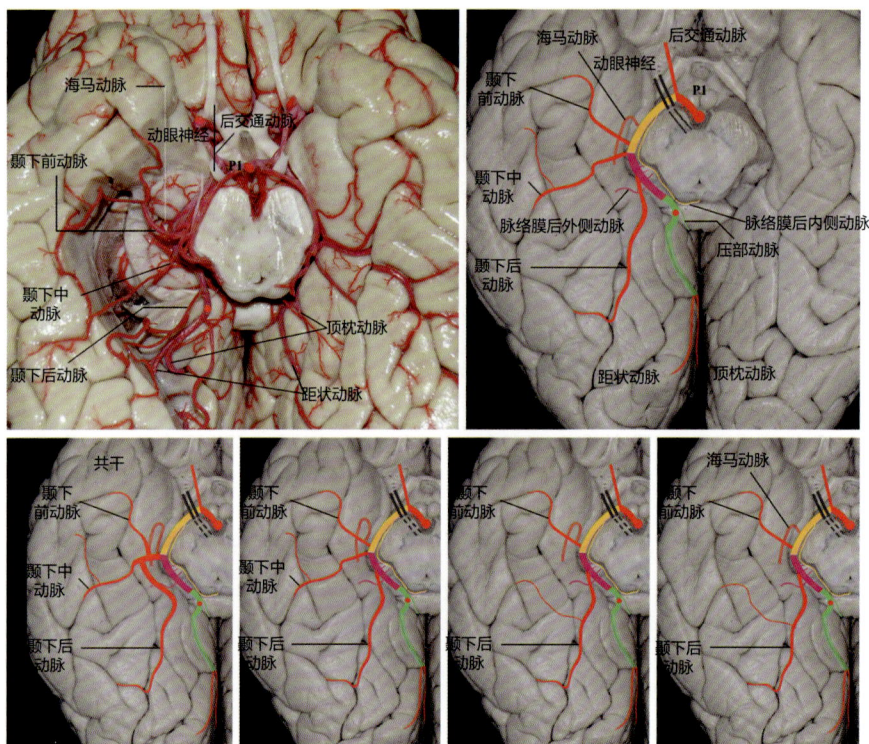

图 4.17　大脑后动脉各段与颞下动脉示意图

- 下表面：长旋动脉，主要起自 P1 段下表面，位于大脑后动脉和小脑上动脉（superior cerebellar artery，SCA）之间，围绕脑干内侧走行，发出穿支支配大脑脚、丘脑枕、内侧膝状体，并延伸至四叠体池，与小脑上动脉的分支形成吻合网共同供应四叠体。

P1/P2A 段

- 短旋动脉：支配内侧膝状体。
- 穿支动脉：支配大脑脚后部、视束和中脑被盖。

P2P 段

- 丘脑膝状体动脉（P2P 段起始部）：支配外侧膝状体和丘脑枕，起自 P2P 段的上表面或内侧面。

脉络膜支

P2A 段

- 脉络膜后内侧动脉：沿中脑走行，于 P2A 段和 P2P 段的内侧到达丘脑枕后内侧的脉络裂，随后从后方进入中间帆。

P2P 段

- 脉络膜后外侧动脉：径直向外侧走行至侧脑室房部的脉络丛。

皮质支

P2A 段

- 海马动脉（大脑后动脉的第一支皮质支）：有时可起自下总干或颞下前动脉，该动脉经伞齿沟供应海马旁回前部、钩回、齿状回和穹窿伞。

P2A 段 /P2P 段

- 颞下动脉（前、中、后）：起自 P2A 段与 P2P 段交界处或 P2A 段远端或 P2P 段近端。有时，这些分支起自单一的下干，少数情况下某一分支可能缺如。这些动脉供应颞叶的基底面，同时参与颞叶内侧面的供血。Rhoton 提出的颞下动脉 5 组变异类型见图 4.17。

P3 段

- 胼胝体压部动脉（又称胼周后动脉）：沿胼胝体压部的下表面和上表面走行，与大脑前动脉发出的胼周前动脉相吻合。

P4 段

- 顶枕动脉和距状动脉：大脑后动脉分叉部通常位于枕叶距状沟前段和后段交界处，即顶枕沟与距状沟相交处。然而，该分叉也可位于更近端的 P3 段（图 4.17）。

4.6.2.3 静脉回流

基底静脉是颞叶内侧面各静脉分支的主要回流通路。基底静脉的分段依据邻近大脑结构。基底静脉位于视束中部的外侧缘，起自大脑前静脉和大脑中深静脉的交点，随后行至视束中部的下方和内侧，到达前穿质下方，此段称为纹状段（striate segment）。此后，基底静脉向后沿大脑脚池顶壁走行，与钩回后段平行，此段称为脚前段（anterior peduncular segment）。在大脑脚外侧界，基底静脉的走行方向由从内向外转为从外向内，走行于环池顶壁，包括对应大脑脚后表面的脚后段（posterior peduncular segment）和对应中脑被盖外侧面的中脑近段（proximal mesencephalic segment）（图 4.18）。随后，基底静脉跨越四叠体池外侧面，最终汇入大脑大静脉（Galen 静脉），形成中脑远段（distal mesencephalic segment）。

在走行过程中，基底静脉接收来自颞叶内侧结构、侧脑室颞角、丘脑、侧脑室房部和枕角的回流静脉，主要包括以下分支：钩回前静脉（anterior uncal vein，钩回的皮质表面）；脑室下静脉（inferior ventricular vein，包括来自海马头部的海马前静脉、杏仁体静脉、颞角的室管膜静脉和脉络丛静脉以及来自海马沟的海马前纵静脉和海马后纵静脉），经下脉络点穿出；丘脑枕静脉（pulvinar veins），从上方进入环池；侧脑室房部外侧静脉（lateral atrial vein）；颞内侧静脉（medial temporal veins）；枕内侧静脉（internal occipital vein）或距状静脉（calcarine vein，来自距状沟前部）（图 4.18）。枕内侧静脉或距状静脉可能经大脑内静脉汇入 Galen 静脉。

基底静脉系统与其他大脑静脉系统一样，处于静脉吻合网之中。因此，除最常见的向后引流至 Galen 静脉的形式外，基底静脉各段可呈现不同的回流形式。基底静脉前部和中部可出现向

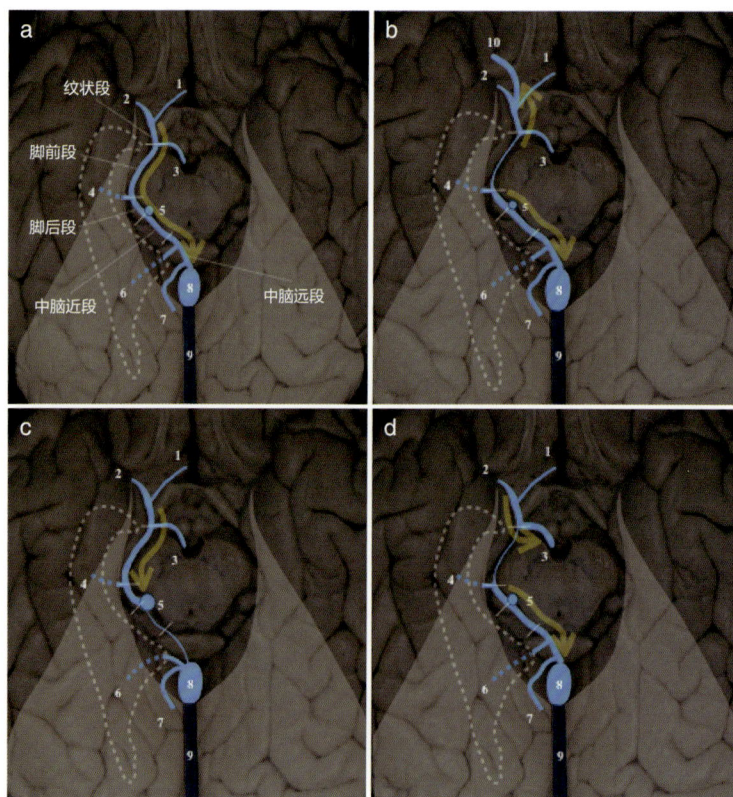

图 4.18　基底静脉各段引流模式示意图。1—大脑前静脉；2—大脑中深静脉；3—大脑脚静脉；4—脑室下静脉；5—中脑外侧静脉；6—房外侧静脉；7—枕内侧静脉；8—Galen 静脉；9—直窦；10—钩前静脉。黄色箭头指示引流方向。a. 各段皆引流至 Galen 静脉。b. 向前引流，纹状段经钩前静脉向前引流。c. 向下引流，纹状段和大脑脚段经中脑外侧静脉引流。d. 向内引流，纹状段引流至大脑脚静脉

前、向内或向下的优势静脉回流。在这些情况中，基底静脉的某一段或多段可发育不良或缺如。

基底静脉可向前经钩前静脉（preuncal vein）引流。钩前静脉起自大脑前静脉和大脑中深静脉的交点，向蝶顶窦或直接向海绵窦回流。在此类变异中，脚前段往往发育不良。

纹状段和脚前段可能通过中脑外侧静脉（lateral mesencephalic vein）向下引流，中脑外侧静脉沿中脑外侧沟走行，并连接基底静脉和岩上窦或小脑幕外侧窦。在此类变异中，中脑段往往发育不良。

在一些案例中，当脚前段发育不良时，纹状段可向内引流至大脑脚静脉。大脑脚静脉从基底静脉内表面发出，向内沿大脑脚前界流向脑桥中脑前静脉，最终引流至基底静脉丛。

在少见案例中，基底静脉各分段可呈现独立的引流模式：纹状段经钩回静脉引流；大脑脚段经中脑外侧静脉引流；中脑段则回流至 Galen 静脉。此外，临床上也可见基底静脉所有分段均向前引流至发育良好的钩前静脉。

4.7　基底面

颞叶基底面大部分位于中颅窝。颞叶基底面与枕叶基底面相延续的后部位于小脑幕的幕上表面。虽然不如颞叶外侧面那样恒定，但颞叶基底面也被 2 条脑沟分隔为 3 个纵向的脑回。

4.7.1　表面解剖

钩回的下表面、内嗅皮质和海马旁回构成最内侧的脑回。向后，海马旁回与枕叶的舌回相延续；向后上方，海马旁回则与胼胝体压部后方的扣带回峡部相接。舌回通过距状沟后部与楔叶（枕叶）分隔。海马旁回与扣带回峡部由距状沟前部分隔（图 4.19）。

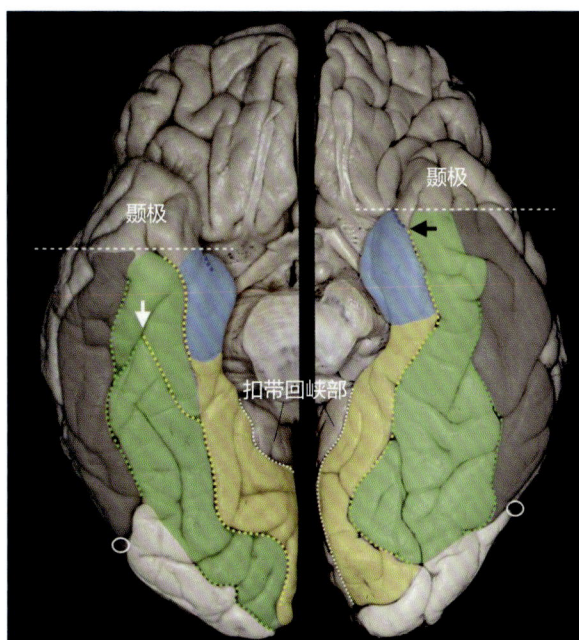

图 4.19　颞叶基底面观。白圈对应枕前切迹，灰色标记颞下回，绿色标记颞枕回，黄色标记海马旁回及与之延续的舌回（枕叶），蓝色标记钩回和内嗅皮质。嗅切迹（蓝色虚线）分隔钩回和颞极。右侧底面（图片左侧）的侧副沟（黄色点线）与颞枕沟（绿色点线）相交（白色箭头），此时颞枕回呈梭形。左侧底面（图片右侧）的侧副沟未与颞枕沟相交，而与嗅切迹相连（黑色箭头）

侧副沟（collateral sulcus，ColS）位于钩回和海马旁回外侧，以及颞枕回或梭状回的内侧。侧副沟恒定出现，但通常不连续，可与嗅脑沟相连或分隔。侧副沟沿侧脑室颞角和房部的长轴走行，侧副沟底部凸入侧脑室底部，形成颞角的侧副隆起和房部的侧副三角（图 4.19）。

颞枕回或梭状回位于侧副沟和颞枕沟之间的颞叶和枕叶的基底面，由于基底面的次级脑沟常不恒定，颞枕回或梭状回的界限并不清晰。当侧副沟和颞枕沟在前部相交时，梭状回较为显著且易于分辨（图 4.19）。

颞叶基底面最外侧的脑回是颞下回的下表面，位于颞枕沟外侧、枕前切迹前方。向后，枕下回的下表面构成枕叶的基底面。

4.7.2 颞叶基底面血管

4.7.2.1 动脉血供

颞叶基底面和枕叶基底面的大部分区域由起自大脑后动脉 P2 段的颞下动脉供血（图 4.17）。颞下动脉分为颞下前动脉、颞下中动脉、颞下后动脉。然而，这些分支并非恒定存在，也可起自颞总干。大脑后动脉的优势供血动脉可支配颞叶外侧面的下部，基底面外侧部也可由大脑中动脉的各颞支供血。

颞下前动脉起自 P2A 段远侧部，供应颞叶基底面前部，优势者可延伸至颞极。

颞下中动脉出现频率较少，起自 P2A 段至 P2P 段移行处，供应基底面中部。

颞下后动脉出现频率最高且通常较为粗大，起自 P2P 段，向后外走行，供应颞叶和枕叶基底面。

当颞总干（common temporal trunk）存在时，通常起自 P2A 段至 P2P 段的移行处，并发出分支供应颞叶基底面和枕叶基底面的大部分区域。

4.7.2.2 静脉回流

颞叶基底面经浅部静脉和深部静脉引流。颞枕回和颞下回的基底面由颞底静脉（temporobasal veins）引流至枕前切迹层面的大脑幕外侧窦。颞底前静脉、颞底中静脉和颞底后静脉汇合后，与枕底静脉共同汇入小脑幕外侧窦。钩回和海马旁回的基底面由颞内侧静脉、海马前静脉和钩回前静脉引流至基底静脉（图 4.20）。

4.7.3 颞叶内侧面和基底面的手术

颞叶内侧面可通过经侧裂（transsylvian）入路、颞极（temporopolar）入路、经脑室（transventricular）入路、颞下（subtemporal）入路和小脑上经小脑幕（supracerebellar transtentorial）入路到达。颞叶基底面可通过颞下入路和小脑上经小脑幕入路到达。

翼点开颅可采用经侧裂入路和经脑室入路。颞前开颅可采用经侧裂入路、颞极入路、经皮质

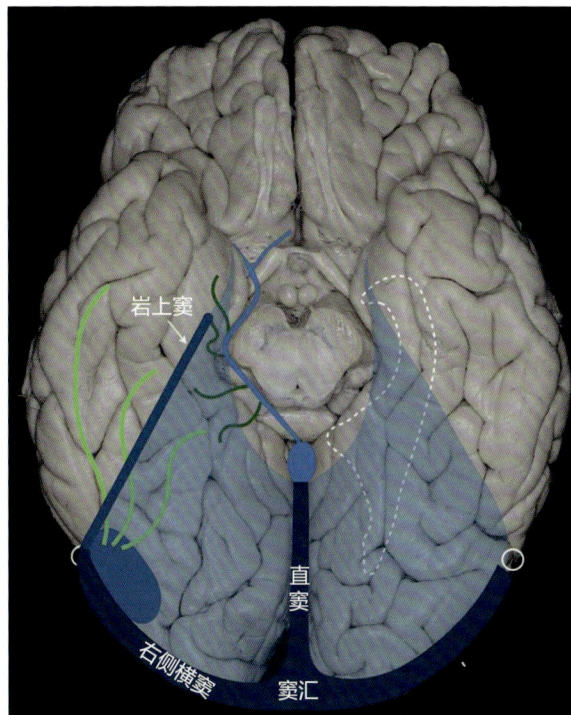

图 4.20 颞叶基底面静脉回流模式图。浅绿色线代表颞枕回和颞下回至小脑幕静脉窦或横窦的回流。海马旁回静脉（深绿色线）引流至基底静脉（浅蓝色）。蓝色阴影区域为小脑幕。白色虚线代表脑室（颞角、枕角和房部）的投影

入路、经脑沟入路、经脑室入路和颞下入路。较为局限的颞部开颅可采用经皮质入路、经脑沟入路、经脑室入路以及颞下入路。枕下正中开颅和旁正中开颅可采用小脑上经小脑幕入路。

经侧裂入路可到达钩回前段和尖部，而通过颞极入路可到达钩回后段。位于钩回后部的颞叶内侧面可通过颞下入路或小脑上经小脑幕入路到达（图 4.21）。

4.7.3.1 经皮质经脑室入路到达颞角

患者，男性，13 岁，因自发性蛛网膜下腔出血和继发性脑积水就诊。患者颞叶内侧面存在 AVM。MRI（图 4.22）显示病变累及海马前部，病变位置可通过下脉络点（位于海马头部与尾部移行处）确定。DSA（图 4.23）显示 AVM 由大脑后动脉和颈内动脉供血。该患者先进行脑室 – 腹腔分流术，1 年后行显微外科手术切除 AVM。

手术采用问号形切口，患者头部转向对侧并伸展，以便更好地显露内侧结构。经颞部开颅显露颞中回，采用经皮质入路到达侧脑室颞角。若病变位于非优势侧，该入路的界限可达颞极后方 4~5 cm（图 4.24）。

去除颞中回后打开颞角，此处可辨认颞叶内侧面结构：海马头部、杏仁核脑室面、脉络丛和下脉络点。AVM 位于海马头部后方。分离畸形血管团后，解剖出主要发自海马动脉（穿经伞齿沟）以及来源于脉络膜的供血动脉，予以电凝并切断。引流静脉位于畸形血管团的后外侧面，与血管造影所见一致，电凝后切除 AVM（图 4.25）。

图 4.21　颞叶基底面的手术入路示意图。经侧裂入路（黄色）可到达内嗅皮质的前部。经颞极入路（绿色）可到达钩回的后部。经颞下入路（蓝色）可从钩回后部延伸至四叠体层面的海马旁回。Labbè 静脉可能会限制颞叶的牵拉范围。小脑上经小脑幕入路（红色）（枕下正中开颅或旁正中开颅）可到达海马旁回直至大脑脚池。经脑室入路（淡橙色）可到达内嗅皮质和海马旁回后部

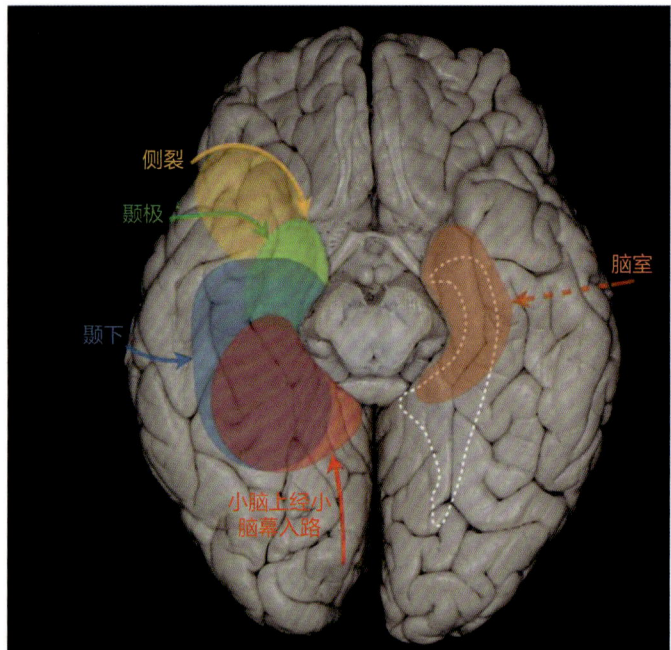

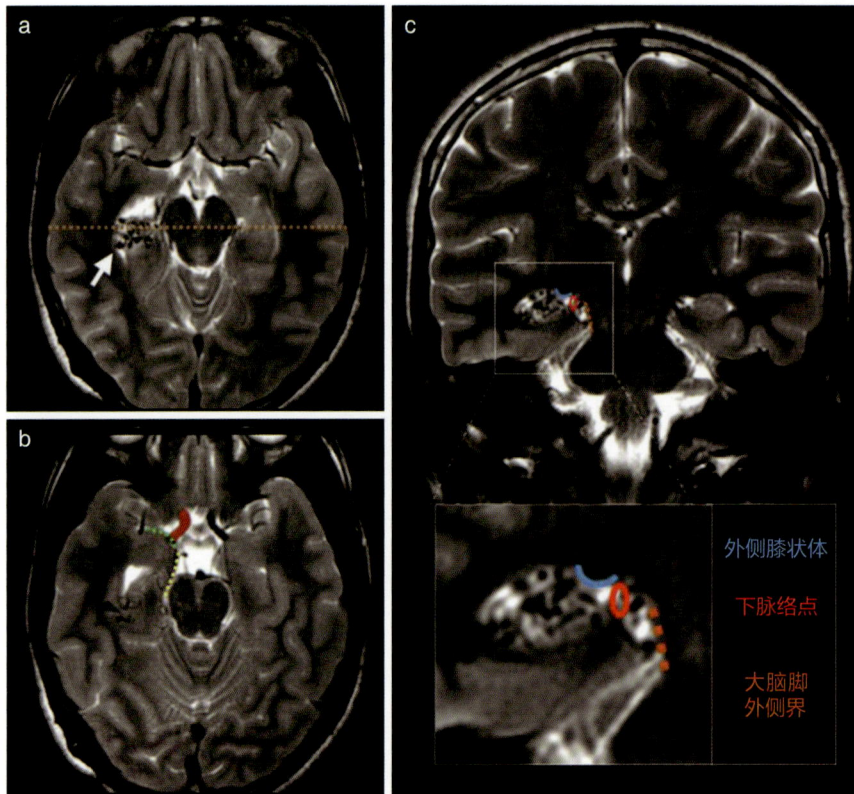

图 4.22　MRI 影像。a. 轴位 T$_2$WI 显示 AVM（白色箭头）位于横跨大脑脚外侧界的假想线（橙色点线）后方，该假想线与下脉络点位置一致。b. 较图 a 下降 5 mm 层面的轴位像，绿色虚线标记钩回前段，黄色虚线标记钩回后段（含有海马头部）。图中显示颈内动脉（右侧红色高亮）与钩回前段边界的关系。大脑中动脉从钩回前段上方跨越（图中未显示）。钩回后段与大脑后动脉（P2A 段）关系密切。c. 大脑脚外侧界（橙色点线）水平的冠状切面，显示下脉络点（红圈）和位于脑池顶壁的外侧膝状体（蓝色弧线）。AVM 血管团前界清晰可见

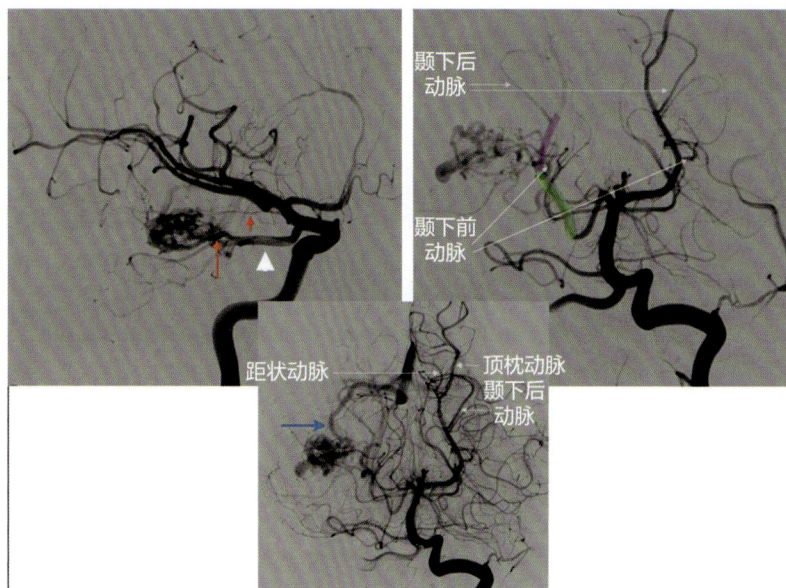

图 4.23　左上图（右侧斜位颈内动脉造影）显示供血动脉为海马动脉，起自颞下前动脉（红色长箭头）和脉络膜前动脉（红色短箭头）。该患者存在胚胎型后交通动脉（白色箭头）。右上图（左侧椎动脉造影，动脉早期）显示 P2A 段（绿色）与 P2P 段（紫色）。颞下前动脉起自 P2A 段和 P2P 段交界处，颞下后动脉起自 P2P 段。下方中央图片（左侧椎动脉造影，动脉晚期）显示经基底静脉（蓝色箭头）回流。白色箭头为对侧颞下后动脉和 P4 段

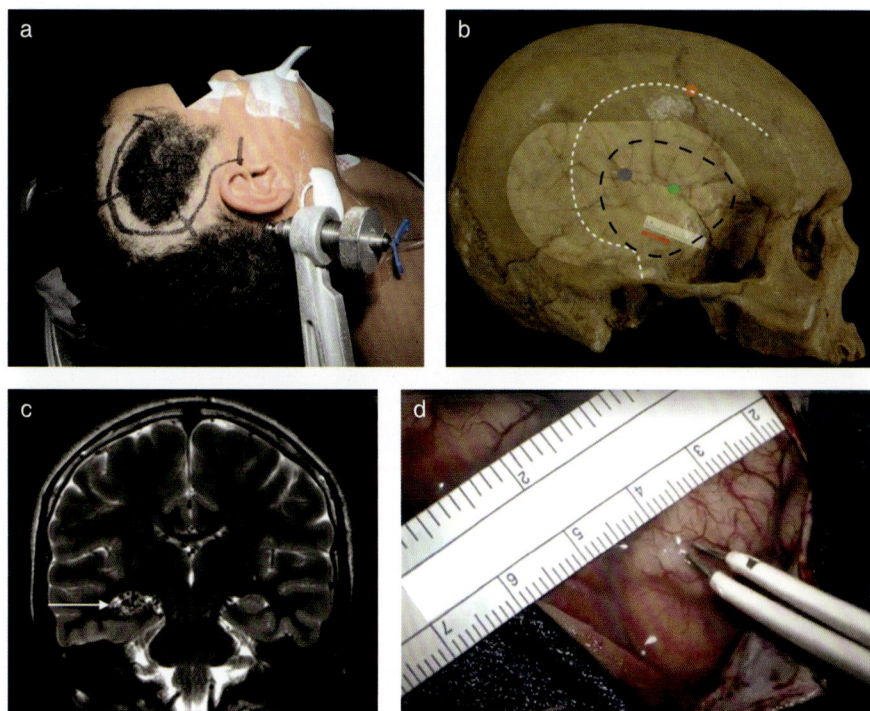

图 4.24　a. 患者头位和头皮切口示意图。b. 头皮切口（白色虚线）和开颅范围（黑色虚线）以及颞中回皮质切开（白线）在颅骨的投影。绿圈标记前鳞状点 / 前侧裂点，蓝圈标记上鳞状点 / 下中央沟点，橙圈标记冠颞点（stephanion，颞上线和冠状缝的交点），该点对应颞下沟和中央前沟的交点。c. 冠状位 T₂WI 显示经皮质入路（白色箭头）到达右侧侧脑室颞角 AVM 的路径。d. 术中照片显示皮质切开的后界

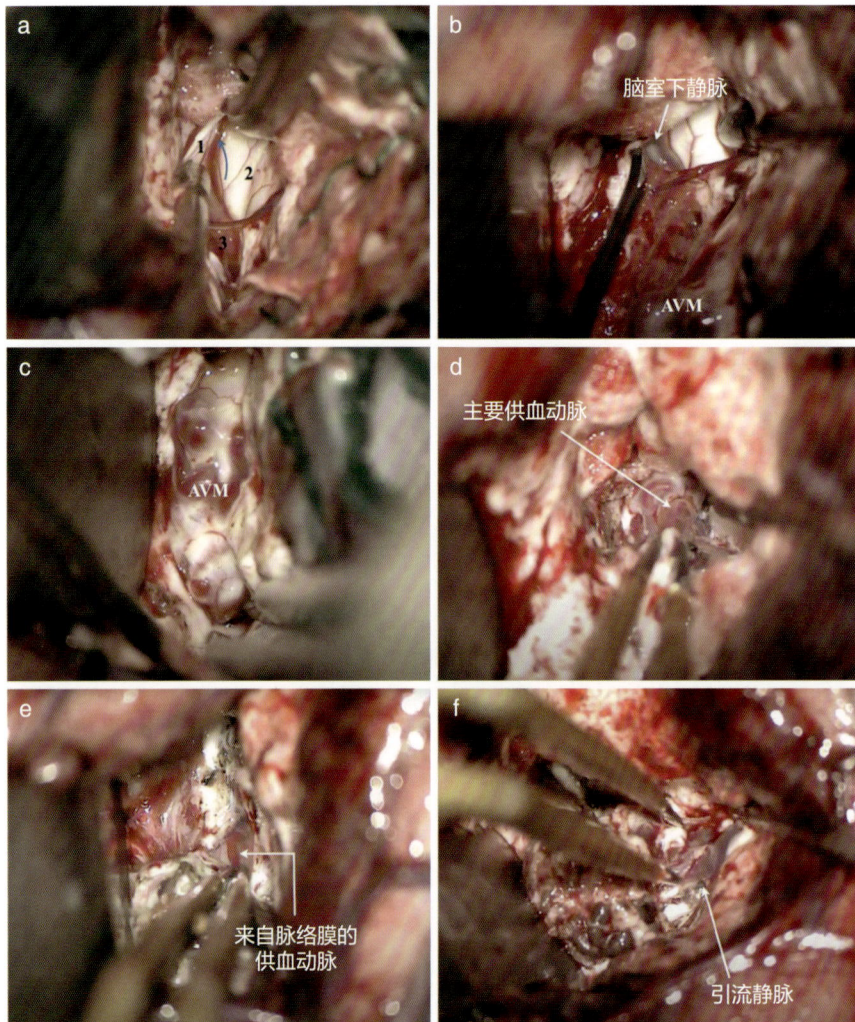

图 4.25   a. 颞角的解剖结构：1—杏仁核脑室面；2—海马头部；3—脉络丛。b. AVM 暴露于下脉络点后方，可见脑室下静脉穿出。c. AVM 血管团分离过程。d. 显示来自颞下前动脉的主要供血动脉（海马动脉）穿经伞齿沟。e. 来自脉络膜的供血动脉被解剖分离并电凝处理。f. 显示引流静脉

4.7.3.2　小脑上经小脑幕入路切除海马旁回后部 AVM

患者，女性，24 岁，3 年前因左侧颞叶内侧面自发性出血和脑室内出血就诊。MRI 检查证实存在 AVM 血管团（图 4.26），血管造影显示供血动脉为起自 P2P 段的颞下动脉分支，由基底静脉引流（图 4.27）。

该病变位于左侧海马体及海马旁回后部，沿海马沟分布，毗邻环池和中脑被盖外侧，丘脑枕下方。P2P 段沿 AVM 内侧界走行，由颞下后动脉发出的分支供血。

针对该部位可选择的手术入路包括经皮质经脑室入路、经颞下入路、小脑上经小脑幕入路。经脑室入路可为术者提供直接视野，但可能会损伤视辐射，若位于优势半球还会损伤语言皮质和传导束。经颞下入路可到达颞叶内侧面，但存在 2 个限制因素：Labbè 静脉的变异以及颞叶

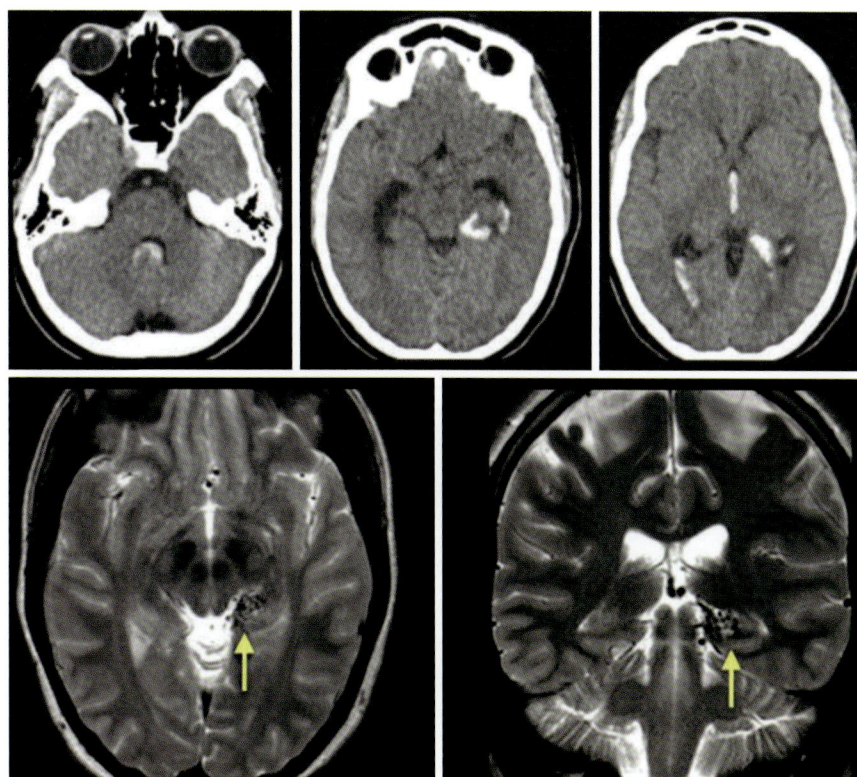

图 4.26　上图：CT 显示脑室内出血和位于钩回后方的颞叶内侧面高密度影（中图）。下图：轴位 T_2WI（左图）和冠状位 T_2WI（右图）显示该 AVM 血管团（黄色箭头）位于海马旁回后部

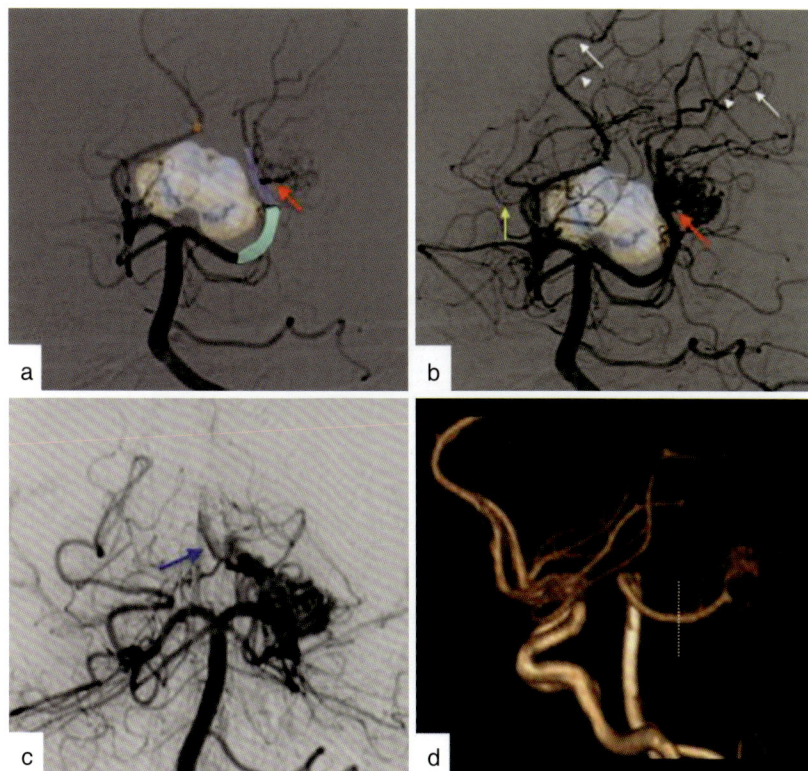

图 4.27　图 a~c 为左侧椎动脉血管造影。a. 绿色和紫色分别标记大脑后动脉的 P2A 段（位于大脑脚外侧并与之平行）和 P2P 段（位于被盖外侧并与之平行），红色箭头指向颞下后动脉发出的 AVM 供血动脉，橙色标记 P3 段的丘点。b. 黄色箭头指示颞下后动脉，白色三角形标记顶枕动脉，白色箭头指示距状动脉，红色箭头指示颞下后动脉发出的 AVM 供血动脉。c. 蓝色箭头指示基底静脉引流途径。d. 3D 血管重建影像。白色虚线标记 P2A 段和 P2P 段的移行处（位于大脑脚外侧缘的外侧）

后部基底面与小脑幕面形成的向上倾斜角度。这种解剖特点要求术中必须牵拉颞叶，而本例患者存在发达的 Labbè 静脉（图 4.28），采用该手术入路风险较高。因此，最终选择小脑上经小脑幕入路。虽然可能存在巨大小脑幕静脉湖，但血管造影显示，该 AVM 主要通过基底静脉回流（图 4.27）。

手术采用左侧枕下旁正中开颅，手术范围包括上项线区域以显露横窦。此入路可最大限度地显露小脑上表面（图 4.29、4.30）。切除部分小脑幕可扩大颞叶基底面的暴露范围（图 4.31）。切开海马旁回后部的皮质即可显露 AVM（图 4.32）。

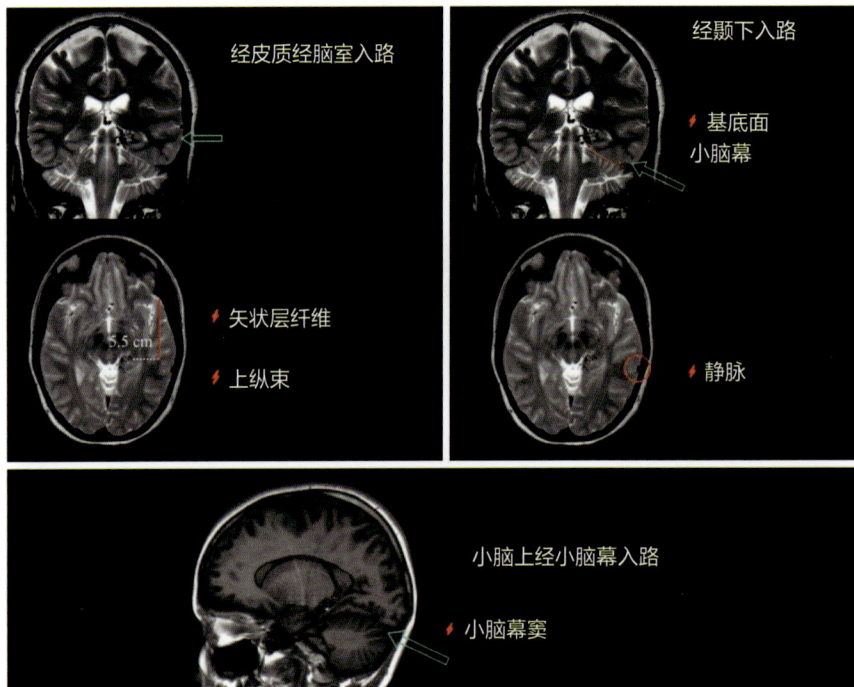

图 4.28　沿环池区域到达海马旁回的手术入路。绿色箭头指示入路方向

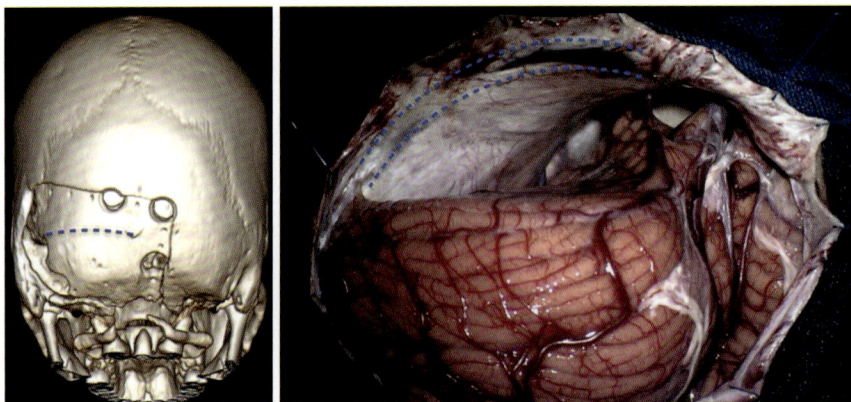

图 4.29　术后 3D CT 重建（左图）显示开颅范围，暴露横窦。蓝色虚线标记上项线（对应横窦）。手术视野照片（右图）显示小脑上表面和小脑幕，蓝色虚线勾勒横窦

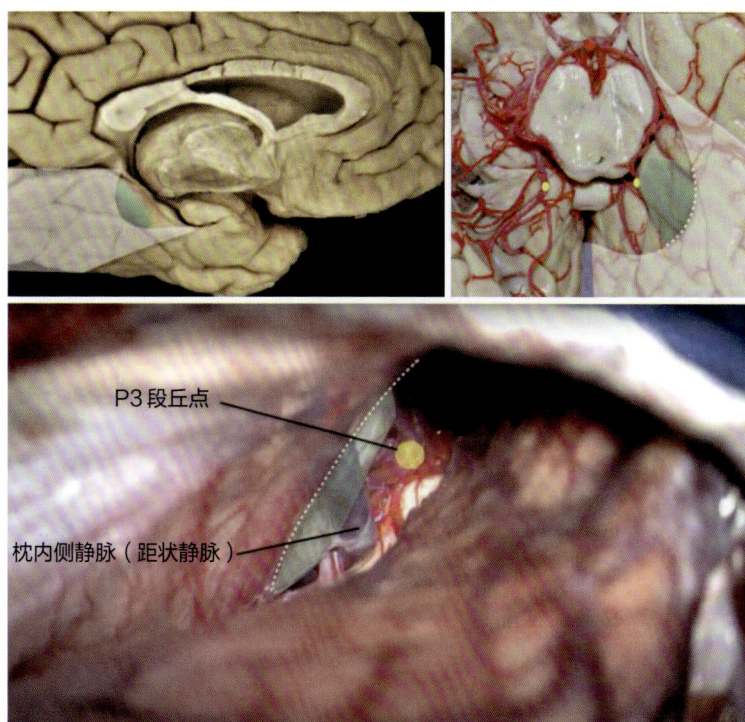

P3 段丘点

枕内侧静脉（距状静脉）

图 4.30　绿色阴影区域表示颞叶显露的范围，白色阴影区域表示颞叶基底面的小脑幕区域，可见小脑幕切迹后间隙内的海马旁回内侧面（绿色）和小脑幕游离缘（白色虚线）。基于小脑幕切迹后间隙的大小，这些结构的显露范围会相应变化。图中可见 P3 段的丘点（黄色），位于四叠体下丘的上方，同时可见距状静脉向内侧下方走行并汇入基底静脉

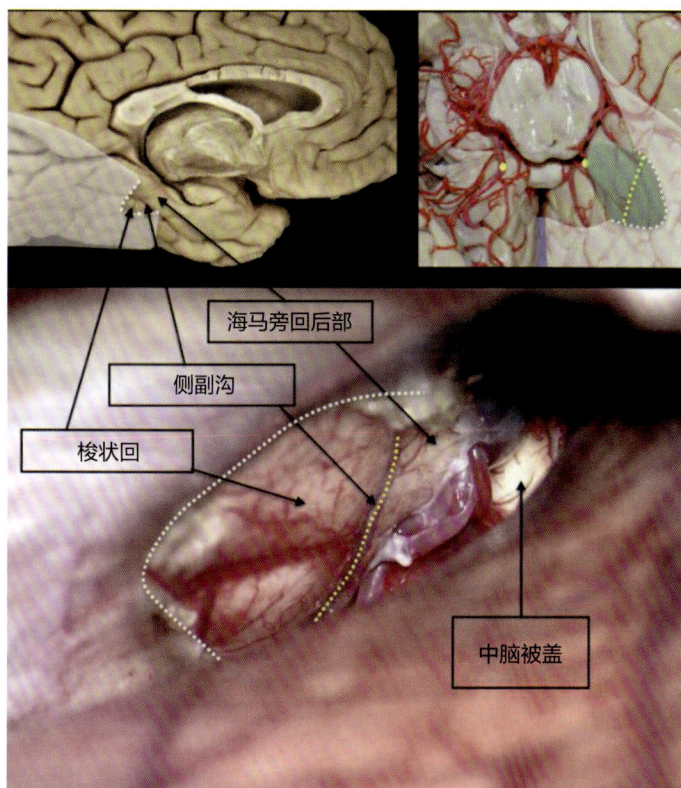

图 4.31　小脑幕切除后颞叶基底面显露范围扩大，可见梭状回。白色虚线标记切除后的小脑幕边缘，黄色虚线标记侧副沟

海马旁回后部

侧副沟

梭状回

中脑被盖

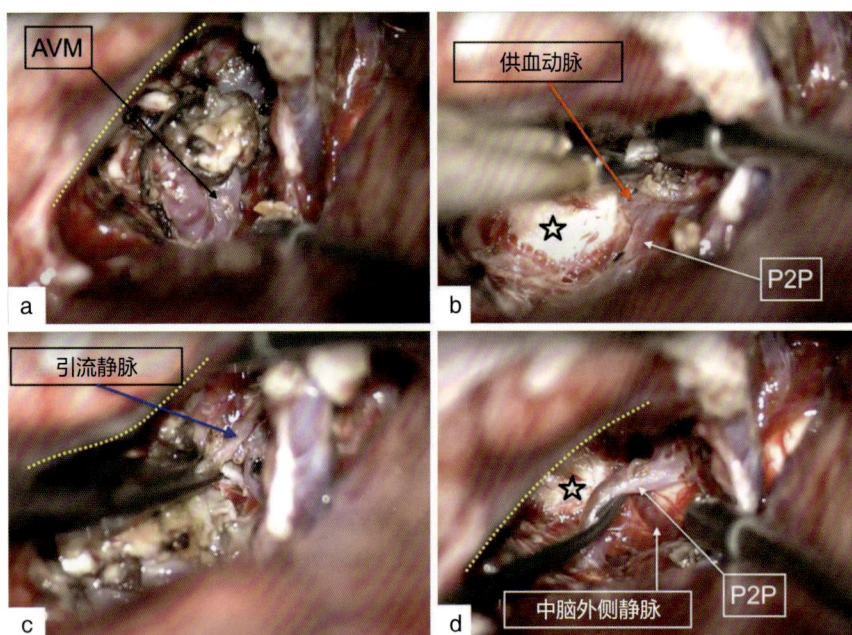

图 4.32 手术步骤。a. 切除海马旁回后部的皮质即可显露 AVM。黄色虚线标记侧副沟。b. 使用吸引器牵开血管团，显露 P2P 段发出的供血动脉并电凝切断。星号标记丘脑枕。c. 将血管团牵向外侧，显露引流静脉并电凝切断。d. AVM 切除后。环池内可见中脑外侧静脉沿中脑外侧沟走行，位于 P2P 段内侧

4.8　侧裂面

颞叶的侧裂面（上表面）分为前部和后部：前部称为极平面（planum polare，PP）；后部称为颞平面（planum temporale，PT），含有 3 条颞横回，初级听觉区位于此处。

4.8.1　表面解剖

极平面朝向岛叶皮质表面，岛叶皮质的岛长回和岛短回使颞叶侧裂面受压而呈凹陷形态。自前侧裂点向前，极平面在蝶骨嵴下方沿侧裂蝶部呈现从外向内的倾斜形态。因此，在冠状切面上，极平面呈倾斜形态，而颞平面呈水平形态（图 4.33）。

颞平面是位于岛叶皮质后方的颞叶上表面，呈脑回形态。颞平面通常有前、中和后 3 条颞横回，其中最为显著的前颞横回为 Heschl 回（Heschl's gyrus，HG）。Brodmann 41 区是初级听觉皮质的一部分（图 4.33）。

Heschl 回的外侧面为颞平面的前界，Heschl 回与中央后回位于同一冠状切面。同时，外耳道也位于该层面，可作为解剖标志。

该脑回的内侧端恰位于岛叶上界沟和下界沟交点的后方，指向侧脑室房部。那么，这意味着什么呢？

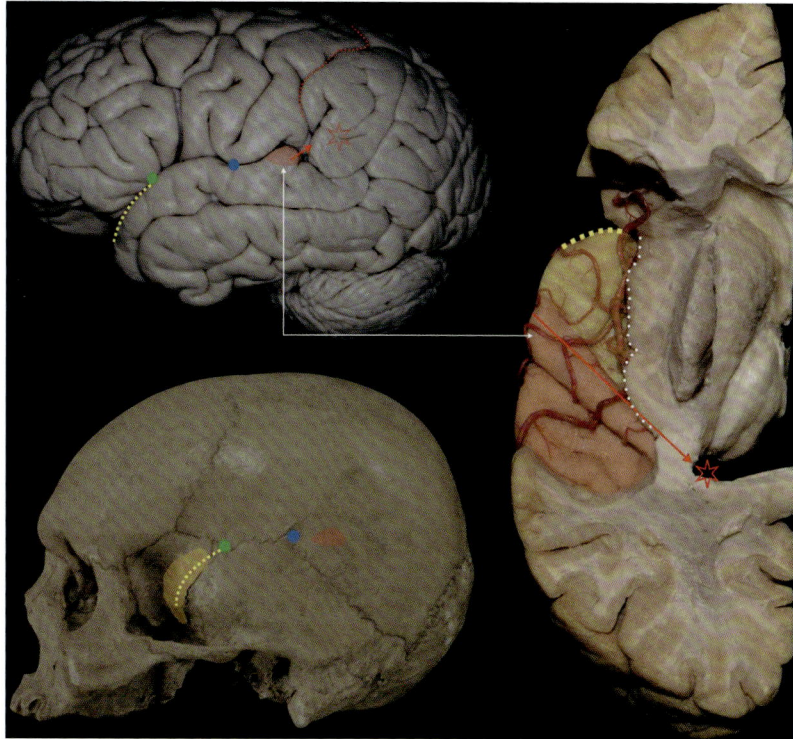

图 4.33　颞叶侧裂面与大脑和颅骨外侧面的解剖关系。右图：沿额下回（侧脑室层面）进行轴位切割的左侧大脑半球的上面观。左上图：大脑标本的外面观。左下图：左侧颅骨外面观。极平面和颞平面分别以黄色和红色高亮标记。极平面紧邻岛叶皮质面（白色虚线）。前侧裂点（绿色圆点）前方的极平面前部（黄色点线）向内倾斜。颞平面位于岛叶下界沟后方。Heschl 回（左上图的短红箭头和右图的长红箭头）指向房部（红色星号）。左上图：Heschl 回外侧面以红色标记，位于中央后沟（红色点线）下方和下中央沟点（蓝色圆点）后方。房部在外侧面的投影位于缘上回层面（淡红色星号）。左下图：Heschl 回投影（红色）位于上鳞状点（蓝色圆点）后方

　　岛叶是中央核心区的浅表面，中央核心区包含基底节、丘脑、内囊、外囊和最外囊的脑深部区域。因此，Heschl 回后方不存在岛叶、基底节和丘脑。Heschl 回可作为大脑深部手术的重要标志。

4.8.2　颞叶侧裂面的血管

4.8.2.1　动脉血供

　　颞叶侧裂面主要由大脑中动脉颞干 M3 段的分支供血，这些分支从内向外越过额顶盖和颞盖。

　　最远侧的动脉（通常为角回动脉）沿岛叶上方转向外侧，沿 Heschl 回内侧段上方走行。在脑血管造影正位像上，该动脉为 M2 ~ M3 段中最上内侧的 1 支；在侧位像上该动脉位于最上后方。角回动脉 M2 ~ M3 段的转折点为血管造影侧裂点（图 4.34）。

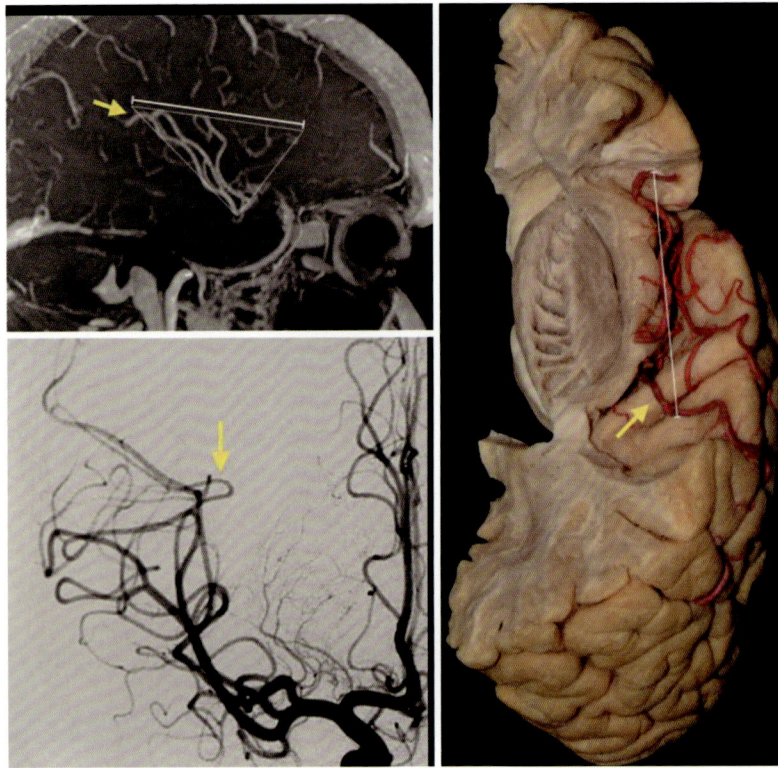

图 4.34 T$_1$WI 显示 M2 段动脉勾勒出岛叶的边界。白色三角形标记岛叶的前界沟、下界沟和上界沟。右侧颈内动脉造影可见岛后点（posterior insular point）（黄色箭头），对应 M2 段分支，该分支走行于 Heschl 回深部上方，这在 MRI 图像和经岛叶上界沟（白线）的右侧大脑半球切面上均可观察到。注意，Heschl 回的最深部和后侧裂点位于岛叶下界沟和上界沟的交点处

4.8.2.2 静脉回流

    颞平面上表面的静脉通常经侧裂浅静脉或 Labbè 静脉回流，极平面的静脉可汇入岛叶静脉，最终汇入侧裂深静脉。有时，岛叶静脉也可汇入发达的侧裂浅静脉（图 4.35）。

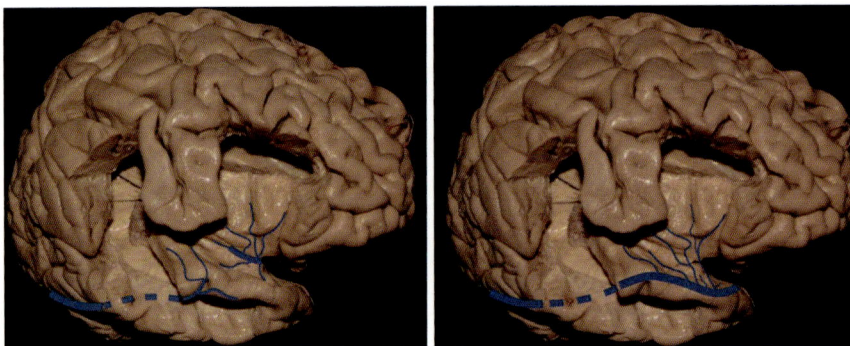

图 4.35 颞叶上表面静脉引流模式图。三角部、岛盖部、缘上回下部和颞中回已切除，显露岛叶前部、极平面、颞平面和侧脑室。左图：侧裂深静脉接纳岛叶和极平面的分支回流，颞平面经 Labbè 静脉引流。右图：极平面、颞平面和岛叶的静脉流向侧裂浅静脉

4.8.3　颞叶侧裂面的手术

患者，女性，25 岁，因反复头痛就诊，影像学检查显示右侧 Heschl 回内侧存在 AVM（图 4.36）。

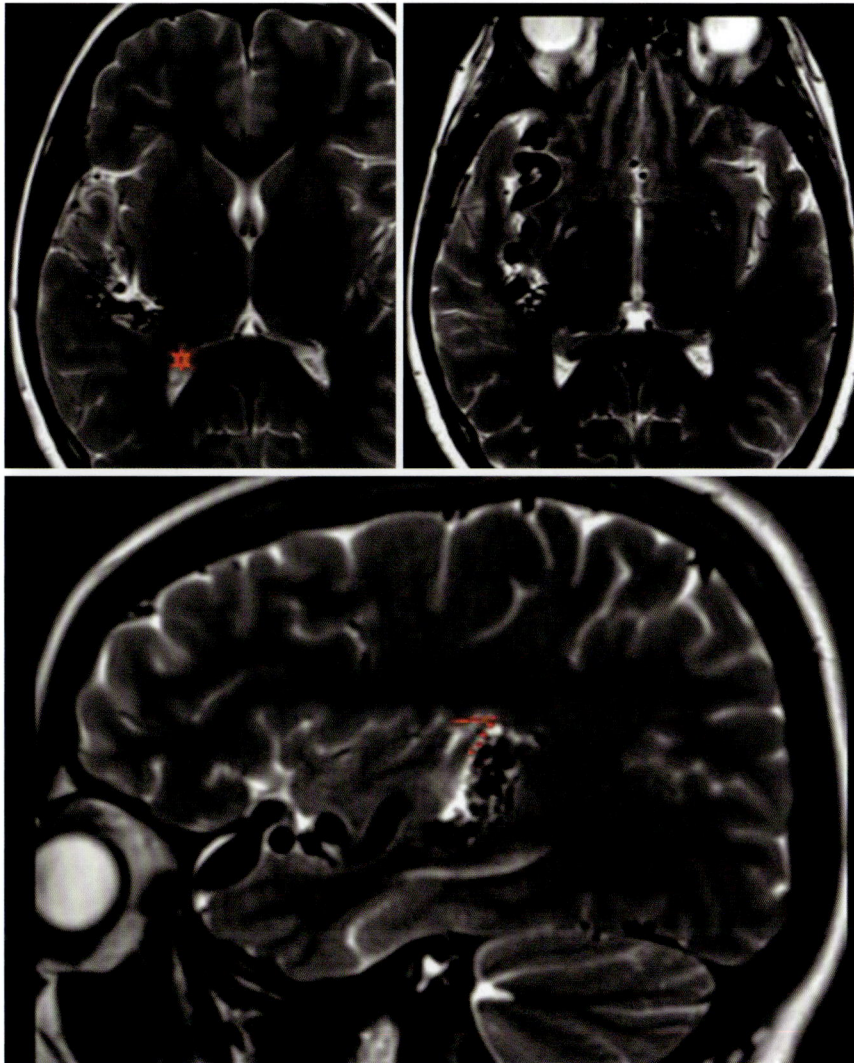

图 4.36　T₂WI 显示 AVM 位于 Heschl 回，指向侧脑室房部（红色星标）。大脑中深静脉扩张、迂曲。在矢状位上，可见 AVM 位于岛后点（红色 V 形标记）

该 AVM 的供血动脉来自位于血管造影侧裂点的 M2 段动脉，扩张的侧裂深静脉将 AVM 引流至海绵窦。

该病例采用向后扩大的额颞开颅入路，行显微外科手术切除（图 4.37、4.38）。

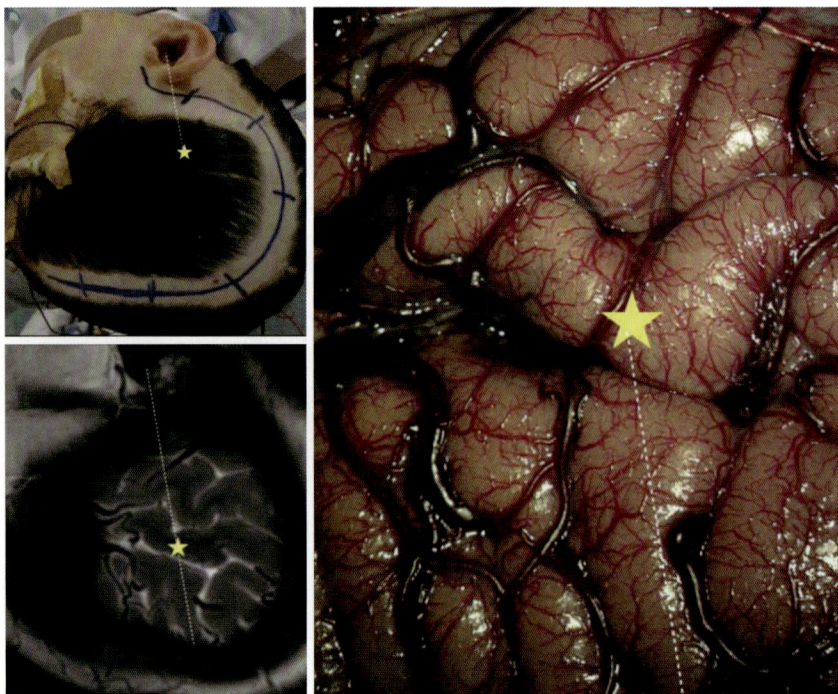

图 4.37　患者头部转向左侧并与地面平行，使 Heschl 回（黄色五角星）位于手术视野最高点。Heschl 回位于外耳道上方与中央后回下方之间

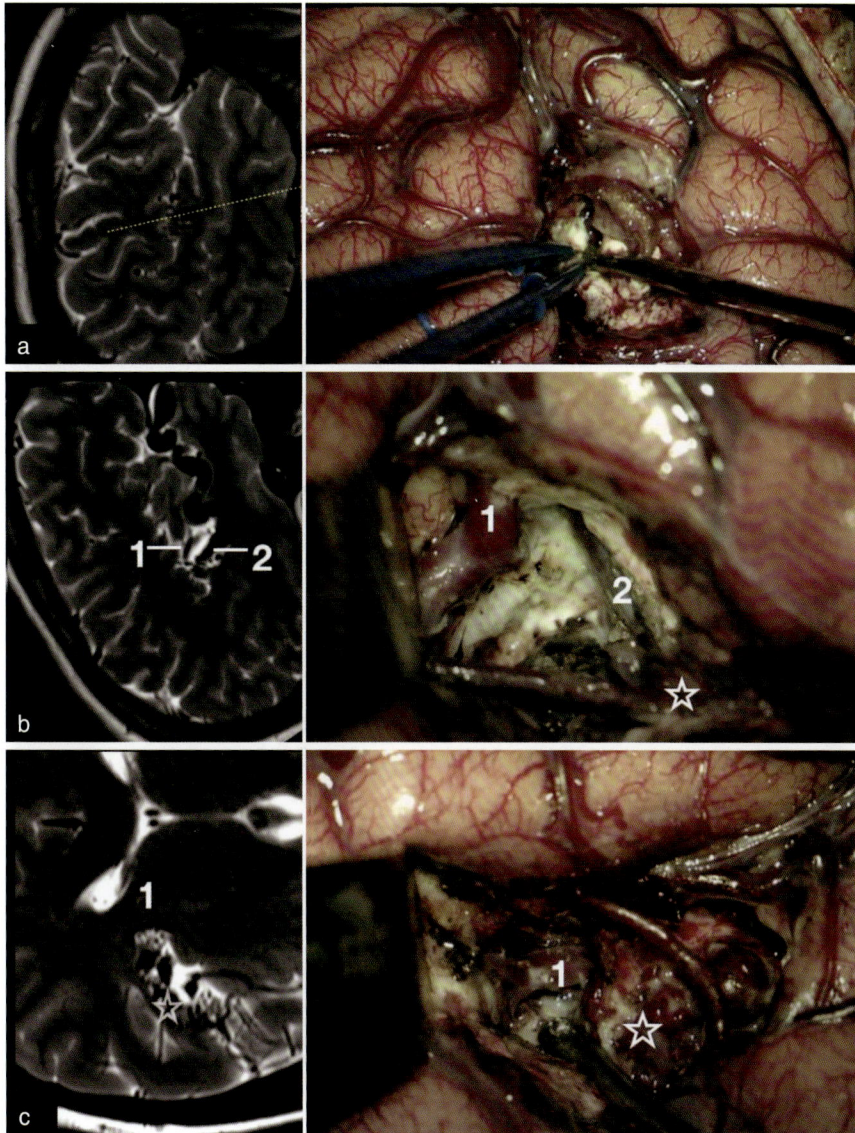

图 4.38　a. 切开 Heschl 回皮质。b. 来自大脑中动脉上干的供血动脉（1）与扩张的大脑中深静脉（2）位于 AVM（白色星标）前方。c. T_2WI 显示颞横回深部（血管造影侧裂点），M2 段分支走行于 AVM 表面。将 AVM（白色星标）与动脉（1）分离，以进一步离断静脉并整块切除

（唐寅达 译，刘芳　沈李奎 审校）

参考文献

Bozkurt B, da Silva CR, Chaddad-Neto F, da Costa MD, Goiri MA, Karadag A, Tugcu B, Ovalioglu TC, Tanriover N, Kaya S, Yagmurlu K, Grande A. Transcortical selective amygdalohippocampectomy technique through the middle temporal gyrus revisited: an anatomical study laboratory investigation. J Clin Neurosci. 2016; 34:237–45.

Chaddad-Neto F, da Costa MDS, Caramanti RL, Costa BL, Silveira CF, Echeverria KG, Campos Filho JM, Centeno RS. Transtentorial approach for parahippocampal gyrus arteriovenous malformation resection: 3-dimensional operative video. Oper Neurosurg (Hagerstown) . 2019; 16 (3) :E83–4.

Chaddad-Neto F, Dória-Netto HL, Campos-Filho JM, Reghin-Neto M, Oliveira E. Pretemporal craniotomy. Arq Neuropsiquiatr. 2014; 72 (2) :145–51.

De Witte E, Satoer D, Robert E, Colle H, Verheyen S, Visch-Brink E, et al. The Dutch Linguistic Intraoperative Protocol: a valid linguistic approach to awake brain surgery. Brain Lang. 2015; 140:35–48.

de Oliveira JG, Párraga RG, Chaddad-Neto F, Ribas GC, de Oliveira EP. Supracerebellar transtentorial approach-resection of the tentorium instead of an opening-to provide broad exposure of the mediobasal temporal lobe: anatomical aspects and surgical applications: clinical article. J Neurosurg. 2012; 116 (4) :764–72.

Echeverría KG, da Costa MDS, Costa BL, Ortiz RZ, Paganelli SL, Granados OS, Doria-Netto HL, Centeno RS, Chaddad-Neto F. Microsurgical treatment of ruptured spetzler-martin grade 3 right hippocampal arteriovenous malformation: 3-dimensional operative video. Oper Neurosurg (Hagerstown) . 2020; 18 (1) :E17.

Herbet G, Duffau H. Revisiting the functional anatomy of the human brain: toward a metanetworking theory of cerebral functions. Physiol Rev. 2020; 100:1181–228.

Ono M, Kubik S, Aberbathey C. Atlas of the cerebral sulci. Germany: Thieme; 1989.

Ribas GC. The cerebral sulci and gyri. Neurosurg Focus. 2010; 28 (2) :E2.

第 5 章
大脑中央核心区的外科解剖

5.1 引言

中央核心区是由外部的岛叶和内部的基底节、丘脑构成的区域，位于大脑半球内，介于外侧裂和第三脑室之间。专业术语"中央核心区"整合了多个结构的局部解剖学特征，包括丘脑、尾状核、内囊、豆状核（壳核和苍白球）、外囊、屏状核、最外囊和岛叶皮质，以及联络纤维、连合纤维和投射纤维（图 5.1）。

为便于理解，我们分别研究大脑中央核心区的各个组成部分；然而，理解这些结构如何构成一个整体及这些结构之间的三维解剖关系，仍具有挑战性。

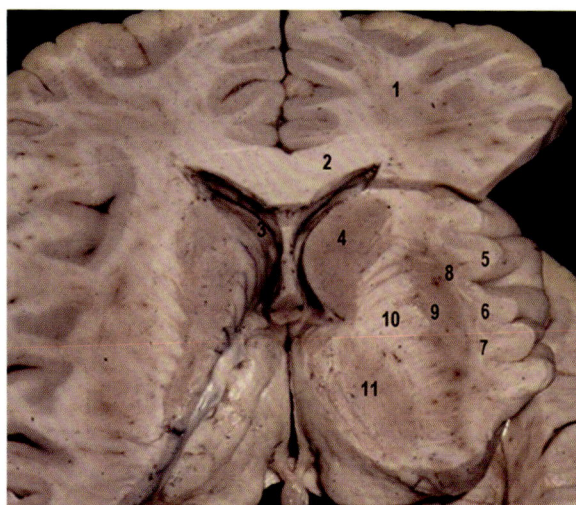

图 5.1 大脑中央核心区及其组成部分的水平切面。已切除左额叶、顶叶和颞叶岛盖。中央核心区由大脑内的灰质和白质组成，解剖学上界限分明，清晰地展示了岛叶皮质为中央核心区的外部屏障。灰质由岛叶、屏状核、基底节（尾状核、苍白球和壳核）和丘脑组成。白质由灰质结构之间的最外囊、外囊和内囊组成。1—额叶；2—胼胝体；3—侧脑室前角；4—尾状核头；5—岛叶；6—最外囊；7—屏状核；8—外囊；9—豆状核；10—内囊；11—丘脑

5.2　岛叶皮质

　　岛叶（或称 Reil 岛）是位于大脑皮质外侧裂深处的一个锥体状区域。该结构隐藏于大脑外侧面下方，被额叶、颞叶和顶叶的岛盖所覆盖。只有当完全打开岛盖时才能显露构成外侧裂底部的岛叶。去除岛盖会暴露整个岛叶，而岛叶则形成了基底节的外部屏障。这对手术计划至关重要，因为基底节完全被岛叶覆盖。

　　掌握岛盖和岛叶的表面解剖关系，是规划深部手术入路的基础。岛叶的前表面被额眶盖覆盖，额眶盖由眶后回的后部和额下回的眶部组成。岛叶的外侧面被额顶盖（由额下回的三角部和岛盖部、中央下回和缘上回上部组成）覆盖。颞盖由颞上回、颞极和缘上回组成（图 5.2）。

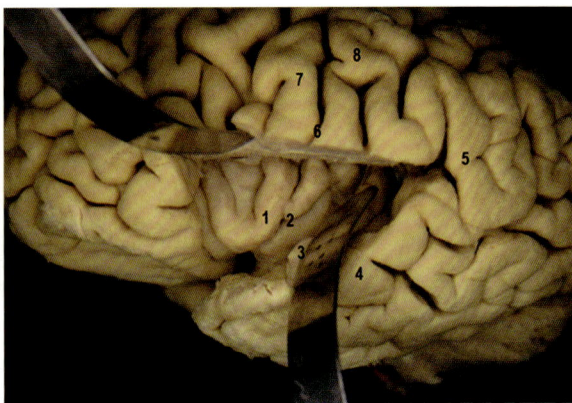

图 5.2　切除额眶盖、额顶盖和颞盖后的左侧大脑半球，显示岛叶。注意中央沟和岛中央沟之间的对应关系。岛叶的后界与颞横回有关。1—岛叶；2—岛中央沟；3—颞横回；4—颞上回；5—缘上回；6—中央沟；7—中央前回；8—中央后回

　　岛盖表面界定了外侧裂的浅部，尤其是外侧裂后支。岛叶的前界对应前侧裂点的投影，位于额下回的三角部水平。岛叶的后界由颞横回（Heschl 回）的内侧端界定，颞横回在颞叶上表面从外侧斜向内侧延伸。

　　前、上、下岛周沟（也称为岛界沟）将岛叶表面与岛盖分隔。岛叶分为外侧部和前基底部两部分。岛干位于前基底部，在外侧裂的深处，包含岛阈——一束凸起的连接额叶和颞叶的纤维，构成前穿质的外侧界。岛阈还标志着大脑中动脉的轴向改变位置（M1 段至 M2 段的移行处）。在手术过程中，必须确定大脑中动脉轴向由内到外转变为由前到后（M1 段至 M2 段）的转折点，以准确定位岛阈。岛极位于岛叶的最前下方，由岛叶横回和副岛回构成。

　　岛叶外侧面由岛短回和岛长回组成。岛中央沟是岛叶的主要沟，也是最深的沟，从岛阈延伸至上岛周沟，将岛叶分为前部（较大）和后部（较小）。前岛叶由 3 个岛短回组成，它们融合形成岛顶点，即岛叶最突向外侧的区域，呈锥体形态的尖端。后岛叶由前岛长回和后岛长回组成。前岛叶与额叶相连，而后岛叶则与顶叶和颞叶相连。

　　从大脑半球侧面观，额下回的岛盖部覆盖前岛短回和中岛短回的上部。在后方，缘上回覆盖上界沟和后岛长回的上部。岛阈覆盖钩束。岛中央沟的斜形走向与中央沟的走向和投影方向相同（图 5.3）。

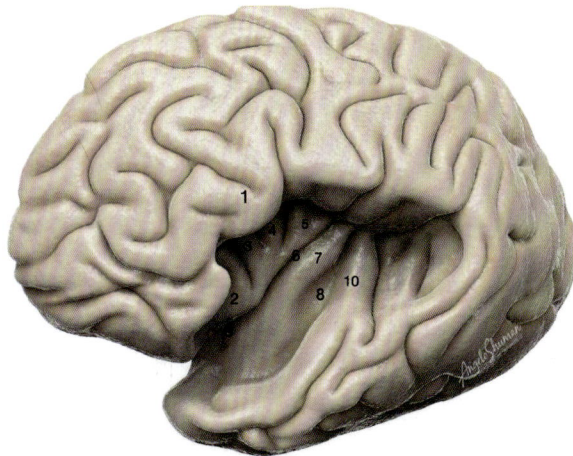

图 5.3　牵开岛盖显露左侧岛叶。1—额下回；2—前岛周沟；3—前岛短回；4—中岛短回；5—后岛短回；6—岛中央沟；7—岛长回；8—下界沟；9—岛阈；10—颞横回（插图由 Angelo Shuman 创作）

岛叶是边缘旁系统的组成部分之一，被称为中间皮质。尽管岛叶的功能尚未完全阐明，但已知其与多种复杂功能相关，例如记忆、情绪、自主神经控制、嗅觉和味觉。通过直接皮质刺激评估，岛叶皮质与自主神经调节和内脏感觉密切相关，可记录到恶心、咀嚼、流涎以及心率和呼吸节律的变化。功能神经成像研究表明，岛叶的功能在语言处理、感觉运动处理、味觉感知、疼痛处理和相关自主神经反应中被激活。

解剖和功能研究表明，岛叶具有区域特异性。前岛叶与注意力和言语有关，并参与自主神经调节、内脏感觉信息整合和情绪反应。前岛叶更靠前的区域与边缘系统（包括前扣带回皮质、前额皮质、杏仁核和腹侧纹状体）存在联系；而后岛叶接收来自丘脑的输入信息，并且联合颞叶、顶叶和枕叶皮质在躯体感觉、前庭和运动整合过程中发挥作用。左右半球岛叶功能存在显著差异：右岛叶可能与记忆、情绪处理和心理功能更相关，而左侧岛叶则与言语更相关。

5.2.1　病例 1

患者，女性，29 岁，半年前因癫痫发作就诊。标准神经系统检查未发现任何神经功能缺陷，神经心理学检查提示工作记忆力、处理速度和语言流利度下降。

MRI 提示左侧低级别岛叶胶质瘤（图 5.4 a~c）。考虑到患者存在手术指征，遂行手术切除。术中牵拉岛叶时，患者出现心动过缓。这一情况限制了病变切除的程度，需要二期手术来完全切除肿瘤（图 5.4 d、e）。

手术关注点

经翼点入路为显露外侧裂提供了一个通道，并允许对外侧裂进行显微分离（图 5.4）。形成外侧裂的脑盖（额顶盖）在前侧裂点（恰好位于三角部水平）处稍宽。因此，从前侧裂点开始进

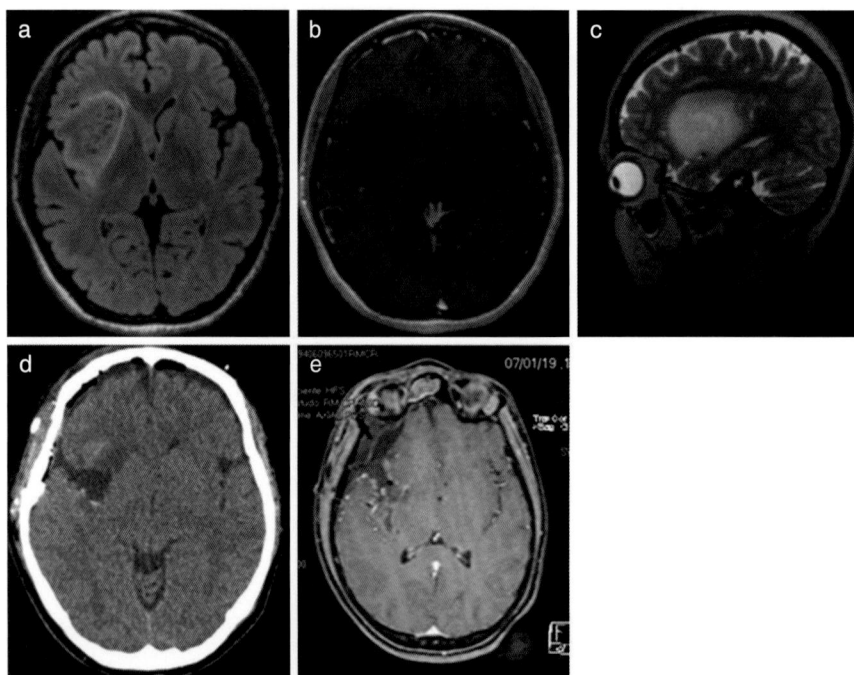

图5.4　a~c. 术前脑部 MRI 显示岛叶胶质瘤。d. 术后第 1 天 CT 影像。e. 术后远期脑部 MRI 显示肿瘤已完全切除

行显微手术分离最佳，随后显露岛顶点，岛顶点是术中重要的解剖定位标志。打开外侧裂是显露 Willis 环和岛叶前界的基础。岛短回前上缘与岛周沟交界处，即岛叶前上点，是内囊前肢前界的解剖标志。充分打开外侧裂更向后、更浅的分支，可以暴露颞叶上表面的极平面直至 Heschl 回的起点。Heschl 回走行于岛叶后方（从前到后、从外到内斜向走行），其内侧终点指向侧脑室房部。岛叶后点是上岛周沟、下岛周沟的汇合点，该点可作为到达内囊后肢和侧脑室房部的标志。

　　岛叶的血供来自大脑中动脉，通常分为 4 段。第一段为蝶骨段（M1 段），向外侧走行至侧裂谷，并在岛阈水平形成大脑中动脉膝部，垂直转向上段、后段。大脑中动脉从大脑中动脉膝部开始移行为岛叶段（M2 段）。在约 15% 的个体中，大脑中动脉分叉部位于大脑中动脉膝部水平，但也可能发生在更早或更晚的水平。因此，大脑中动脉膝部位于岛阈，而大脑中动脉分叉部并不一定是 M1 段和 M2 段之间的过渡点。

　　M1 段发出的外侧豆纹动脉，对基底节和内囊的供血尤为重要，该动脉也对颞极供血。M2 段通常自岛阈发出 2 条主干（上干和下干），沿途覆盖岛叶表面，也可发出其他分支形成中间干，给人一种大脑中动脉三分叉或四分叉的印象。岛叶的血供主要来自 M2 段，M2 段沿下岛周沟走行，从岛阈延伸至后侧裂点。大多数岛叶动脉较短，供应岛叶皮质和外囊（图 5.5）。

　　岛叶的静脉回流主要通过大脑中深静脉或侧裂深静脉完成，这两者为深静脉系统的组成部分。岛叶静脉在岛阈附近汇合形成大脑中深静脉，并汇入基底静脉。一些岛叶浅静脉（蝶静脉组）回流至浅静脉系统的大脑中浅静脉。

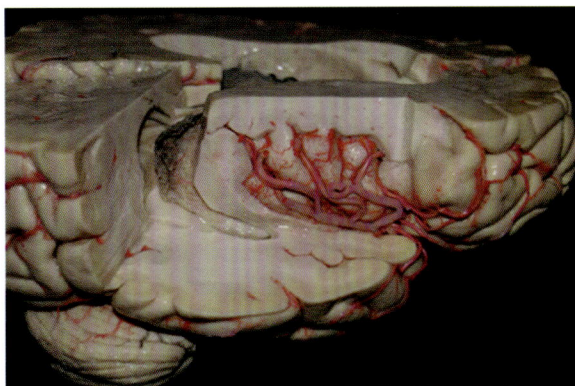

图 5.5　在侧脑室前角、体部和房部的右侧大脑半球水平切面。颞叶几乎被完全切除，显露右侧岛叶。岛叶的动脉起源于 M2 段

5.2.2　病例 2

　　患者，女性，22 岁，突发剧烈头痛，伴左侧肢体无力（Ⅲ级）和同侧轻度面瘫。患者在出现症状 1 个月后接受评估。影像学检查（图 5.6）显示岛叶区存在 AVM。最初的非增强 CT（图 5.6 a）显示右基底节周围从尾状核头到脑室房部的低密度病灶。MRI（图 5.6 b）显示岛叶区有 1 个异常强化病灶。术前血管造影显示，AVM 由大脑中动脉的 M2 段供血（图 5.6 c），并由浅表静脉引流（图 5.6 d）。手术采用经翼点入路。患者头位向对侧轻度旋转并后仰（图 5.7 a）。神经导航系统在确定病变后界方面尤其有用（图 5.7 c）。打开大脑外侧裂后，可充分显露大脑中动脉起自颈内动脉分叉处至岛叶皮质的 M2 段全程（图 5.8 a、b）。充分显露后，识别 AVM 和畸形血管团（图 5.8 c）。完全阻断畸形血管团的血供，并安全切除病灶（图 5.8 d~f）。

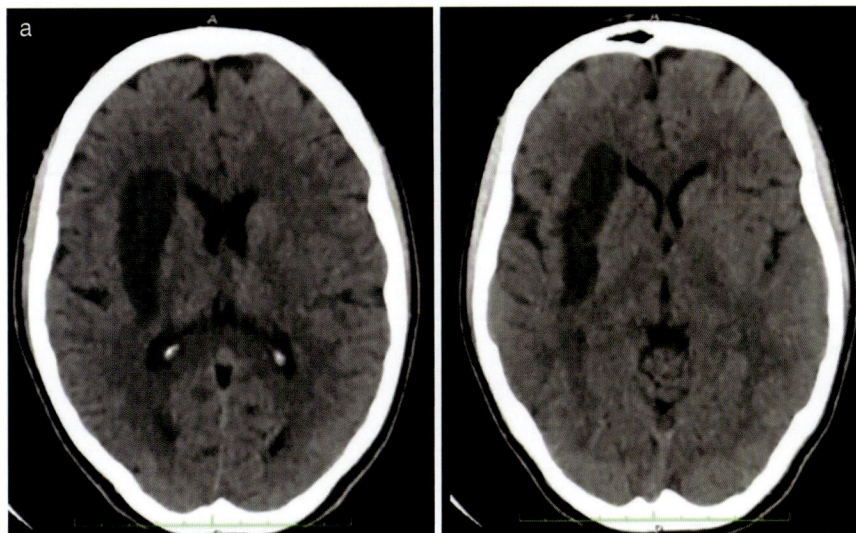

图 5.6　a. 初始 CT 平扫显示前后方向广泛低密度影，形态类似基底节区壳核

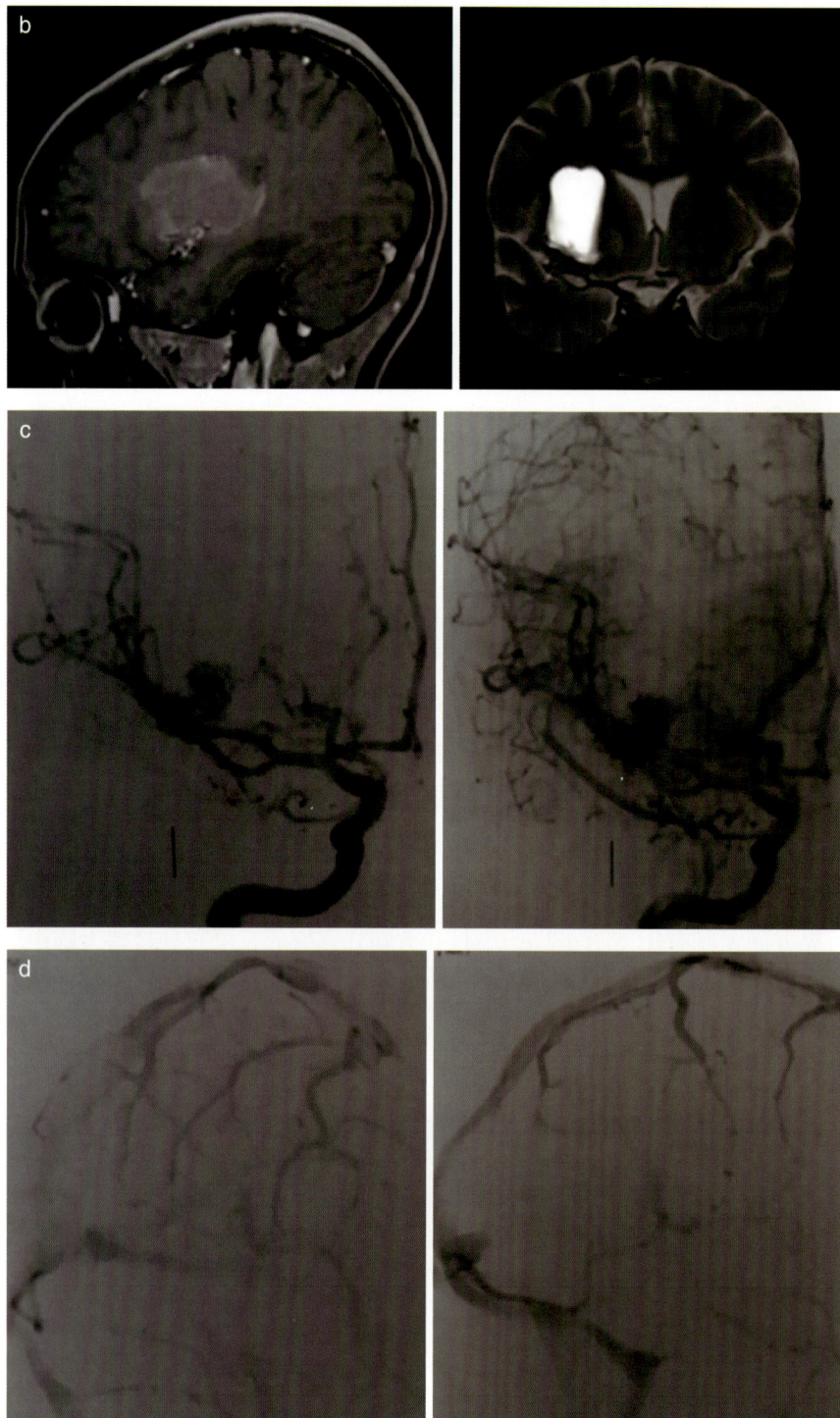

图 5.6（续）b. 术前 MRI 显示岛盖深部及基底节外部的强化病灶；左图为矢状位 T_2WI，右图为冠状位 T_2WI。c. 血管造影动脉期显示由大脑中动脉 M2 段供血的 AVM。M1 段至 M2 段移行处对应岛阈，该解剖标志有助于岛叶的影像学定位，进一步证实岛叶 AVM 的诊断。d. 右斜位和左侧位静脉期造影显示岛叶 AVM 的浅表静脉引流模式

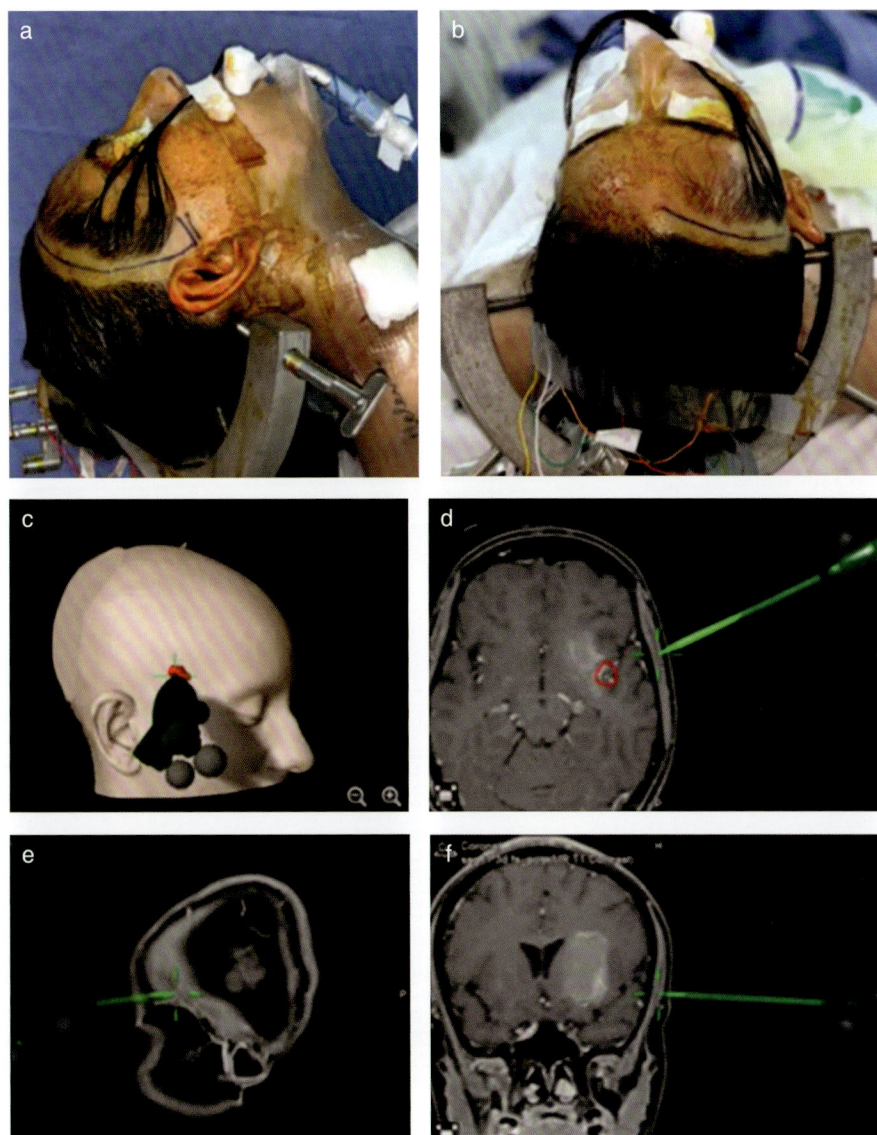

图 5.7　a. 患者头部,向对侧轻微旋转并适当后仰。b. 上方视图。c. 术中应用神经导航系统对病变进行解剖定位。d. 轴位 MRI。e. 矢状位 MRI。f. 冠状位 MRI

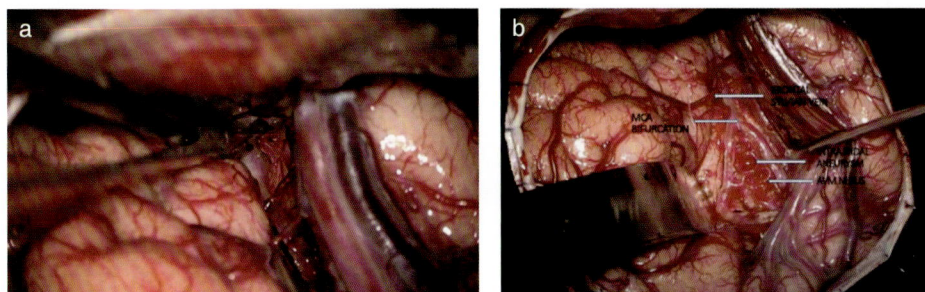

图 5.8　a. 充分解剖外侧裂。b. 准确辨认颈内动脉、大脑前动脉、大脑中动脉和大脑中浅静脉

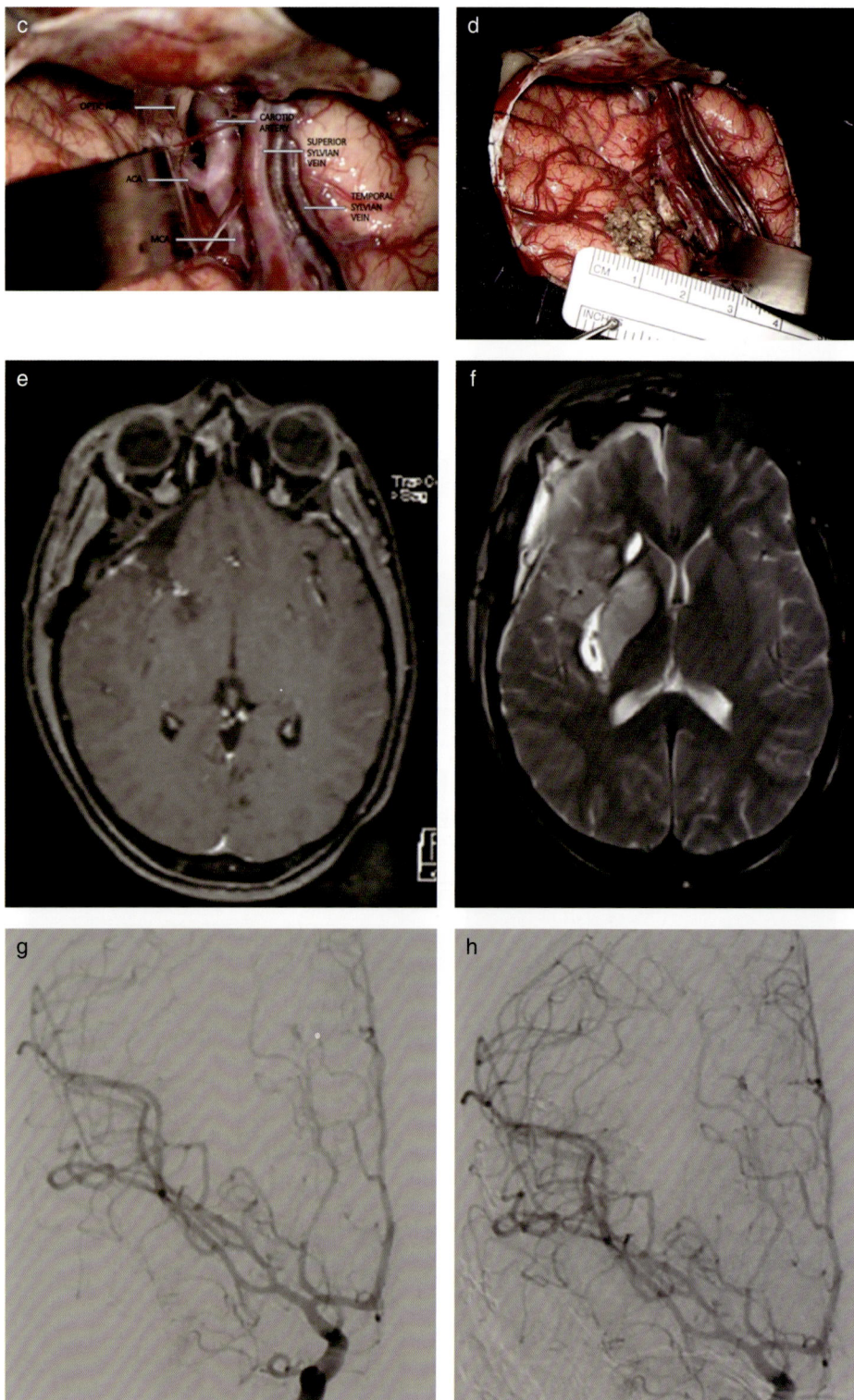

图 5.8 （续）c. 充分显露岛叶 AVM。d. 完全切除岛叶 AVM。术后轴位 T_1WI（e）和 T_2WI（f）均证实岛叶已完全切除。术后血管造影显示岛叶 AVM 已完全切除且保留了动脉循环。g. 术后动脉早期相。h. 术后动脉晚期相

5.3　最外囊、屏状核和外囊

最外囊是位于岛叶皮质下方的 1 条皮质下白质带，由 U 形纤维组成，这些纤维连接岛叶各脑回，并与额顶盖和颞盖相连。最外囊内侧可见薄层灰质带，构成屏状核。屏状核作为重要的皮质下核团，与大脑多个皮质区域存在广泛的兴奋性神经联系。研究表明，屏状核与注意力、编码、感觉运动整合和压力有关。屏状核腹侧部较薄，由白质内的灰质小岛组成；而背侧部较厚且轮廓清晰。外囊是位于屏状核和豆状核之间的第二条白质带，主要由屏状核发出的神经纤维组成，在前方与钩束和下额枕束相延续。

屏状核和外囊均可划分为腹侧和背侧两部分。背侧外囊由连接屏状核和皮质的屏状核皮质投射纤维构成，这些皮质位于前方的辅助运动皮质和后方的顶叶后部之间。腹侧外囊由背侧的额枕束和腹侧的钩束构成。背侧屏状核位于最外囊与外囊之间。腹侧屏状核由腹侧外囊中灰质小岛构成，向外侧延伸至杏仁核。

5.4　豆状核

豆状核是位于内囊与外囊之间的凸透镜状灰质结构，包括壳核和苍白球（位于基底核内）（图 5.9）。在冠状切面上，2 个髓板将核团分成 3 部分：壳核、内苍白球和外苍白球。研究表明，壳核将基底神经节与参与语言功能的区域相连，同时参与学习和运动控制过程。内苍白球是中央核心区的输出核之一，内苍白球的 γ- 氨基丁酸能神经元向丘脑腹前核、腹外侧核、脚桥复合体和中央正中复合体发出轴突，外苍白球和内苍白球的交界处含有薄层有髓纤维，即内侧髓板。

豆状核以及尾状核、丘脑、内囊的血供由起源于大脑前动脉、大脑中动脉、大脑后动脉和脉络膜前动脉的穿动脉提供。豆纹动脉是豆状核最重要的供血来源，起源于大脑中动脉和大脑前动脉。Heubner 回返动脉起源于大脑前动脉的 A1 段至 A2 段的移行处（最常见于 A2 段近端），并为一些结构供血，如苍白球内侧部分、尾状核头、内囊前肢和下丘脑前部。一般而言，颈内动脉分支供应端脑起源的核团（尾状核和豆状核），而椎 – 基底动脉分支供应间脑核团（丘脑）。豆状核的静脉回流通过大脑内静脉的纹状支完成，最终汇入 Galen 静脉。

5.5　尾状核

侧脑室前角的外侧壁位于丘脑前缘的外侧（图 5.9）。尾状核体位于丘脑上表面，对应脑室体部的侧壁。尾状核尾向后外侧延伸，环绕丘脑枕核，然后沿侧脑室颞角顶部走行。

壳核和尾状核共同组成纹状体，构成基底节的输入核团。在背侧，壳核和尾状核被内囊的纤维分隔，而在腹侧，它们在内囊前肢和下缘下方相延续，形成腹侧纹状体，对应伏隔核。

图 5.9　中央核心区白质纤维切除后的大脑俯视图。1—尾状核头；2—尾状核体；3—豆状核；4—岛叶；5—颞盖；6—颞横回；7—丘脑

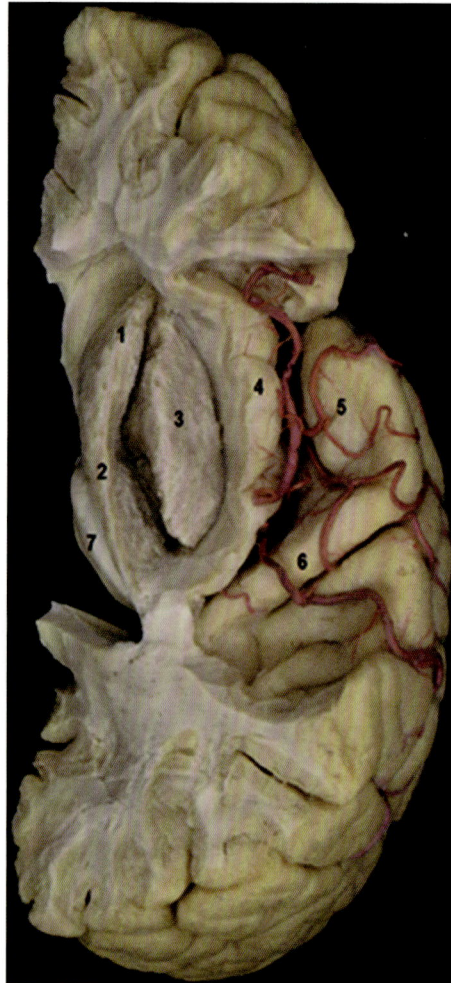

5.6　内囊

　　内囊是由有髓鞘的投射纤维组成的白质结构，将尾状核、丘脑与豆状核分隔。在豆状核上方，内囊延续为半卵圆中心或放射冠；在豆状核下方，则延续为大脑脚。内囊呈 "V" 形，可分为前肢（在尾状核头和壳核之间的头端部分，以及在尾状核头和苍白球之间的尾端部分）、膝部（对应 "V" 形的内侧顶点，邻近室间孔）、后肢（在尾状核体、丘脑与苍白球之间的头端部分，以及在尾状核体、丘脑与壳核之间的尾端部分），以及豆状核后部和豆状核下部。内囊是一个将信息传出或传入大脑皮质的双向通道。中央核心区通过峡部与大脑半球其他区域相连，这些连接纤维由内囊各部分组成。岛前界沟前方深部为内囊前肢的纤维。岛上界沟上方深部为其余的内囊前肢纤维以及内囊后肢纤维（包含皮质核束和皮质脊髓束）。岛下界沟后方和下方为豆状核后纤维和豆状核下纤维（包含听辐射和视辐射）。

5.7　丘脑

丘脑是间脑的一个卵圆形灰质结构，位于中脑上方，在人体生理学中具有多种重要功能。它由不同的核团组成，具有不同的功能，包括传递感觉和运动信号以及调节意识和觉醒的功能。丘脑形成第三脑室的侧壁，丘脑背侧面构成侧脑室体部底壁的一部分。在外侧，丘脑以内囊后肢为界。在前外侧，丘脑与底丘脑和下丘脑共同构成尾状核头和腹侧纹状体的边界。

丘脑可分为内侧面、外侧面、上表面、下表面、前表面、后表面。外侧面为凸面，上方与尾状核相连，下方与内囊后段相连。后表面（丘脑枕）被穹窿分为室管膜面（又称为脑室面）和脑池面（又称为脑室外面，与四叠体池相关）。内侧面形成第三脑室的外侧壁。上表面被丘脑终纹分为内部和外部。外部与尾状核相关，构成侧脑室体部底壁的外侧，而内部与脉络膜组织和穹窿相关。下表面位于中脑。以枕核为代表的后缘被脉络裂分为内侧部（四叠体池部）和外侧部（脑室部），这种解剖学划分对手术入路的选择具有重要意义。前缘分为内侧部和外侧部。外侧部与尾状核头相关，内侧部构成室间孔的后界。

丘脑的血供来自多支动脉。乳头体前动脉是后交通动脉中最大的穿支动脉。丘脑穿支动脉起源于大脑后动脉的 P1 段或基底动脉的分叉处，这些动脉经后穿质供应丘脑。丘脑上部接收来自脉络膜后外侧动脉终末分支的穿支，脉络膜后外侧动脉是大脑后动脉的分支。丘脑膝状体动脉起源于大脑后动脉、脉络膜后外侧动脉和脉络膜后内侧动脉，分布于膝状体周围和膝状体之间。丘脑的静脉回流可分为上组（丘脑上静脉和丘脑前静脉）、下组、外侧组和后组，由数量不等的穿支静脉组成。丘脑纹状体静脉和丘脑外侧静脉将丘脑上部的血液引流至大脑内静脉，丘脑下部的血液则由 Rosenthal 基底静脉引流。

（韩斌 译，沈李奎　唐寅达 审校）

参考文献

Chaddad-Neto F, Campos Filho JM, Dória-Netto HL, Faria MH, Ribas GC, Oliveira E. The pterional craniotomy: tips and tricks.Arq Neuropsiquiatr.2012; 70 (9) :727–32.

Chaddad Neto F, de Oliveira E, Paschoal E, Cendes F, Santana Filho M. Características morfológicas do lobo da ínsula em pacientes portadores de epilepsia do lobo temporal medial [Morphological characteristics from the insula's lobe in patients with medial temporal lobe epilepsy].Arq Neuropsiquiatr.2006; 64 (3A) :639–44.

Choi CY, Han SR, Yee GT, Lee CH. Central core of the cerebrum. J Neurosurg.2011; 114:463–9.

Costa M, Braga VL, Yağmurlu K, Centeno RS, Cavalheiro S, Chaddad-Neto F. A technical guide for fiber tract dissection of the internal capsule.Turk Neurosurg.2018; 28 (6) :934–9.

Ribas EC, Yagmurlu K, de Oliveira E, Ribas GC, Rhoton-Jr A. Microsurgical anatomy of the central core of the brain.J Neurosurg.2018; 129:752–69.

Tanriover N, Rhoton-Jr AL, Kawashima M, Ulm AJ, Yasuda A. Microsurgical anatomy of the insula and the Sylvian fissure.J Neurosurg.2004; 100:891–922.

Ture U, Yasargil MG, Al-Mefty O, Yasargil DCH. Arteries of the insula.J Neurosurg.2000; 92:676–87.

第6章
侧脑室的外科解剖

6.1 引言

　　侧脑室是位于丘脑（此处将丘脑视为大脑的中心和脑干的起始部）周围的端脑腔隙。由于丘脑呈卵圆形，侧脑室自然呈"C"形，环绕在丘脑周围的其他结构，如穹窿和尾状核（图 6.1）也呈"C"形。侧脑室的各个腔室根据其与丘脑的相对位置关系，可位于丘脑的前方、上方、后方和下方，分别形成前角、体部、房部（侧脑室三角区）、后角和颞角。每个腔室的容积约为 10 cm³，其中充满脑脊液。

　　在解剖学研究中，侧脑室的相关结构分为固有结构和壁层结构。例如，尾状核头构成脑室壁的一部分，而脉络丛是其固有结构之一。

　　额下沟对应大脑表面侧脑室上缘，同时还对应胼胝体和骨性标志的颞上线（图 6.2）。

　　因此，额中回和额上回位于侧脑室上缘上方。值得注意的是，大脑外侧面的脑沟均指向侧脑室，这可能解释了为什么许多与此区域相关的病变（如胶质瘤或 AVM）多呈锥形。

　　侧脑室与丘脑同为斜行结构，从前向后、从内向外延伸。侧脑室唯一的直面是内侧面，该面呈直线状并与中线结构相关。然而，在向后延伸时，丘脑和侧脑室向外侧弯曲。理解这一解剖特

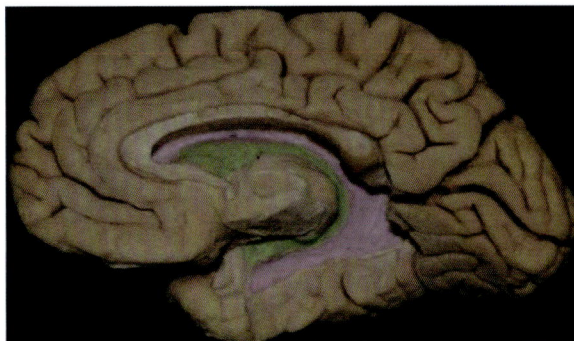

图 6.1　右侧大脑半球的矢状切面。注意，侧脑室和相邻结构围绕丘脑排列，呈"C"形。本图显示右侧脑室（紫色）包绕丘脑和尾状核（绿色）

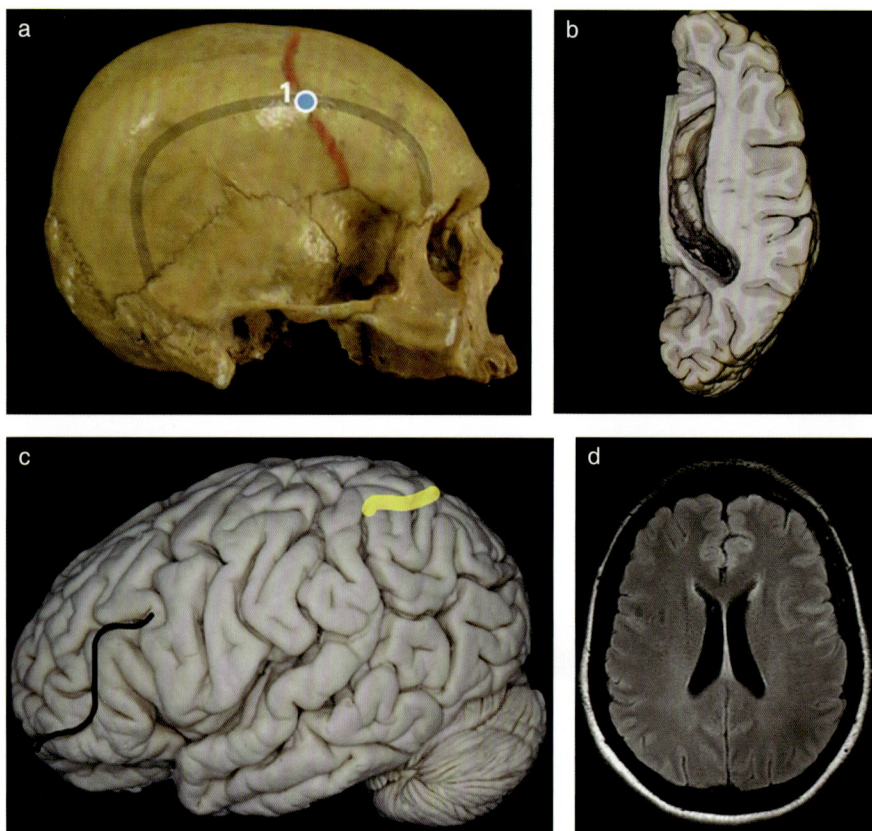

图 6.2 4 种不同视角下的侧脑室及其与颅骨测量点和手术标志点的关系。图 a 显示颅骨表面，其中颞上线以黑色突出标记，冠状缝以红色突出标记，两者的交汇点称为 stephanion 点（1）。图 c 中颞上线对应额下沟（黑线），顶内沟以黄色标记；如果将大脑沿额下沟水平切开，可显示侧脑室前角的顶部，如图 b 和图 d 所示

点对脑室 – 腹腔分流术中脑室导管的精准置入（如前角或房部）以及显微外科手术的脑室入路选择至关重要。前角导管置入术不同于房部导管置入术，因为这些脑室腔的位置和穿刺方向不尽相同。前角和侧脑室体部都是中线结构，但房部更靠外侧，颞角的位置则更偏向于丘脑的外侧和下方。在进行手术时，必须充分考虑侧脑室不同结构位置的差异。例如，到达前角和体部的最短路径是经中线入路，而到达房部和颞角的最短路径则需要通过大脑皮质。这在手术决策过程中起着重要作用。

6.2　穹窿

穹窿将海马连接到乳头体（下丘脑的一部分），使中枢神经系统的自主神经中枢与情绪处理区相连，并通过海马连合在双侧海马间进行信息传递。穹窿的前界为穹窿柱，上界为穹窿体，后界为穹窿脚，下界为穹窿伞（又称海马伞）（图 6.3）。

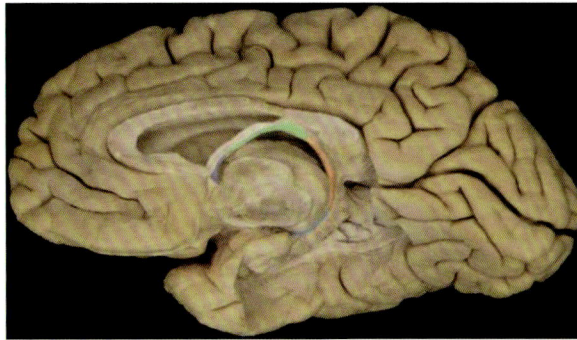

图 6.3　穹窿分为穹窿柱（紫色）、室间孔前壁、穹窿体（绿色，构成侧脑室体部内侧壁）、穹窿脚（橙色）、丘脑枕后表面和颞角伞部（蓝色）。注意，这些"C"形结构包绕丘脑。穹窿起自乳头体，延伸至颞角的海马

　　穹窿与丘脑的关系密切，两者通过膜性结构相连。丘脑带（又称脉络带）将丘脑与脉络丛相连，而穹窿带将穹窿与脉络丛相连。因此，丘脑和穹窿之间形成的间隙被称为脉络裂。这种解剖关系对制订手术策略至关重要。术中识别脉络裂有助于定位丘脑和穹窿，反之，识别穹窿也有助于定位丘脑和脉络裂。

　　穹窿构成脉络膜的内侧缘，而丘脑构成脉络裂的外侧缘。脉络裂的上内侧端位于室间孔（Monro 孔），下外侧端位于海马体头后方与外侧膝状体侧之间的下脉络点。这些解剖特征是术中定位的重要依据（图 6.4）。

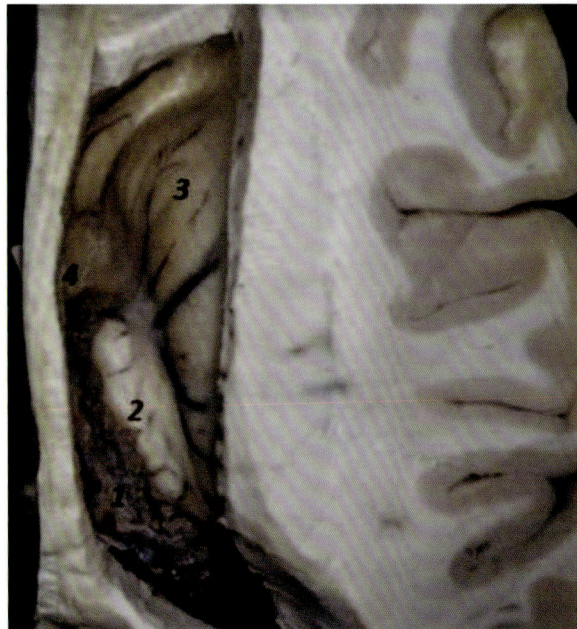

图 6.4　侧脑室俯视图。如图所示，脉络丛（1）通过束状带连接丘脑（2）和穹窿。尾状核头外侧面（3）构成侧脑室前角侧壁。侧脑室前角内没有丘脑结构和脉络丛。穹窿柱（4）构成室间孔前壁

穿窿也是一个重要的解剖标志，将丘脑后结节划分为内侧部和外侧部。丘脑后结节内侧部位于四叠体区和松果体区，而外侧部则位于侧脑室房部。

病例 1

患者，男性，20 岁，因急性头痛伴丧失意识就诊。影像学检查显示 AVM 破裂（图 6.5~6.7，视频 6.1）。脉络膜后外侧动脉起源于大脑后动脉的 P2 段或 P3 段，向外侧走行并延伸至脉络裂，供应侧脑室房部、大脑脚、穿窿、丘脑枕和尾状核。

视频 6.1

该病变位于何处？供血动脉和引流静脉分别有哪些？切除该病变的最佳手术方式是什么？

血管造影显示病变位于侧脑室、胼胝体和脉络裂，毗邻右侧丘脑背内侧面。脉络裂从上脉络点（室间孔）延伸至下脉络点，下脉络点紧邻钩回后侧，位于海马头和海马体移行处（图 6.8）。

病变主要由胼周动脉、脉络膜后内侧动脉和脉络膜后外侧动脉的分支供血。脉络膜后内侧动脉起源于大脑后动脉的近端，在基底池内与之平行并向内侧走行，弯向腹侧，供应第三脑室顶部的脉络丛。脉络膜后外侧动脉走行于房部和颞部的脉络裂，最终到达侧脑室体部。

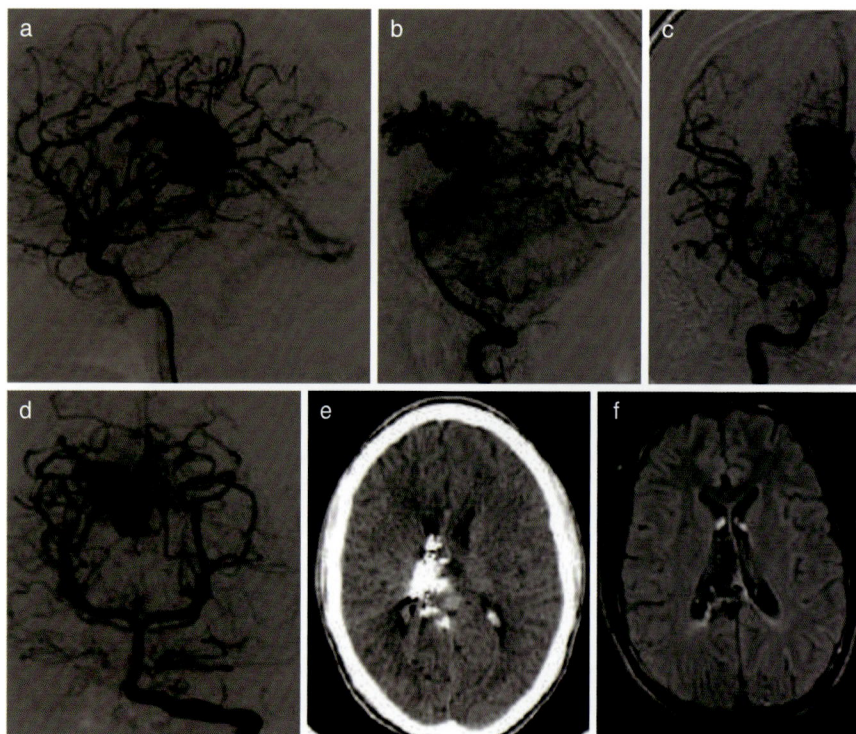

图 6.5 在本图中，我们通过不同方式对 AVM 进行了评估。图 a~d 为血管造影图像，正位像和侧位像显示该 AVM 由前循环（a 和 c）和后循环（b 和 d）供血。此外，在同一层面的轴位断层扫描（e）和 MRI（f）中也显示了该病变

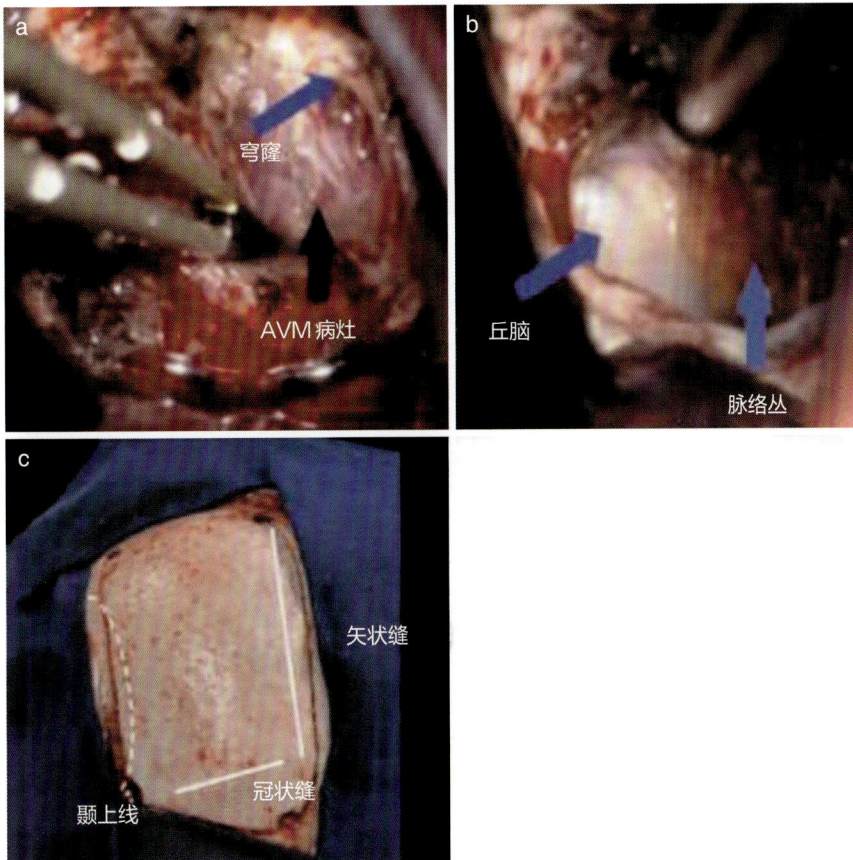

图 6.6　a. 穹窿与 AVM 病灶之间的关系。b. 分离 AVM 病灶与右侧丘脑背内侧面，旨在定位供血动脉，行电凝并沿周边切开，从而获得丘脑和脉络丛的手术视野。c. 本例 AVM 手术的开颅范围：做皮肤切口以暴露右侧的矢状缝和颞上线。开颅后，钻 4 个骨孔以暴露上矢状窦边缘

脉络裂是大脑的天然通道之一，部分病变可通过脉络裂延伸。脉络裂可分为体部、房部和颞部。在大脑半球间经胼胝体经脉络膜入路中，通过分离脉络裂可将侧脑室与第三脑室连通。在房部，脉络裂将脑室腔与四叠体池连接。在颞部，脉络裂与环池相连。脉络裂为术者提供了可利用的解剖空间。脉络丛在体部呈前后走行，在侧脑室房部则呈上下走行。

手术策略的制订需要基于一个重要的解剖学原理。该 AVM 由两条主要的动脉供血：一条来自胼周动脉，另一条来自深部的脉络膜后内侧动脉，这两条动脉均延伸至较深位置。因此，需重点处理深部供血动脉，因为如果不进行栓塞，任何不经意的牵拉都可能撕裂这些动脉。手术分为两个阶段。第一阶段包括术前栓塞来自后循环的供血动脉，以减少 AVM 病灶的血供。第二阶段是显微外科手术，采用半球间入路，患者取俯卧位，通过离断前循环的供血动脉完全切除AVM，术中未出现相关并发症。注意，做皮肤切口是为了暴露矢状缝和颞上线。

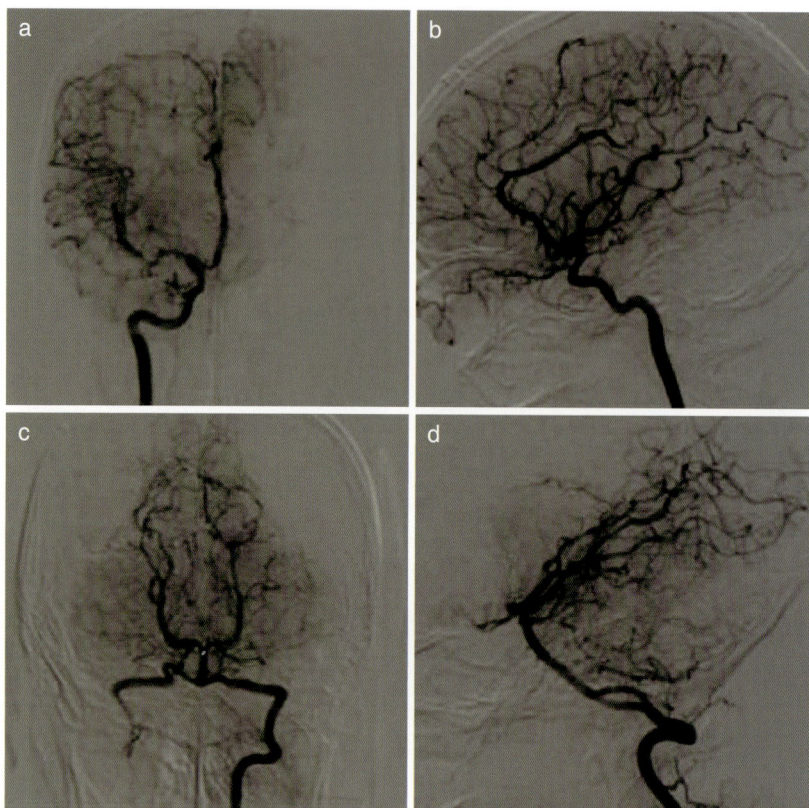

图 6.7　术后血管造影显示血管畸形已完全切除。我们可以从 4 个不同的角度观察对照图像，评估前后位像（a）和侧位像（b）中的前循环，以及前后位像（c）和侧位像（d）中的后循环

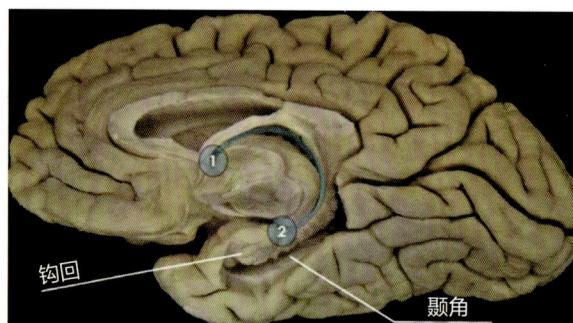

图 6.8　脉络裂自上脉络点（1）（室间孔）延伸至下脉络点（2），下脉络点位于钩回后方，此处是脉络膜前动脉进入颞角以及脑室下静脉穿出的区域

6.3　胼胝体

　　胼胝体可分为胼胝体嘴、胼胝体膝、胼胝体体部、胼胝体压部、胼胝体小钳和胼胝体大钳（图 6.9）。胼胝体构成侧脑室壁的一部分，它在各个方向都有纤维束，与大脑内侧面紧密连接。胼胝体膝有大量纤维束，包括一个称为小钳的突起，该突起构成了连接两侧额叶的额角侧壁的一部分。在大脑外侧面，额角的投影位于额下回的眶部。

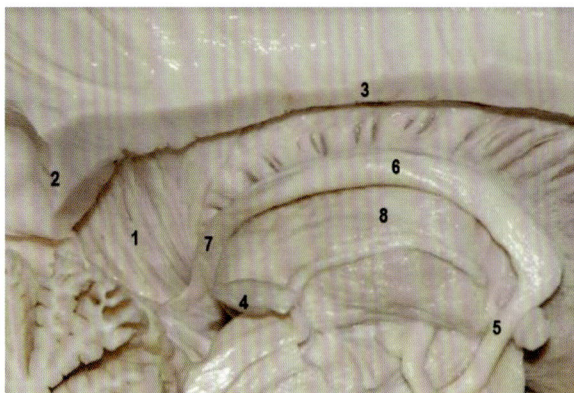

图 6.9　胼胝体、松果体区、丘脑和穹窿的内侧面观。1—胼胝体毯部；2—胼胝体压部；3—胼胝体体部；4—松果体；5—穹窿柱；6—穹窿体；7—穹窿脚；8—丘脑

胼胝体小钳呈"U"形穿过胼胝体膝连接两侧额叶。胼胝体大钳通过胼胝体压部穿过中线，连接两侧枕叶。连接胼胝体和穹窿的结构称为透明隔。

胼胝体压部在侧脑室房部的内侧壁形成一个称为胼胝体球的切迹。术中到达胼胝体压部即进入松果体区，沿胼胝体压部向侧方走行可到达侧脑室房部。胼胝体压部构成松果体区的顶部。Galen 静脉位于胼胝体压部下方，这也解释了为何胼胝体压部呈弯曲形状。

胼胝体毯部是胼胝体的一个独特部分，由 Johann Christian Reil 首次描述。它从胼胝体压部的后方拱起，形成侧脑室房部侧壁和颞角顶部的一部分。

胼胝体的绝大部分血供由颈内动脉供应，主要是胼周动脉（图 6.10）。例外的情况是，胼胝体压部的血供来自椎 – 基底动脉系统。胼胝体的静脉引流则是通过胼胝体静脉和胼胝体扣带静脉完成，最终汇入大脑内静脉。

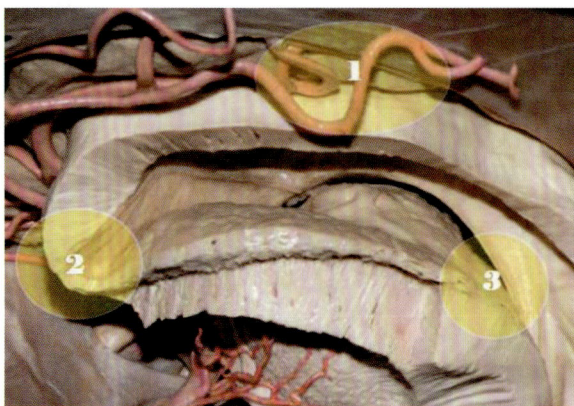

图 6.10　胼周动脉（1）走行于胼胝体沟，该沟是大脑 100% 恒定的沟之一，其他 3 个恒定脑沟是侧副沟、顶枕沟和外侧裂。胼周动脉的分支走行存在个体差异。胼胝体嘴（2）是进入前交通动脉复合体及包绕丘脑的穹窿（3）的天然通路

6.4　室间孔

掌握室间孔及其解剖关系对手术入路的成功至关重要。

室间孔连接侧脑室和第三脑室。室间孔的前界为穹窿柱，上界为穹窿体，后界为丘脑前结节，外侧界为内囊膝。术中操作和牵拉该孔外侧壁时必须非常小心，以免损坏内囊纤维束。此类损伤常见于胶样囊肿手术，可能导致偏瘫或轻偏瘫。

病例 2

患者，女性，46 岁，主诉进行性头痛 3 个月。影像学检查显示颅内胶样囊肿（图 6.11）。

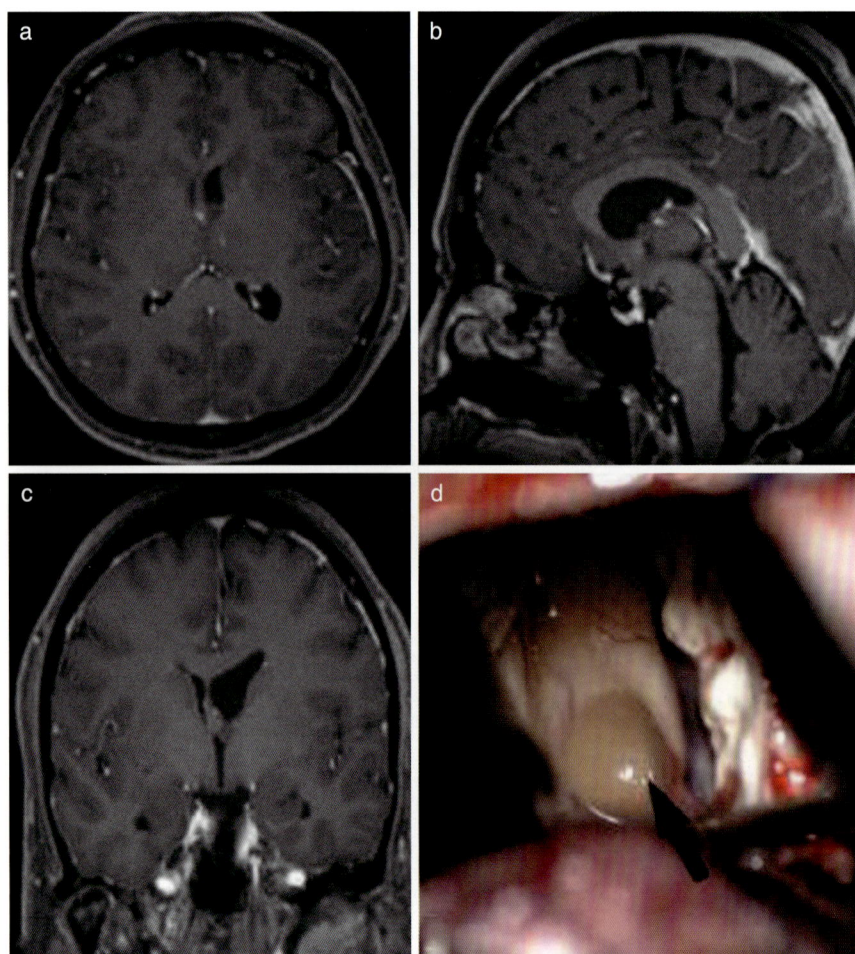

图 6.11　胶样囊肿的解剖视图。a. 轴位像。b. 冠状位像。c. 矢状位像。d. 黑色箭头指示在解剖视野中的胶样囊肿

传统血管造影中，室间孔通过静脉角定位，该角位于透明隔静脉和丘纹静脉的汇合处，这两条静脉在室间孔的后壁汇合形成大脑内静脉。如今，静脉角仍是脑室内镜手术的重要定位标志。

室间孔的颅骨标志是前囟点，即冠状缝和矢状缝的相交处；前囟点投射下方的垂直线穿过室间孔。室间孔将侧脑室前角与体部分隔，并将内囊分为前肢和后肢。需要注意的是，在室间孔前方没有脉络丛，这意味着脉络裂止于室间孔上方。

6.5　侧脑室的血供

侧脑室的动脉血供来自前循环和后循环。前循环中，颈内动脉分叉与前角关系密切，因为大脑前动脉从前角内下方通过，并发出分支走行至侧脑室前角和侧脑室体部的侧壁。大脑中动脉起源于侧脑室前角下方，发出豆纹动脉供应侧脑室前角外侧壁和侧脑室体部。

脉络膜前动脉对侧脑室和脉络裂极为重要，它进入下脉络点，与脉络膜后动脉共同为脉络丛供血，正如本章前面病例 1 所述。脉络膜前动脉通常向侧脑室的颞角和房部发出分支，侧脑室内侧缘由脉络膜后外侧动脉的分支供应。侧脑室体部和第三脑室顶部由脉络膜后外侧动脉供血。

侧脑室静脉不仅具有重要的生理功能，还可能成为术中的危险障碍。根据这些静脉与脉络裂的丘脑部或穹窿部的关系，静脉可分为内侧组和外侧组。侧脑室前角由外侧的尾状核前静脉和内侧的隔前静脉引流。侧脑室体部的引流静脉系统包括丘纹静脉、丘尾静脉和尾状核后静脉。

手术过程中需要特别注意丘脑带，此处是丘脑上表面的静脉引流区域，脉络丛主要由脉络膜上静脉和脉络膜下静脉引流。

房部和枕部的引流主要由房内侧静脉和房外侧静脉完成。颞角的引流系统较为特殊：顶部由脑室下静脉引流，底部由海马横静脉引流。

6.6　侧脑室前角

侧脑室前角是位于丘脑前方的脑室腔。侧脑室前角的前界为胼胝体膝，底部为胼胝体嘴，顶部为胼胝体体部，后界为室间孔。侧脑室前角侧壁由胼胝体小钳、向后侧方突出的尾状核头及侧脑室的其他结构组成。侧脑室前角内侧壁由透明隔组成，透明隔是连接穹窿和胼胝体并分隔侧脑室的结构。侧脑室前角没有脉络丛，侧脑室前角壁也没有丘脑或穹窿。侧脑室前角在大脑外侧面的投影为额下回的眶部和三角部。

病例 3

患者，男性，54 岁，入院前 3 小时出现头痛和癫痫发作。影像学检查显示巨大的前交通动脉瘤（图 6.12、6.13）。

该动脉瘤与侧脑室之间的关系是什么？侧脑室的哪个部位与该动脉瘤相关？

为了到达该动脉瘤的位置，我们必须采取穹窿间入路。这种方法可以最大限度地减少额叶牵拉，充分暴露大脑镰、大脑前动脉和胼胝体。

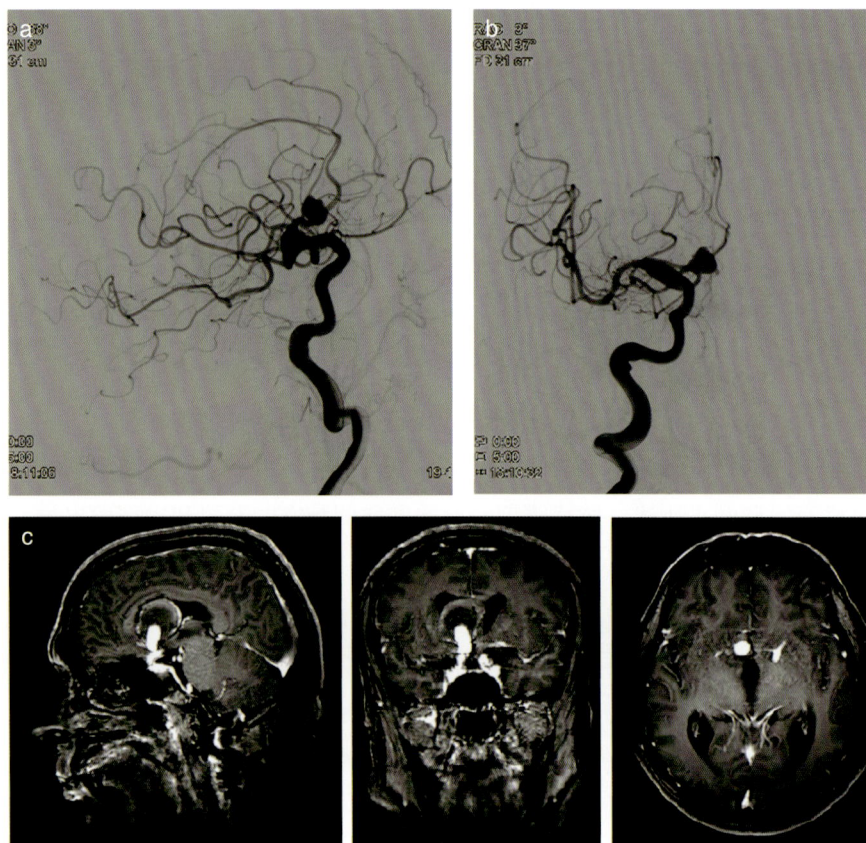

图 6.12　血管造影显示巨大的前交通动脉瘤，位于侧脑室前角，并向上延伸至右侧脑室顶部。a. 动脉瘤的矢状位像。b. 冠状位像。c. MRI 显示右侧脑室前角的巨大前交通动脉复合体动脉瘤，指向上后方，动脉瘤内有血栓形成

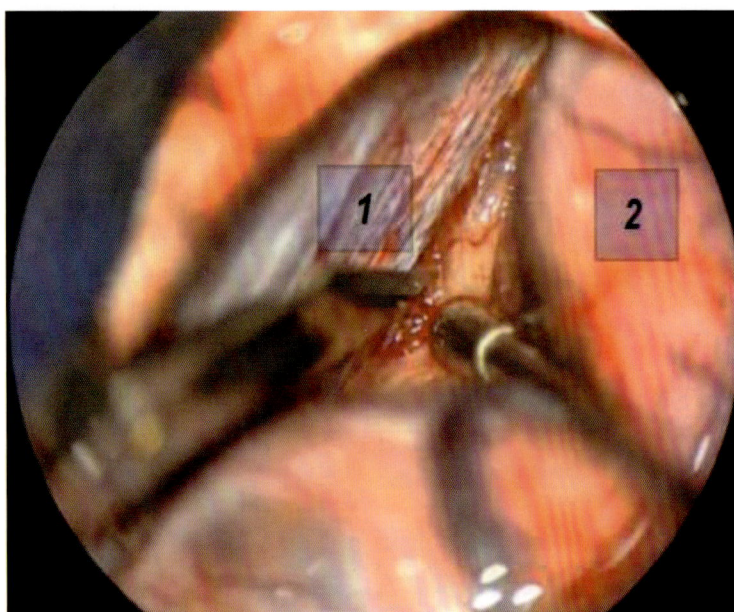

图 6.13　采用穹窿间入路的手术视图。牵开大脑半球间的大脑镰（1）和右额叶（2），显露胼胝体周围池，以便进入胼胝体

　　大脑纵裂的解剖可能因静脉结构而受限，这些静脉易出血并阻碍操作。大脑镰在额叶并不像在枕叶那样连续。在手术过程中，我们可以找到位于扣带回上方的胼胝体缘动脉，以及胼胝体沟内数量不等的胼周动脉。我们可以通过在光学显微镜下观察类似珍珠色的胼胝体来区分白质与灰质。胼胝体切开必须沿纵向进行。

　　如果侧脑室前角的底部是胼胝体嘴，那其下方是什么？

　　胼胝体嘴下方是终板池和前交通动脉复合体。胼胝体嘴位于穹窿柱和室间孔的前面，且没有脉络丛。通过纵裂—胼胝体—穹窿间入路可以切除胼胝体下方区域的病变。前文已经描述了从前方和下方到达胼胝体下部区域的手术入路，但其存在损伤大脑前动脉分支的风险（图6.14）。

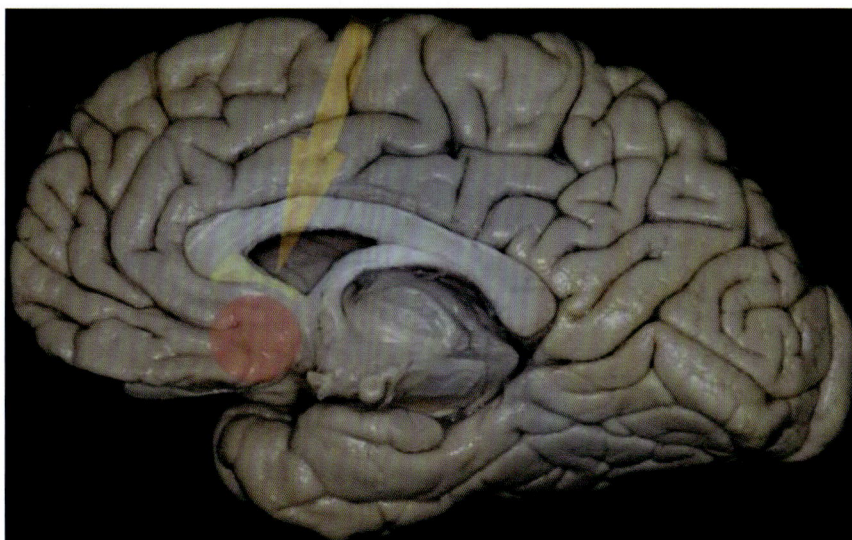

图6.14　经胼胝体嘴入路处理胼胝体下方区域病变。黄色箭头显示经胼胝体嘴（绿色）入路到达前交通动脉复合体（红色圆圈）的路径

6.7　侧脑室体部

　　侧脑室体部的底部由丘脑和穹窿组成。显露丘脑和穹窿后，可见脉络裂和脉络丛。侧脑室体部的外侧缘是尾状核体，尾状核通过丘脑－纹状体沟与丘脑分隔，丘纹静脉和终纹沿该沟走行。侧脑室体部在大脑侧面的投影与中央前回和中央后回的最外侧部分有关。侧脑室体部的顶部是胼胝体干，内侧壁是透明隔和穹窿体。

　　需特别注意，穹窿既是侧脑室体部的底部也是侧脑室体部的内侧壁。侧脑室体部的后缘是穹窿与胼胝体的交界处，此处透明隔消失。穹窿将丘脑枕分成两部分：位于四叠体池的脑室外部分和位于侧脑室房部的脑室内部分。侧脑室体部通过脉络膜与第三脑室分隔（图6.15）。

图 6.15　侧脑室的俯视图。侧脑室体部的底部由丘脑（1）和穹窿（2）组成。侧脑室体部的外侧壁是尾状核体（3），内侧边界是透明隔。Heschl 回（4）指向侧脑室的房部

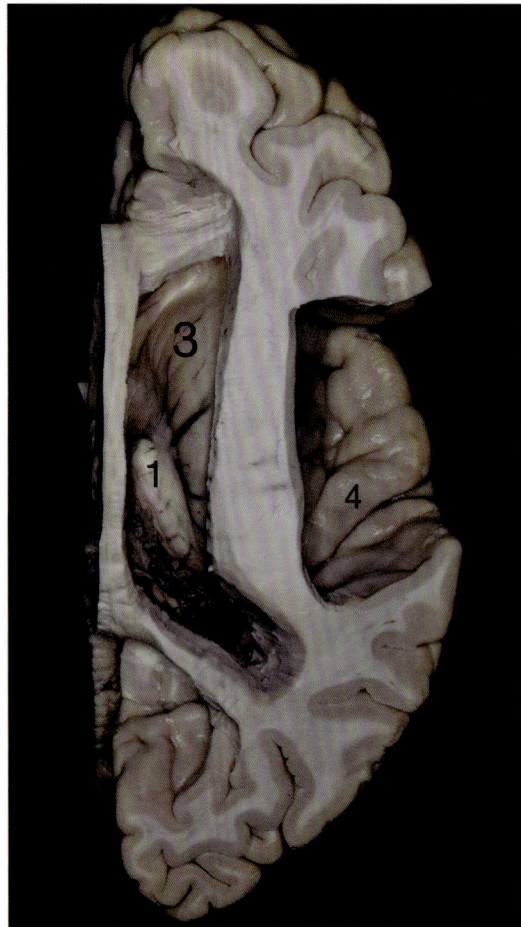

6.8　侧脑室房部和后角

侧脑室房部（三角区）位于丘脑后方，侧脑室房部的前界为丘脑枕（内侧）、穹窿脚（外侧）和脉络裂。侧脑室房部的侧壁和顶部由胼胝体毯部构成，侧脑室房部的底部由侧副三角组成，侧副三角覆盖于侧副沟后端。

侧脑室内侧壁的前部由胼胝体球和海马体尾组成，侧脑室内侧壁的后部由胼胝体球和"禽距"组成。侧脑室内侧壁曾被称为小海马体，是距状沟的一个隆起。距状沟包含距状沟动脉。距状沟动脉沿距状沟走行，距状沟非常深，在房部内侧壁的下部形成一个隆起。这条沟将扣带回峡部与海马旁回分隔，最终到达四叠体池，这是经枕叶小脑幕入路的一个重要解剖标志。

病例 4

患者，男性，21 岁，因癫痫发作 6 小时伴右侧偏瘫就诊于急诊科。MRI 提示脑实质内血肿（图 6.16）。

MRI 显示肿瘤累及丘脑枕、侧脑室房部前壁。

为完整切除病变，行左顶部开颅术，暴露顶内沟和缘上沟（侧脑室房部的皮质对应）。病变

位于丘脑枕，即侧脑室房部的前壁。

指向侧脑室房部的脑回是 Heschl 回（颞长前横回）。如果 Heschl 回指向房部，提示岛叶终止于丘脑枕。沿 Heschl 回可以到达侧脑室房部（图 6.17）。侧脑室房部内侧壁是扣带回峡部，是安全的手术通道之一。该入路的解剖标志是岛上界沟和岛后界沟的交汇处。通过扣带回峡部可进入侧脑室房部的内侧部。

侧脑室枕角（后角）在房部后方向后延伸，大小不一。侧脑室枕角没有发现任何脉络丛的延伸。胼胝体毯部形成侧脑室枕角的顶部和侧壁，侧副三角形成侧脑室枕角的底部，房部、胼胝体球和距状沟形成侧脑室枕角的内侧壁。

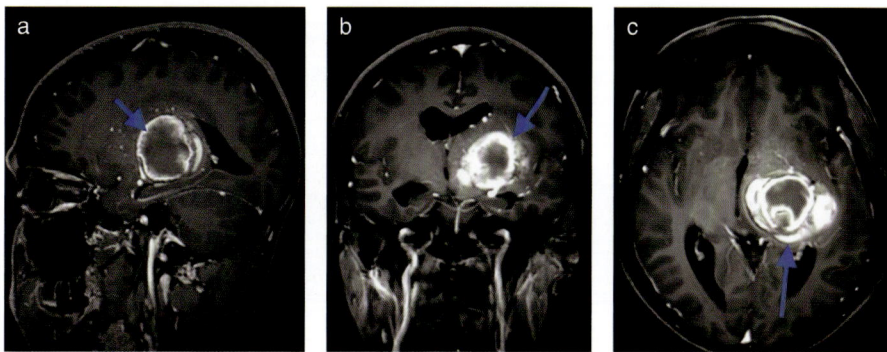

图 6.16　MRI 显示以左侧中央核心区为中心的脑内占位性病变，内容物信号不均匀，符合丘脑海绵状血管瘤出血的特征。病变在 3 个不同切面显示：矢状位（a）、冠状位（b）和水平位（c）。病灶位置由蓝色箭头指示

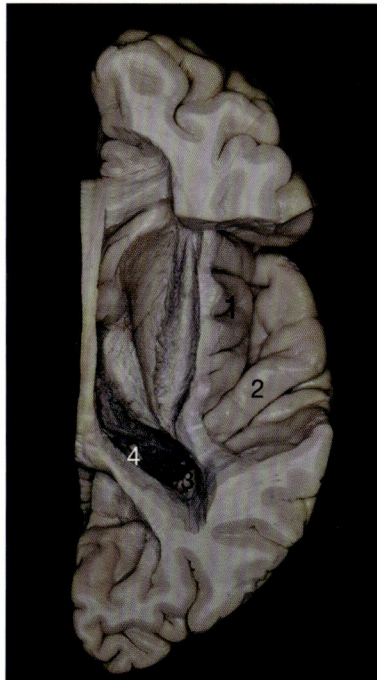

图 6.17　指向左侧脑室房部的 Heschl 回。丘脑枕与岛叶后部有关。1—岛叶皮质；2—Heschl 回；3—侧脑室房部；4—丘脑枕

6.9   侧脑室颞角

侧脑室颞角是侧脑室最有趣的部分，从房部延伸至杏仁核。侧脑室颞角在大脑外侧面的解剖投影对应颞中回，其中一个进入点位于下界沟开口处。侧脑室颞角的底部分为两部分：内侧部（由海马隆突构成）和外侧部（由侧副隆起构成）。侧副隆起由分隔内侧枕颞沟和外侧枕颞沟的侧副沟形成（图 6.18）。

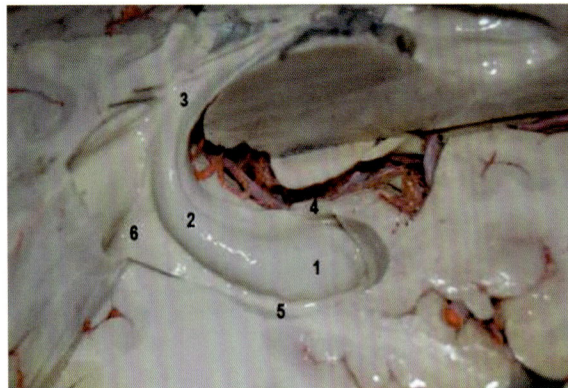

图 6.18   右侧大脑半球侧面观的颞角。1—海马体头；2—穹窿伞；3—穹窿脚；4—下脉络点；5—侧副隆起；6—侧副三角

侧脑室颞角的顶部由尾状核、丘脑和胼胝体毯部构成，其中胼胝体毯部延伸至侧壁，将侧脑室颞角与视辐射分隔。侧脑室颞角的内侧壁由穹窿伞构成。丘脑沟将尾状核尾和丘脑分隔。内侧壁是穹窿伞和丘脑下外侧之间的狭窄结构。

侧脑室颞角入路不仅对癫痫手术至关重要，而且在肿瘤和血管手术中也很重要。我们可以通过颞下入路、侧方经颞叶皮质入路、经颞叶脑沟入路和经侧裂入路到达颞角。需特别注意术后可能出现记忆、视觉和语言功能障碍。侧方经颞叶皮质入路是在距离颞极约 2.5 cm 处进入颞中回。侧脑室颞角通过脉络裂与环池相通。

自 Aristotle 和 Andreas Vesalius 时代起，侧脑室的研究就因其特殊的解剖复杂性而给众多学者带来挑战，并由此成为历史上备受关注的研究对象。随着现代影像学技术的进步，研究者们对这一结构的认识不断深化，仍有许多未知的领域有待探索。

（陶震楠 译，徐涛 审校）

参考文献

Chaddad-Neto F, Devanir Silva da Costa M, Bozkurt B, Leonardo Doria-Netto H, de Araujo Paz D, da Silva Centeno R, et al. Contralateral anterior interhemispheric-transcallosal-transrostral approach to the subcallosal region: a novel surgical technique. J Neurosurg. 2018;129(2):508–14. https://doi.org/10.3171/2017.4.jns16951.

da Costa MDS, Lopes RRS, Serrato-Avila JL, Cavalheiro S, Chaddad-Neto F. Endoscopic brainwash after clipping a ruptured aneurysm of the communicating segment of the intracranial carotid artery. Surg Neurol Int. 2020;11:396.

Da Costa MDS, Santos BFO, Bouchabki de Almeida Guardini F, Chaddad-Neto F. Microsurgical treatment for arteriovenous malformation of the corpus callosum and choroidal fissure. Neurosurg Focus. 2017;43(VideoSuppl1):V12. https://doi.org/10.3171/2017.7.FocusVid.1733.

Le Gars D, Lejeune JP, Peltier J. Surgical anatomy and surgical approaches to the lateral ventricles. In: Advances and technical standards in neurosurgery, Advances and technical standards in neurosurgery, vol. 34. Vienna: Springer; 2009.

Rhoton AL Jr. Rhoton's cranial anatomy and surgical approaches. Oxford University Press; 2019.

Sarikcioglu L, Ozsoy U, Unver G. Tapetum Corporis Callosi: carpet of the brain. J Hist Neurosci. 2007;16(4):434–6. https://doi.org/10.1080/09647040600719013.

Scelsi CL, Rahim TA, Morris JA, Kramer GJ, Gilbert BC, Forseen SE. The lateral ventricles: a detailed review of anatomy, development, and anatomic variations. AJNR Am J Neuroradiol. 2020;41(4):566–72. https://doi.org/10.3174/ajnr.A6456.

第 7 章
第三脑室的外科解剖

7.1 引言

脑室系统由 4 个位于中线部位的脑室腔构成（图 7.1）。第三脑室（间脑腔）位于双侧丘脑之间、穹窿下方，毗邻丘脑、下丘脑、垂体和松果体等重要结构，因其独特的解剖位置，手术难以到达该腔隙。脑脊液经室间孔从侧脑室流入第三脑室，随后经中脑导水管流向第四脑室。第三脑室有 6 个壁，分别为前壁、底壁、顶壁、后壁和两个侧壁，下面将逐一介绍。

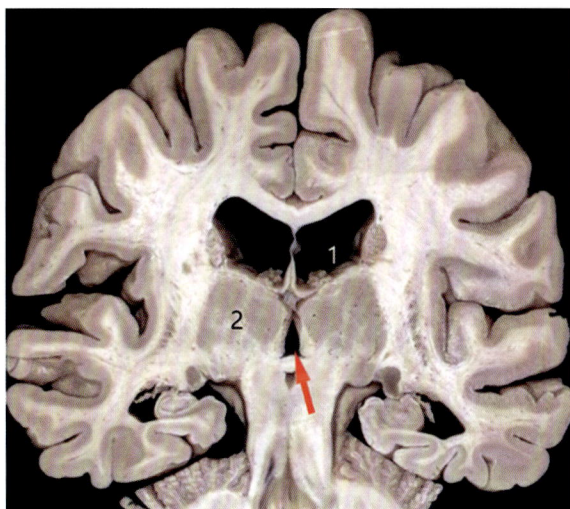

图 7.1 第三脑室（红色箭头，冠状切面）。1—侧脑室；2—丘脑

7.2 前壁

第三脑室前壁自室间孔前缘延伸至视交叉，主要由终板构成。终板是一层薄薄的膜性结构，终板上方与前连合相连，下方与视交叉的上表面相接。视交叉同时参与构成第三脑室前壁下部和第三脑室底壁前部（图 7.2）。前连合位于第三脑室前壁和第三脑室顶壁的交汇处。矢状切面是

辨认第三脑室前壁结构的最佳切面。

有多种手术入路可以到达第三脑室前壁。额下入路是显露终板的主要入路，终板内有大脑前动脉的 A1 段、前交通动脉复合体、Heubner 回返动脉、眶额动脉、胼胝体下动脉、下丘脑穿支动脉和前交通静脉等重要血管结构。

终板将第三脑室和终板池分隔，切开终板可实现第三脑室与基底池连通，即第三脑室前壁造瘘术。该技术可以引流脑脊液，进而为手术提供极佳的便利条件。指向下方的前交通动脉瘤和视交叉关系密切，可能会造成颞侧视野缺损（图 7.3）。

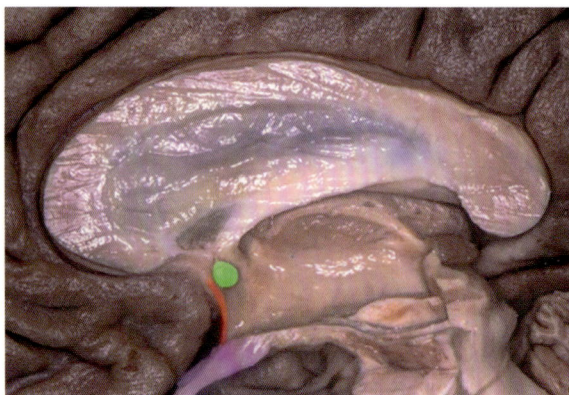

图 7.2　第三脑室（矢状切面）。绿色—前连合；红色—终板；紫色—视交叉

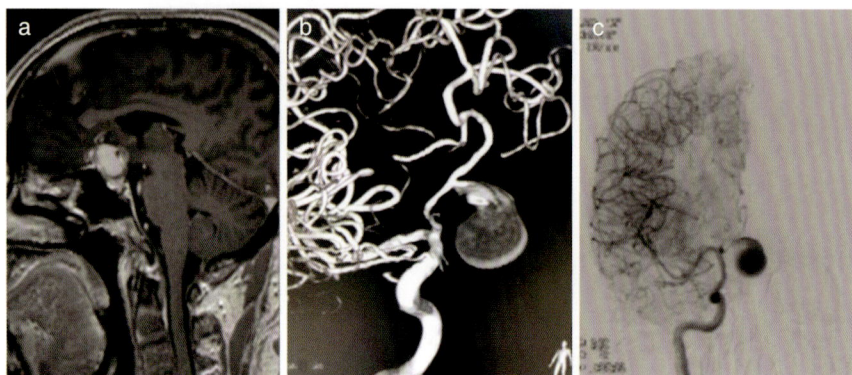

图 7.3　指向下方的巨大前交通动脉瘤压迫视交叉导致渐进性视野缺损的病例。a. 矢状位 MRI。b、c. 血管造影

7.3　底壁

第三脑室底壁位于颞叶钩回和前穿质内侧，自视交叉延伸至中脑导水管，包含底丘脑和下丘脑两个结构。第三脑室底壁的结构从前向后依次为视交叉、下丘脑漏斗及与之延续的垂体柄、灰结节（第三脑室下方造瘘的部位）、乳头体、后穿质（穿支动脉穿行的部位）和底丘脑。第三脑室底壁有两处突出部位，即漏斗隐窝和视交叉隐窝。漏斗隐窝又称为漏斗腔（pars cava infundibuli），位于第三脑室底壁的前部，与垂体柄相连。视交叉隐窝与视交叉有关，位于第三脑室底壁和第三脑室前壁的交界处。

第三脑室底壁造瘘术是治疗梗阻性脑积水的有效方法，主要适应证包括中脑导水管狭窄、第三脑室后部和四叠体肿瘤以及导致第四脑室出口梗阻的各类疾病（图 7.4）。第三脑室底壁造瘘术的主要操作步骤是打开位于第三脑室底壁的灰结节，进而连通脑室与蛛网膜下腔（图 7.5），术中要注意识别基底动脉、小脑上动脉、垂体柄和垂体，并避免损伤这些结构。

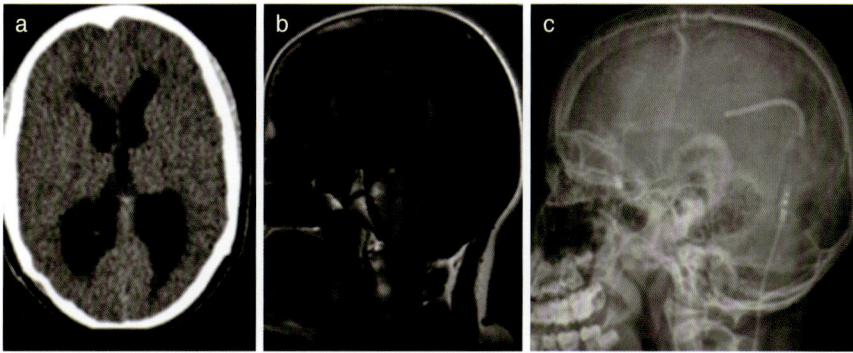

图 7.4 患儿，男性，12 岁，因顽固性头痛伴频繁恶心呕吐就诊，既往因脑积水行脑室 – 腹腔分流术。此次就诊行 CT（a）和 MRI（b）检查发现脑室扩张，提示脑积水复发和分流功能障碍。矢状位头颅透射片（c）可见"银箔征"，提示慢性颅内高压的存在。拟行第三脑室底壁造瘘术以治疗脑积水

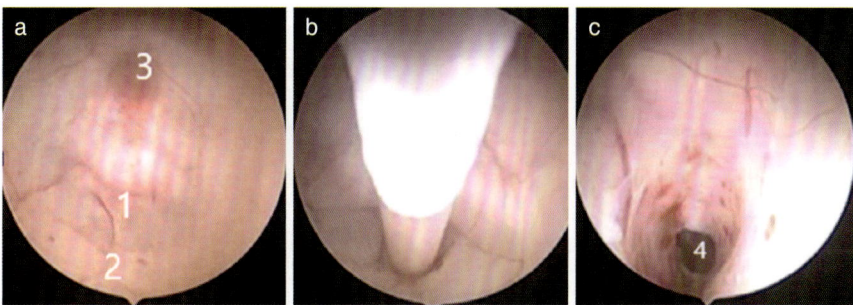

图 7.5 第三脑室底壁造瘘术中使用内镜观察第三脑室底壁。a. 经室间孔进入第三脑室后识别造瘘部位所在的灰结节（1）、乳头体（2）和漏斗隐窝（3）。b. 使用 Fogarty 导管穿透第三脑室底壁。c. 术后照片。术中必须确保所有膜性结构（4）已充分打开，同时不能误伤毗邻结构，尤其是基底动脉

7.4 顶壁

第三脑室顶壁呈弓形，从前向后由室间孔延伸至松果体上隐窝，由 5 层结构组成（图 7.6）。第 1 层结构是穹窿，穹窿与脉络裂关系密切，看到穹窿的时候往往也能看到脉络裂，但从第三脑室内观察穹窿顶壁时只能看到脉络丛，而脉络丛覆盖着脉络裂。第 2 层结构是脉络膜的上层（superior membrane of tela choroidea）。第 3 层则包含大脑内静脉和脉络膜后内侧动脉等血管结

构。第 4 层结构为脉络膜的下层（inferior membrane of tela choroidea）。第 5 层结构是脉络丛（视频 7.1）。

视频 7.1

中间帆是两层脉络膜之间的三角形间隙（图 7.7），容纳第三脑室顶壁的血管性结构。中间帆也是四叠体池的前方延伸，扩张时则称为中间帆腔（cavum of velum interpositun）。第二层脉络膜附着于丘脑髓纹，丘脑髓纹由室间孔延伸至缰连合区。

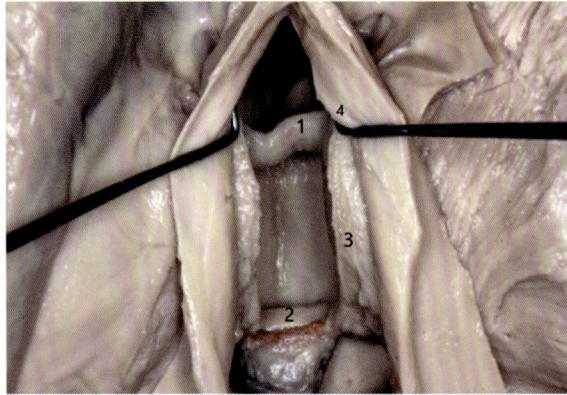

图 7.6　第三脑室的上面观。1—前连合；2—后连合；3—丘脑；4—穹窿

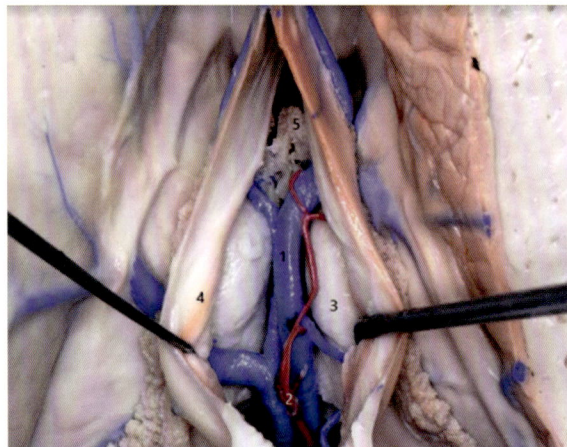

图 7.7　第三脑室顶壁及其各层结构。1—大脑内静脉，第三层或血管层的结构之一；2—脉络膜后内侧动脉；3—丘脑；4—穹窿；5—脉络丛

7.5　后壁

第三脑室后壁位于胼胝体压部下方（松果体区的顶壁），由松果体上隐窝延伸至中脑导水管，主要包括上丘脑（epithalamus）和松果体两个结构，其中松果体位于第三脑室后壁的中央。

第三脑室后壁可见缰连合和后连合（epithalamic commissure），以及松果体隐窝和松果体上隐窝（图 7.8）。其中，松果体隐窝是第三脑室后壁向后方突出最深的部位，而附着于丘脑髓纹和下层脉络膜的松果体上隐窝突出较浅。

松果体位于松果体区的中央（图 7.9），主要由脉络膜后内侧动脉和大脑后动脉的分支供血。松果体周围存在包括 Galen 静脉在内的多个重要结构，术中显露该区域具有挑战性。缰连合位于松果体上方，而上丘脑位于下方，毗邻中脑顶盖和四叠体池。距状沟是定位四叠体池的重要解剖标志。

根据病灶的位置，处理第三脑室后部的病变可采用多种手术入路，其中幕下小脑上入路和枕部经小脑幕入路最为常用。

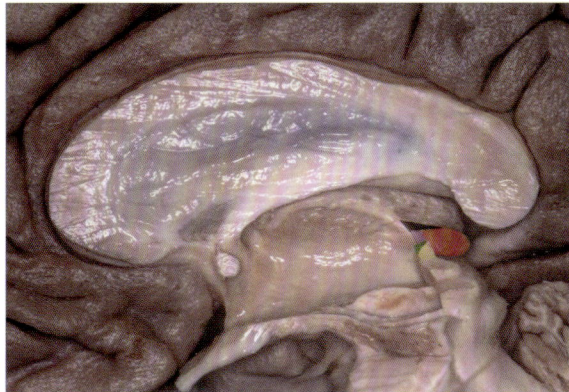

图 7.8　第三脑室的矢状面观。红色—松果体；黄色—后连合；绿色—松果体隐窝；紫色—缰连合

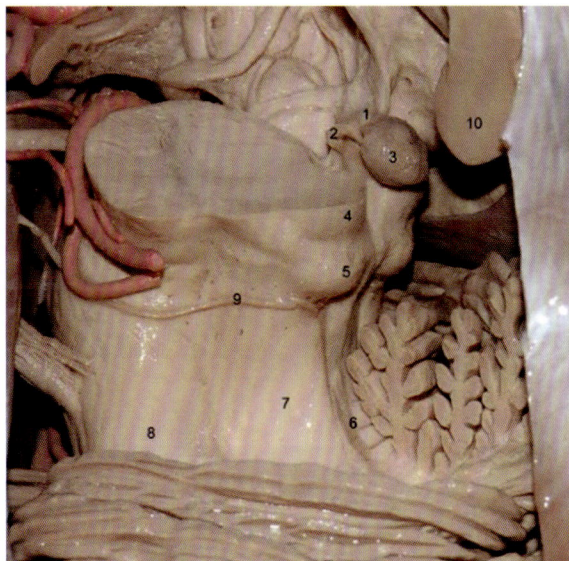

图 7.9　松果体区和后颅窝的后外侧观及相关解剖标志。滑车神经是后颅窝的重要解剖标志。1—松果体上隐窝；2—松果体隐窝；3—松果体；4—上丘；5—下丘；6—上髓帆；7—小脑上脚；8—小脑中脚；9—滑车神经；10—胼胝体压部（松果体区的顶壁）

7.6　外侧壁

第三脑室外侧壁被下丘脑沟分为上部（由丘脑构成）和下部（从前向后分别由下丘脑和底丘脑构成）。下丘脑沟从室间孔向后延伸至中脑导水管（图 7.10）。中间部横跨第三脑室，是连接两侧丘脑上内侧面的灰质结构，目前尚未发现中间部存在白质纤维，因此认为中间部不具有重要功能（视频 7.2）。

视频 7.2

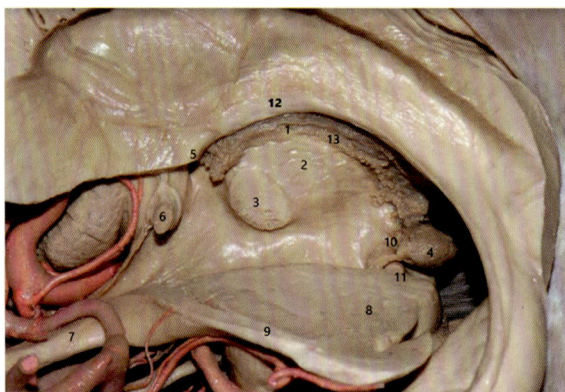

图 7.10　第三脑室前壁、外侧壁、顶壁和后壁的解剖结构。1—顶壁的血管层（包括大脑内静脉和脉络膜后内侧动脉）；2—丘脑，外侧壁的结构；3—丘脑间黏合；4—松果体，后壁的结构之一；5—室间孔；6—前连合；7—视交叉；8—后穿质；9—视束；10—松果体上隐窝；11—松果体隐窝；12—穹窿体；13—脉络丛

7.7　血管结构

第三脑室与脑深部静脉引流系统关系密切，第三脑室顶壁包含大脑内静脉，第三脑室底壁则与基底静脉有关（图 7.11）。大脑内静脉位于第三脑室顶壁的第 3 层，即两层脉络膜之间的中间帆（蛛网膜下腔的延续），由透明隔前静脉和丘纹静脉汇合而成，最终向后汇入 Galen 静脉。丘纹静脉起始段位于室管膜下，在室间孔处穿出室管膜进入第三脑室并形成双弯结构，丘纹静脉的引流范围包括额叶后部、顶叶前部、尾状核和内囊。

Galen 静脉为适应胼胝体压部的形状而呈弧形走行。Galen 静脉接受基底静脉、大脑内静脉和下矢状窦的血液回流，最终汇入直窦。基底静脉起源于前穿质下表面，走行于环池和脚池内，与第三脑室底壁关系密切，最终在四叠体池内与大脑内静脉共同汇入 Galen 静脉（图 7.11）。

丘脑的静脉引流系统包括丘脑上静脉（汇入 Galen 静脉）、丘脑前静脉（汇入丘纹静脉）和丘脑下静脉（汇入丘脑下壁静脉）。

脉络膜后内侧动脉起源于大脑后动脉的大脑脚段，进入四叠体池后继续延伸至中间帆，与大脑内静脉共同构成第三脑室顶壁的第 3 层结构。脉络膜后内侧动脉不仅供应松果体，还供应第三脑室顶壁的结构以及上丘和下丘。

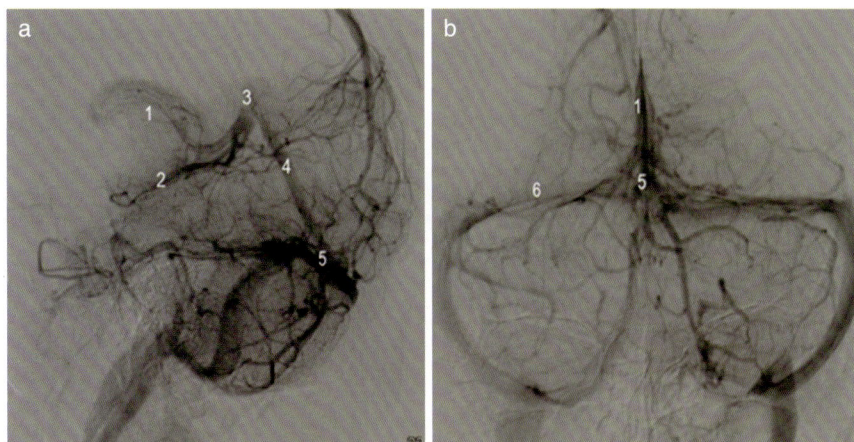

图 7.11　静脉造影的侧位像（a）和前后位像（b），显示与第三脑室有关的静脉。1—大脑内静脉；2—基底静脉；3—Galen 静脉；4—直窦；5—窦汇；6—横窦

　　脉络膜后外侧动脉起源于大脑后动脉的环池段和四叠体池段，在脉络膜前动脉后方进入脑室并沿侧脑室走行。

（苏燕东 译，刘芳　徐涛 审校）

参考文献

Cimşit NC, Türe U, Ekinci G, Necmettin Pamir M, Erzen C. Venous variations in the region of the third ventricle: the role of MR venography. Neuroradiology. 2003; 45 (12) :900–4. https://doi. org/10.1007/s00234-003-1103-0.

Kiliç T, Akakin A. Anatomy of cerebral veins and sinuses. Front Neurol Neurosci. 2008; 23:4–15. https://doi. org/10.1159/000111256.

Rhoton A. Rhoton's cranial anatomy and surgical approaches. Oxford University Press Inc. USA; 2019.

Serrato-Avila JL, Da Costa MDS, Frudit ME, Carrasco-Hernandez JP, Alejandro SA, Chaddad-Neto F. Interhemispheric transcallosal transforaminal approach for decompression of a giant superior cerebellar artery thrombosed aneurysm: Three-dimensional operative video. Surg Neurol Int. 2020; 11:84.

Simon E, Afif A, M'Baye M, Mertens P. Anatomy of the pineal region applied to its surgical approach. Neurochirurgie. 2015; 61 (2–3) :70–6. https://doi.org/10.1016/j.neuchi.2013.11.008.

Tsutsumi S, Ishii H, Ono H, Yasumoto Y. The third ventricle roof: an anatomical study using constructive interference in steady-state magnetic resonance imaging. Surg Radiol Anat. 2018; 40 (2) :123–8. https://doi.org/10.1007/s00276-017-1905-0.

Tubbs RS, Nguyen HS, Loukas M, Cohen-Gadol AA. Anatomic study of the lamina terminalis: neurosurgical relevance in approaching lesions within and around the third ventricle. Childs Nerv Syst. 2012; 28 (8) :1149–56. https://doi. org/10.1007/s00381-012-1831-8.

Yamamoto I, Albert L, Rhoton AL Jr, Peace DA. Microsurgery of the third ventricle: part 1: microsurgical anatomy. Neurosurgery. 1981; 8 (3) :334–56. https://doi. org/10.1227/00006123-198103000-00006.

第8章

小脑和第四脑室的外科解剖

8.1 引言

后颅窝通过小脑幕切迹与幕上间隙相通,并通过枕骨大孔与椎管相连。后颅窝内主要容纳小脑和脑干,而小脑和脑干是维持正常生命体征和意识的重要结构(图8.1)。

椎动脉、基底动脉、脑神经与小脑和脑干的复杂解剖关系影响该区域手术入路的选择。后颅窝的3条主要血管,即小脑上动脉、小脑前下动脉和小脑后下动脉,与脑神经和脑裂形成3个神经血管复合体(图8.2)。小脑上动脉进入小脑中脑裂,与第三、四、五对脑神经相关联。小脑前下动脉与小脑脑桥裂和第三、四、五对脑神经相关联。小脑后下动脉沿小脑延髓裂走行,并与后组脑神经相关联。

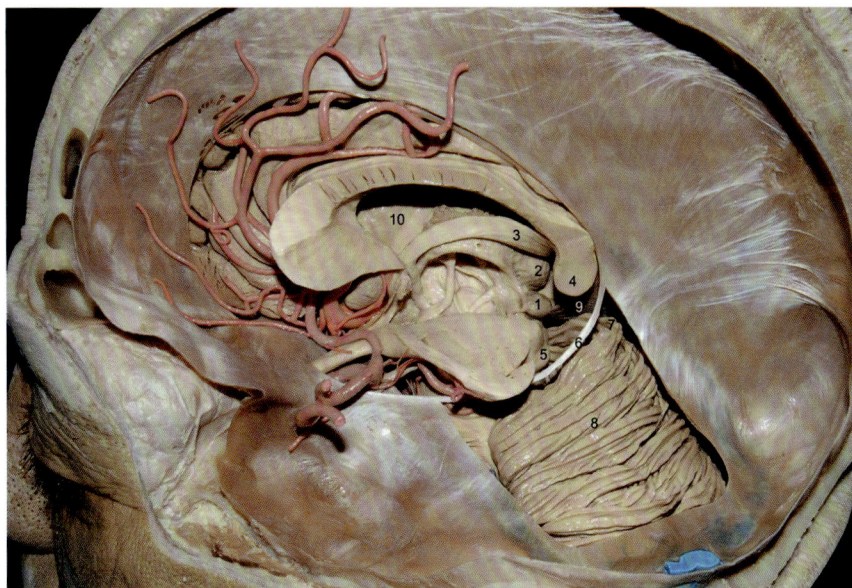

图8.1 大脑整体观。小脑幕襞(6)将幕上结构和幕下结构分隔。1—松果体;2—丘脑枕核;3—穹隆;4—胼胝体压部;5—四叠体板;7—小脑蚓部;8—小脑半球;9—小脑中脑裂;10—侧脑室

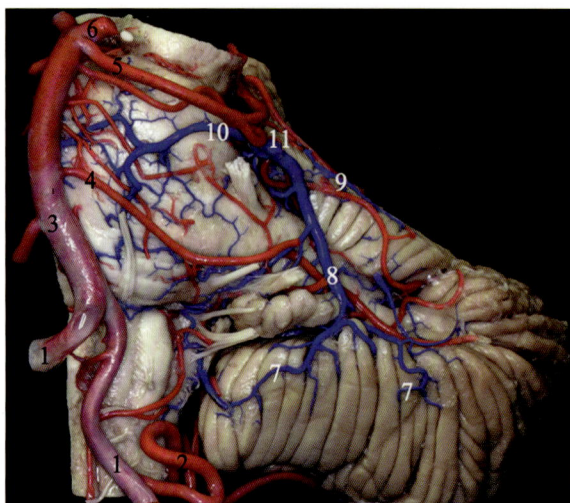

图 8.2 后颅窝的主要血管、脑神经和脑裂形成 3 个神经血管复合体。椎动脉（1）经寰枕筋膜进入后颅窝。在大多数情况下，椎动脉发出小脑后下动脉（2），并在桥延沟汇合，形成基底动脉（3）。基底动脉在基底动脉沟内发出穿支动脉和旁正中动脉。小脑前下动脉（4）亦起源于基底动脉。基底动脉发出分支形成小脑上动脉（5），小脑上动脉再发出分支形成大脑后动脉（6）。值得注意的是，该标本中小脑上动脉呈双干起源。每条主要动脉都与 3 对脑神经有关。该标本中可见静脉引流系统：大脑半球前静脉（7）相互吻合形成脑桥小脑裂静脉（8），该静脉沿小脑中脚上行；脑桥小脑裂静脉接收另一条大脑半球前静脉（9）和桥横静脉（10）后形成岩上静脉（11）

8.2 病例 1

患者，男性，32 岁，因运动后突发头痛至急诊科就诊。体格检查发现患者右侧肢体存在辨距不良和共济失调。头颅 MRI 检查结果如图 8.3 所示（视频 8.1），AVM 位于小脑幕下方，累及小脑 3 个解剖面中的幕面，小脑的另外两个面为岩面和枕下面。

视频 8.1

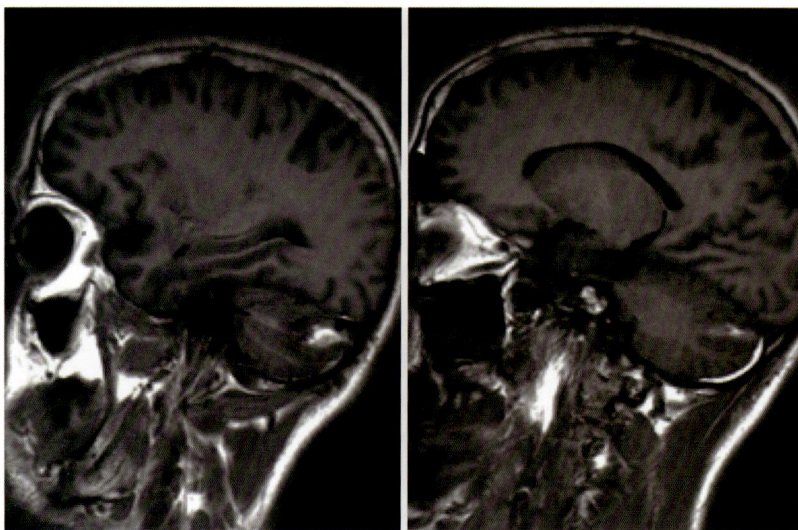

图 8.3 头颅 MRI 显示右侧小脑 AVM 伴脑实质内出血

小脑幕面从小脑幕顶向下延伸并包绕中脑后部，中脑的后界为小脑中脑裂。小脑幕面蚓部包括山顶、山坡和蚓叶。每个蚓部结构均有对应的小叶，小脑幕面由方形小叶、单小叶和上半月小叶构成。小脑幕面最明显的脑裂是原裂（小脑幕裂），原裂位于方形小叶上方，主要分隔山顶、山坡及单小叶。

幕下小脑上入路适用于处理松果体区和中脑后表面的病灶，该入路是小脑幕面和小脑幕之间的通道。开颅后小脑蚓部易于辨认，但在某些情况下，小脑蚓部山顶的遮挡可能增加手术难度（图 8.4）。

哪根血管是小脑幕面的主要供血动脉？对该病例进行了 DSA 检查（图 8.5）。

小脑上动脉（图 8.6）是小脑中脑裂和小脑幕面的主要供血动脉。该动脉根据与脑干和小脑的关系，可分为 4 段：脑桥中脑前段、脑桥中脑外侧段、小脑中脑段和皮质段。

在颞骨岩部可见小脑岩面，由小脑脑桥裂分隔，小脑脑桥裂呈 "V" 形，是一些脑神经的起源处。小脑脑桥裂的上支与小脑中脑裂相通，下支与小脑延髓裂相通。当绒球和脉络丛从 Luschka 孔（侧孔）穿出后，可以在小脑脑桥裂的下支上方辨认它们（图 8.7）。三叉神经位于绒球上方，

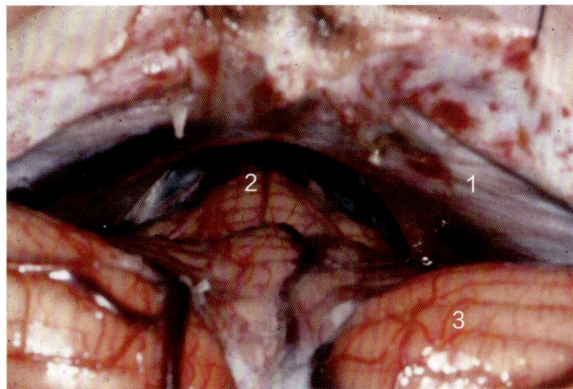

图 8.4　幕下小脑上入路的手术视图，显示小脑幕（1）和小脑幕面之间的通道。在此视角下，小脑蚓部山顶最为突出（2）。该入路同时显露部分小脑枕下面（3）

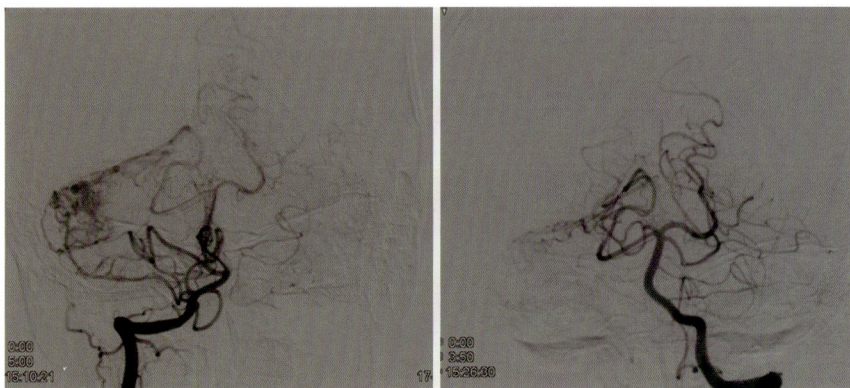

图 8.5　DSA 动脉相显示该 AVM 由小脑上动脉、小脑前下动脉和小脑后下动脉供血

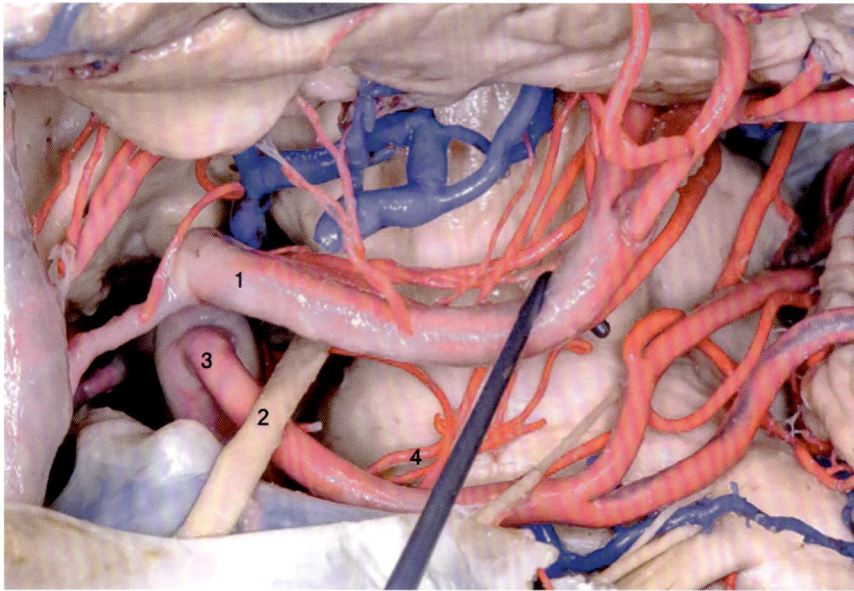

图 8.6　大脑后动脉（1）位于动眼神经（2）上方，小脑上动脉（3）位于动眼神经下方。小脑上动脉勾勒出脑桥与中脑的连接处；如图所示，该血管在此处形成分支。穿支（4）终止于小脑脚。小脑上动脉经小脑中脑裂走行，发出分支并形成大脑半球分支

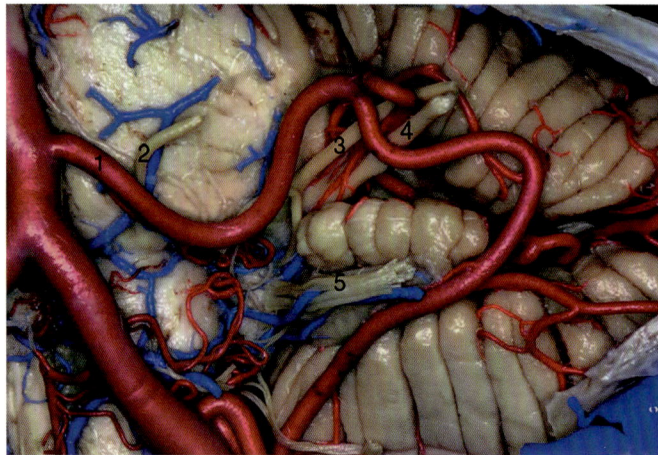

图 8.7　小脑前下动脉（1）走行于桥延沟附近及展神经（2）下方。该神经血管复合体还包括面神经（3）和前庭蜗神经（4）。小脑前下动脉的绒球小结段分为两支：尾侧支走向小脑延髓裂，头侧支走向岩裂内的小脑脑桥裂。绒球下方可见后组脑神经（5,舌咽神经）。小脑延髓裂呈"V"形

而舌咽神经位于绒球下方。在 Luschka 孔上方、脑桥延髓沟外侧可见第七、八对脑神经发出。

　　第四脑室上方的蚓部包括小舌、中央小叶和山顶，其中小舌无对应的小脑半球结构，其余两者分别对应中央小叶翼和方形小叶。第四脑室下方的小结和蚓垂分别与绒球和小脑扁桃体相对应。单小叶、二腹小叶和半月小叶共同构成小脑岩面。

小脑前下动脉（图 8.7）与小脑岩面和脑桥小脑裂相关，该动脉分为 4 段：脑桥前段、脑桥外侧段、绒球小结段和皮质段。

枕下开颅术中可以显露小脑枕下面（图 8.8）。小脑蚓部位于小脑后切迹深部，在此处硬脑膜折叠形成小脑镰。此外，小脑蚓部各结构与相应的小脑半球对应：蚓叶对应上半月小叶，蚓结节对应下半月小叶，蚓锥体对应二腹小叶，蚓垂对应小脑扁桃体。小脑枕下面被枕下裂（位于锥体前裂和二腹小叶前裂的交界处）和岩裂分隔，岩裂起始于小脑岩面，并延伸至枕下面。

小脑后下动脉的走行勾勒出小脑延髓裂的轮廓，并为小脑枕下面供血。小脑后下动脉分为 5 段：延髓前段、延髓外侧段、延髓扁桃体段、膜帆扁桃体段和皮质段，其中部分节段需要牵开小脑扁桃体后方可显露。

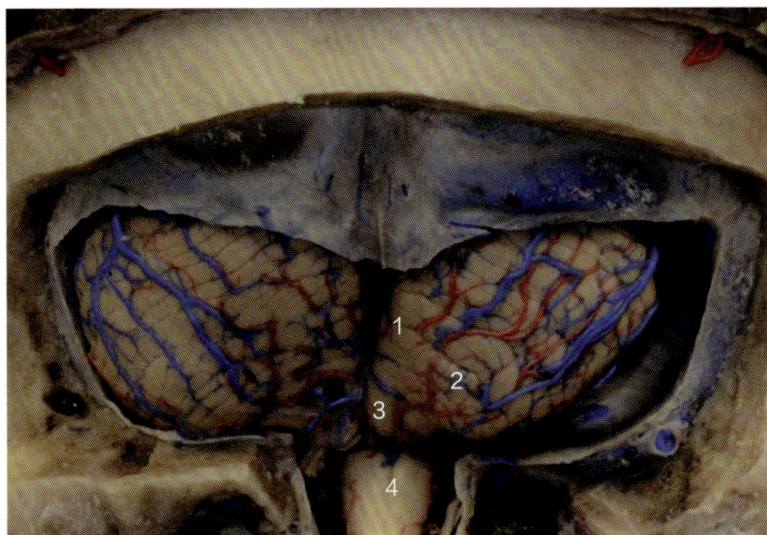

图 8.8　枕下开颅术后显露小脑枕下面，小脑枕下面的上界和外侧界分别为横窦和乙状窦。小脑蚓部位于两侧小脑半球之间，由小脑镰分隔。枕下裂在小脑半球将下半月小叶（1）与二腹小叶（2）分隔，在蚓部将蚓结节与蚓锥体分隔。小脑扁桃体（3）是小脑半球的组成部分，经小脑延髓裂与延髓（4）分隔

8.3　病例 2

患者，女性，39 岁，近 6 个月内反复出现左半侧面部感觉异常及右上肢短暂性麻木发作。头颅 MRI 检查显示脑干海绵状血管瘤（图 8.9）。

该血管瘤位于第四脑室底壁，紧邻第四脑室后方。第四脑室为小脑和脑干之间的腔隙，通过第四脑室 Magendie 孔（正中孔）与小脑扁桃体之间的间隙（即小脑谷）相通。第四脑室上方与中脑导水管相连，第四脑室的外侧隐窝通过 Luschka 孔与小脑脑桥角相通。

第四脑室底壁（图 8.10）位于脑桥和延髓的后方，上界为中脑导水管，下界为闩部。第四脑室底壁由第四脑室正中沟分隔，正中沟为单一中线结构。正中沟两侧各有 1 个内侧隆起，隆起的

外侧界是界沟。内侧隆起的最头侧是面丘，由第七对脑神经的纤维（内膝）包绕展神经核构成。内侧隆起的外侧是前庭区，延伸至外侧隐窝，覆盖前庭核和听结节。面丘下方可见 3 个三角形结构，即舌下神经三角、迷走神经三角和最后区（area postrema），其中舌下神经三角的深部是舌下神经核，迷走神经三角的深部是迷走神经背核。

第四脑室的髓纹是术中定位面丘的重要解剖标志，位于面丘下方，起源于正中沟并延伸至外侧隐窝（图 8.11）。

病例 2 中的海绵状血管瘤，治疗时应选择哪种手术入路较为合理？

患者接受枕下开颅术，暴露小脑枕下面，小脑扁桃体覆盖第四脑室顶壁的下段，并遮挡部分小脑后下动脉（图 8.12）。

为充分暴露第四脑室，建议采用膜帆入路，牵开小脑扁桃体并打开脉络丛。如果操作后显露仍不充分，还可以切开下髓帆（图 8.13）。

第四脑室顶壁由上、下两个部分相连构成（图 8.14），两者相交形成尖顶（fastigium）。第四

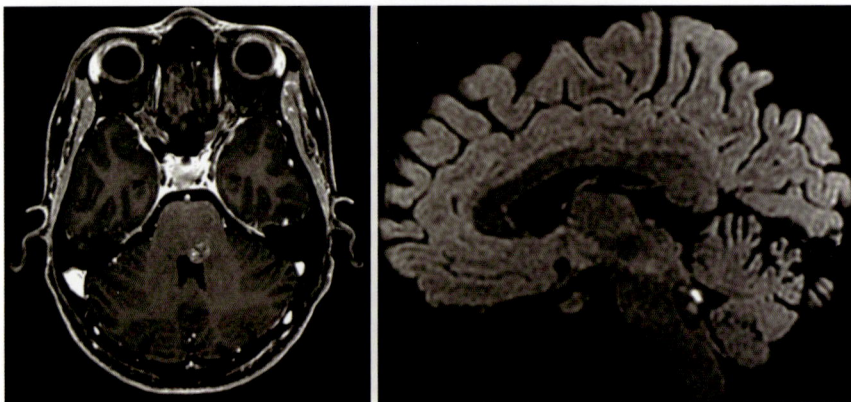

图 8.9 脑干海绵状血管瘤

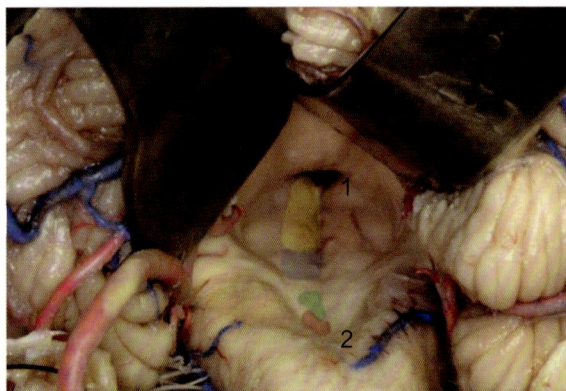

图 8.10 牵开小脑扁桃体并切除第四脑室顶壁后显露第四脑室底壁，第四脑室底壁经中脑导水管与第三脑室相连（1），下界为闩部（2）。内侧隆起（黄色）由正中沟分隔。内侧隆起最头侧是面丘（蓝色）。第四脑室底壁下段包含舌下神经三角（绿色）和迷走神经三角（红色）

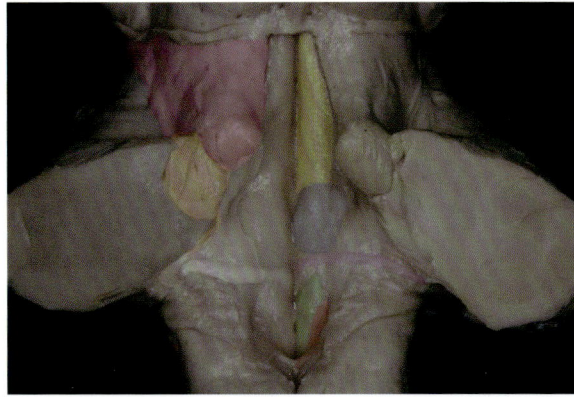

图 8.11　第四脑室的髓纹（紫色）经第四脑室底壁，自正中沟向外侧隐窝（白色）延伸。小脑上脚（粉红色）和小脑下脚（橙色）与第四脑室相邻，而小脑中脚与第四脑室无关。第四脑室底壁下端包含舌下神经三角（绿色）和迷走神经三角（红色），由分隔索（funiculus separans）与最后区（棕色）分隔。滑车神经是识别四叠体板的重要标志

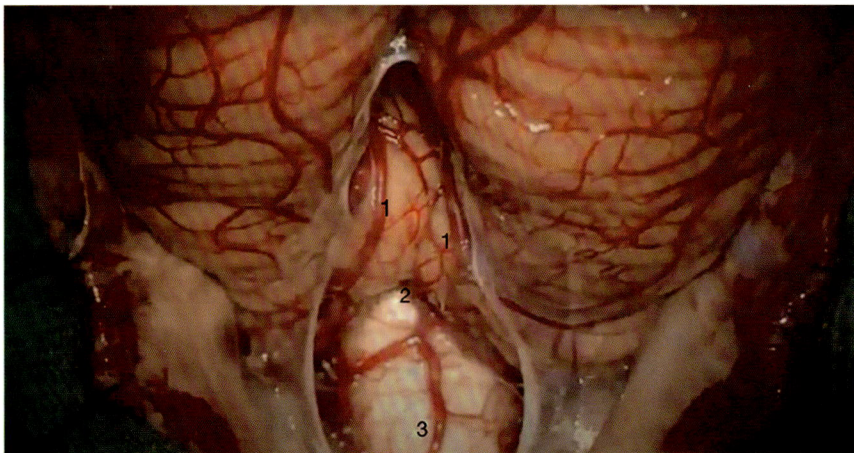

图 8.12　小脑枕下面观。注意，必须将小脑扁桃体（1）移位才能显露第四脑室底壁的病变；2—右小脑半球；3—延髓下端

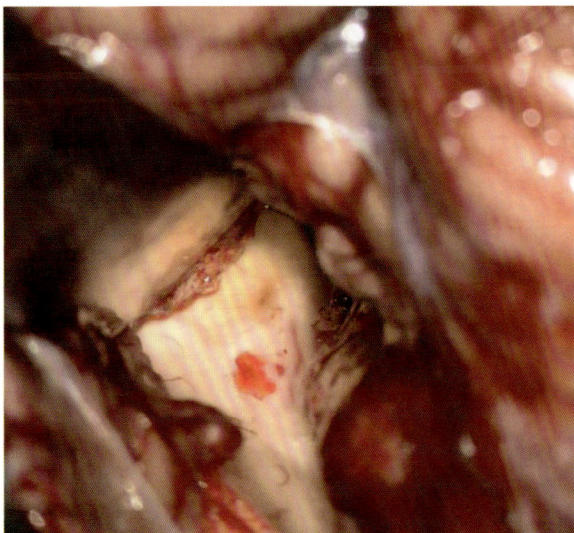

图 8.13　牵开小脑扁桃体并打开脉络丛后，经膜帆入路显露第四脑室底壁

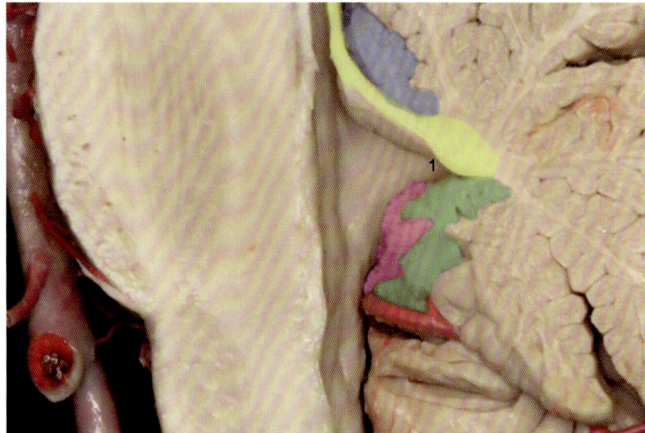

图 8.14　第四脑室顶壁呈"帐篷"状结构，其顶点为尖顶（1）。正中矢状面观显示，第四脑室顶壁上部由上髓帆（黄色）构成，上髓帆脑池面被小舌（蓝色）覆盖。第四脑室顶壁下部由下髓帆构成，其外侧被小结（绿色）覆盖。脉络丛（紫色）在第四脑室顶壁呈"T"形结构

脑室顶壁的上半部分由两侧小脑上脚组成，由上髓帆连接。上髓帆的脑池面被蚓部延伸结构（小舌）覆盖。第四脑室顶壁的下部由小结、连接小结与绒球的下髓帆及脉络丛构成。脉络丛位于第四脑室顶壁，呈"T"形结构，其内侧段延伸至 Magendie 孔，而横形部分向外延伸至外侧隐窝和 Luschka 孔。

　　齿状核位于第四脑室顶壁后外侧部的上方，包绕小脑扁桃体上极，该上极被下髓帆分隔。术中应充分了解这种解剖关系，以免损伤这一重要的小脑核团。

　　后颅窝静脉根据邻近结构命名，其终末段称为桥静脉，并最终引流至以下三大静脉系统之一：Galen 静脉系统、岩静脉系统和窦汇 / 小脑幕静脉系统。Galen 静脉系统将小脑幕面的静脉引流至 Galen 静脉（图 8.15）。岩静脉系统将小脑岩面、脑桥下段和延髓的静脉引流至岩上窦和岩下窦。窦汇 / 小脑幕系统将小脑枕下面（图 8.16）和第四脑室的静脉引流至小脑幕窦。

　　除上述分类外，后颅窝静脉系统还可分为浅静脉、深静脉和脑干静脉。浅静脉根据小脑 3 个面的引流区域分类。深静脉走行于脑裂（小脑中脑裂、小脑脑桥裂和小脑延髓裂），最终汇入小脑脚。脑干静脉则引流中脑、脑桥或延髓的静脉。

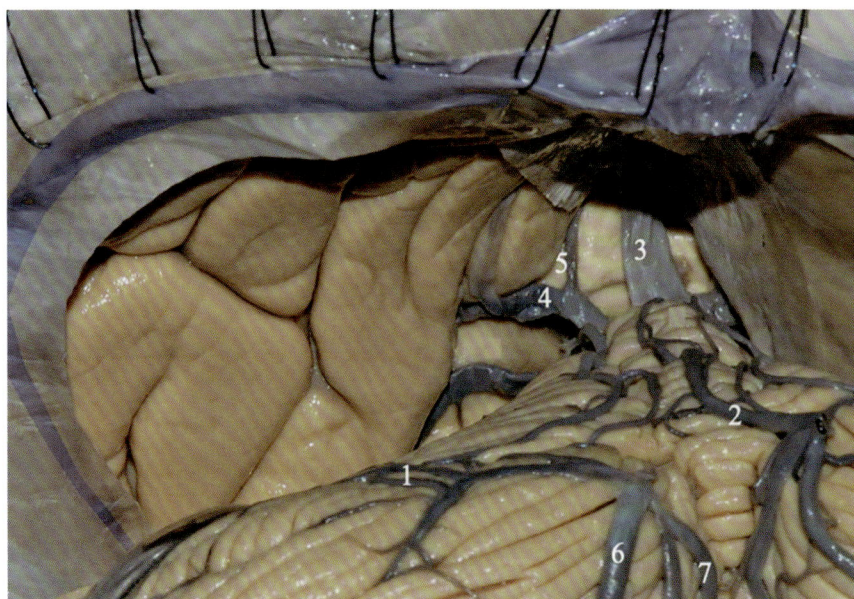

图 8.15　切开右侧小脑幕以显露小脑幕面和枕下面上部。小脑上静脉（1）与蚓静脉（2）将小脑幕面的静脉引流至 Galen 静脉（3）。右侧基底静脉（4）与大脑内静脉（5）吻合。小脑下静脉（6）及蚓静脉（7）自枕下面向小脑幕面走行，最终汇入小脑幕窦

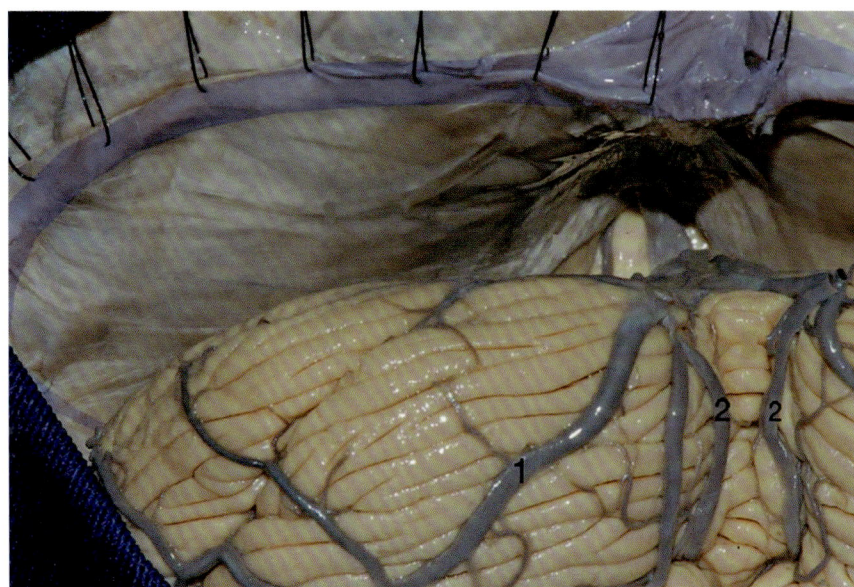

图 8.16　小脑下静脉（1）与蚓静脉（2）负责引流小脑枕下面的静脉。这些静脉越过小脑幕面，最终汇入小脑幕桥静脉

（沈亮　王泷 译，沈李奎　唐寅达 审校）

参考文献

Deshmukh VR, Figueiredo EG, Deshmukh P, et al.Quantification and comparison of telovelar and transvermian approaches to the fourth ventricle. Neurosurgery. 2006; 58:ONS-202–6.

Lessa SS, Paz-Archilla JA, Amorim BL, Filho JMC, de Siqueira Campos CM, de Deus SL, Choque RGP, da Costa MDS, Chaddad-Neto F. Microsurgical treatment for cerebellomesencephalic fissure arteriovenous malformations after multiple sessions of endovascular treatment.Surg Neurol Int. 2021; 12:214.

Operative cranial neurosurgery anatomy.New York: Thieme, 2019.

Ramos A, Chaddad-Neto F, Dória-Netto HL, Campos-Filho JM, Oliveira E. Cerebellar anatomy as applied to cerebellar microsurgical resections.Arq Neuropsiquiatr. 2012; 70 (6) :441–6.

Rhoton.Cranial anatomy and surgical approaches.Philadelphia: Lippincott Williams & Wilkins; 2003.

Wainberg RC, da Costa MDS, Hernández YAU, Caramanti RL, Alves Filho CAF, Palmiero H, Saick RP, Chaddad-Neto F. Microsurgical clipping of ruptured distal posterior inferior cerebellar artery aneurysm: 3-dimensional operative video. Oper Neurosurg (Hagerstown). 2019; 16 (2) :48–9.

Wen DY, Heros RC.Surgical approaches to the brain stem. Neurosurg Clin North Am. 1993; 4:457–68.

第 9 章
中脑的外科解剖

9.1 引言

中脑是脑干中最小且最靠近喙侧的部分，位于脑桥和间脑之间。从胚胎学角度来看，中脑源自 3 个原始神经管囊泡中的第 2 个，并直接由该囊泡分化而来，在神经发育过程中未经历进一步细分，这与前脑和后脑不同。然而，中脑聚集神经核团、神经束、束带及丘系等神经结构，在反射调节、传递感觉和运动信息中起着重要作用。中脑包含复杂的上行传导束和下行传导束，连接前脑和后脑，并在许多重要功能中发挥作用，包括接收和整合感觉信息（特别是视觉和听觉信息）、眼球运动、运动协调以及意识水平。

中脑呈斜向前下方向，并占据大部分的切迹空间。中脑长约 16 mm，其尾部和头部分别宽约 13 mm 和 19 mm，前后径约 21 mm。从外部看，中脑可分为 4 个面和 2 个末端：前面与大脑脚和后穿质有关；后面与四叠体丘有关；两个侧面位于大脑脚和四叠体丘之间；上极和下极分别与间脑头侧和脑桥尾侧有关。从内部看，中脑被穿过中脑导水管的假想线分为前部和后部；大脑脚位于该线的前方，中脑顶盖位于该线的后方。双侧大脑脚被黑质进一步分为大脑脚底和被盖部。

本章旨在系统回顾中脑的解剖结构，并结合临床病例展开讨论，同时探讨中脑的安全手术入路。

9.2 病例 1

患者，男性，51 岁，左侧偏瘫、感觉减退、右侧眼睑下垂和瞳孔不等大（图 9.1、9.4）。

根据 MRI 检查结果，需明确以下问题：病变位于中脑的哪个部位？如何通过手术抵达该病灶？手术入路的解剖标志是什么？术中需注意哪些解剖结构？

在内部，中脑被横跨中脑导水管的假想线分为后部的顶盖和前部的大脑脚。大脑脚又被黑质分为前侧的大脑脚底和后侧的被盖。中脑内部的 3 个组成部分分别由不同方位显示（前面、侧面或后面）。

　　从外部看，中脑的上界为视束，下界为脑桥中脑沟（图9.2）。中脑前表面由两个大脑脚组成，大脑脚自下向上分开，形成三角形空间。该空间以盲孔为顶点，大脑脚内侧沟和动眼神经构成其外侧边缘，乳头体构成其底部。此三角形空间称为脚间窝，内含后穿质（图9.3）。

　　中脑前表面位于颞叶钩回后方，与脑池、血管和脑神经等结构相邻。

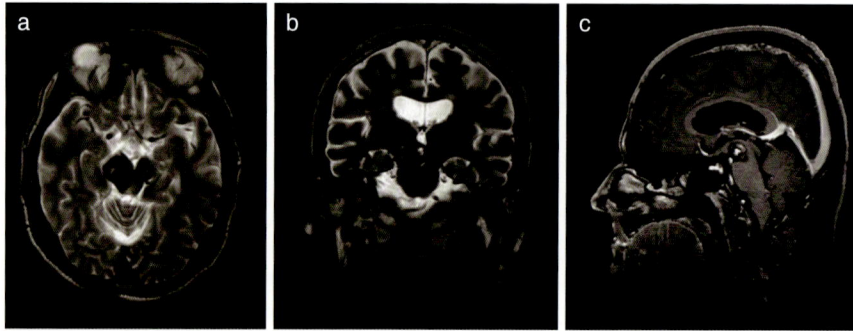

图9.1　初始MRI扫描。轴位（a）T_2WI和冠状位（b）T_2WI显示中脑水平的病变，病灶中心呈混杂信号，周围环绕低信号。矢状位（c）T_1WI显示中脑前部的异质性占位性病变

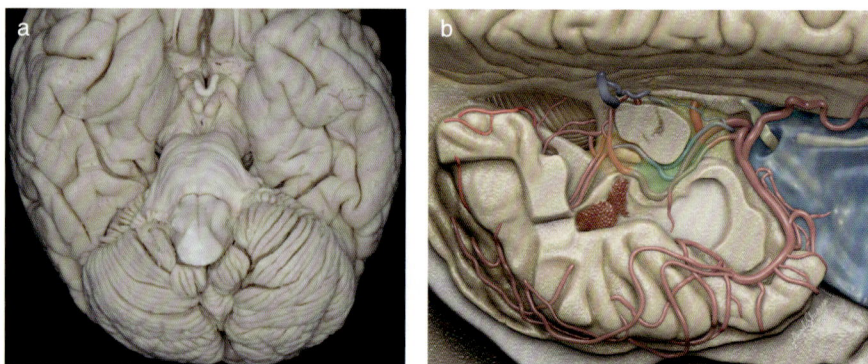

图9.2　中脑的外部解剖结构，以及脑池和血管的关系。a. 位于脑干顶部的中脑与颞叶内侧面的关系。b. 脑池与血管的关系。脚间池、大脑后动脉的交通前段（P1段）和小脑上动脉的脑桥中脑段以黄色阴影标记。与后交通动脉的脚段、脉络膜前动脉的池段和基底静脉相关的脚池以绿色阴影标记。与后交通动脉和基底静脉相关的环池以橙色阴影标记

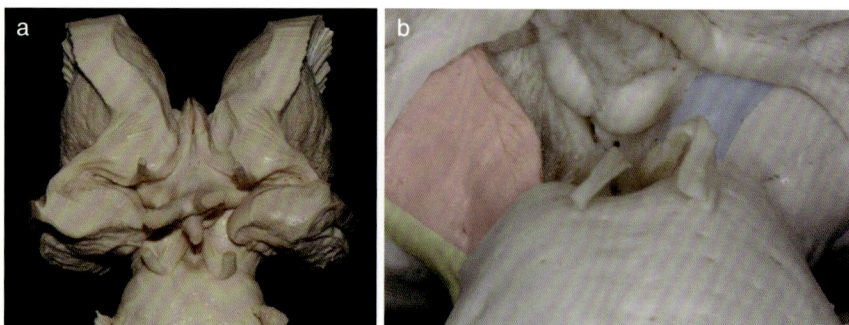

图9.3　中脑前表面的解剖结构。a. 中脑与脑桥、间脑及基底神经节的关系。b. 中脑前表面，显示大脑脚的额脑桥纤维束（蓝色阴影）、皮质脊髓束（粉红色阴影）和颞顶枕骨脑桥纤维束（黄色阴影）

9.2.1　脑池关系

中脑前表面与脚间池的中部相关，对应脚间窝水平；脚池位于中脑外侧（大脑脚附近）。

9.2.2　血管关系

脚间池内的主要动脉包括基底动脉尖端、大脑后动脉交通前段（P1 段）和小脑上动脉脑桥中脑段。这些动脉发出的分支主要包括间脑和中脑的中央穿支动脉，中央穿支动脉可分为直接穿支动脉和回旋支动脉。基底动脉尖端和大脑后动脉 P1 段的后壁和上壁发出多条直接穿支动脉，为大脑脚和后穿质供血，其中最重要的是丘脑穿支动脉，它起源于大脑后动脉 P1 段；P1 段还发出多条长短不等的回旋支动脉，延伸至膝状体、上丘和下丘。

大脑脚池内的主要动脉包括后交通动脉、脉络膜前动脉池段和大脑后动脉大脑脚段（P2A段）。大脑后动脉 P2A 段发出直接穿支动脉、短回旋支动脉和长回旋支动脉、丘脑膝状体动脉、脉络膜后内侧动脉和海马动脉。

相关的静脉结构主要包括大脑脚静脉、基底静脉及脑桥中脑沟静脉，引流脑室系统、前切迹间隙和中间切迹间隙的 Rosenthal 基底静脉。

9.2.3　脑神经关系

动眼神经从大脑脚内侧沟发出，穿过大脑后动脉交通前段和小脑上动脉脑桥中脑段之间的脚间池，向海绵窦顶部的动眼神经三角区走行。

滑车神经从下丘下方的中脑后表面发出，环绕中脑，在环池水平处穿过与大脑后动脉和小脑上动脉关系密切的周围脑池，随后向前延伸，构成动眼神经三角区的后外侧边缘。

至此，相关的表面解剖结构已明确；然而，哪些内部结构与中脑前表面相关？该区域的安全进入区有哪些？

如前所述，中脑的每个表面均与其内部结构相关。在这种情况下，中脑前面与大脑脚有关。大脑脚后部受黑质限制，其轴向切面呈"半月"形。大脑脚是内囊纤维的延续，由纵向纤维组成，可根据纤维走行关系分为 3 个部分。第 1 部分是内侧部分，占大脑脚的 1/5，由额桥纤维和皮质核纤维组成，起自中央前回下部。第 2 部分是中间部分，占大脑脚的 3/5，由皮质脊髓束组成。第 3 部分是外部部分，占大脑脚的 1/5，由颞桥、顶桥和枕桥纤维组成。

结合与中脑前表面相关的内部结构和外部结构，可以分析何种入路可到达位于中脑前表面和大脑脚的病变。需要强调的是，如果病灶靠近表面，必须选择最接近表面的脑干入路。在中脑前表面，与中脑前部相关的病变可通过眶颧入路、颞前入路或动眼神经周围安全区进入。该安全区的内侧是动眼神经，外侧是皮质脊髓束，上方是大脑后动脉交通前段，下方是小脑上动脉脑桥中脑前段（图 9.4）。

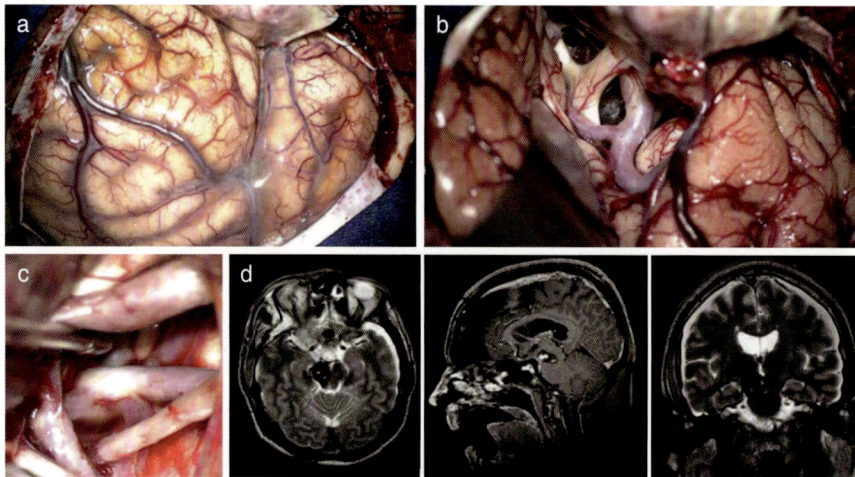

图 9.4　术中图像。患者诊断为右侧大脑脚水平海绵状血管瘤。a~c.患者取仰卧位，经右眼眶颧入路获得"从下到上"的视野，显露中脑前表面。d.术后 MRI 显示海绵状血管瘤已完全切除

9.3　病例 2

患者，女性，45 岁，主诉左侧偏瘫、构音障碍、复视和右侧眼睑下垂（图 9.5、9.8、9.9，视频 9.1）。

根据 MRI 检查，病变位于中脑内部结构的哪个部位？如何选择手术入路？手术入路的表面标志有哪些？需注意哪些解剖结构？

视频 9.1

中脑外侧面位于颞叶钩回和海马旁回的后内侧，被中脑外侧沟分为与大脑脚相连的前部和丘系三角区的后部（含外侧丘系）。丘系三角区的后界为结合臂，上界为小脑脚，外界为中脑外侧沟（图 9.6）。

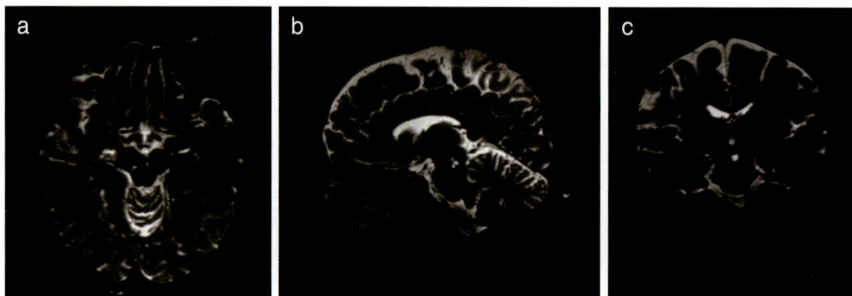

图 9.5　术前 MRI。T$_2$WI（a~c）显示中脑中部水平可见混合信号强度病灶，周边环绕低信号边缘

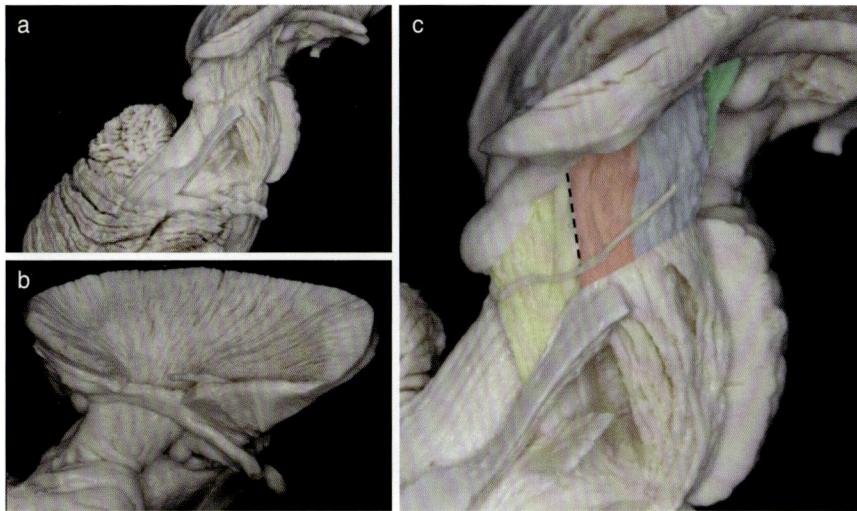

图 9.6　中脑外侧面和纤维解剖。a. 中脑外侧面的纤维解剖及其与脑桥、延髓和小脑的关系。b. 中脑外侧面及其与内囊纤维的关系，该图展示了由内囊纤维延续构成的大脑脚。c. 中脑外侧面的放大图像，显示大脑脚的构成：额桥纤维（绿色阴影）、皮质脊髓束（蓝色阴影）和颞顶枕脑桥纤维（红色阴影）。虚线显示中脑外侧沟的轨迹。在解剖过程中，可以观察到外侧丘系（黄色阴影）与小脑上脚、下丘和后结合臂之间的关系

9.3.1　脑池关系

中脑外侧面与环池有关，环池起自大脑脚后缘，前方与大脑脚池相通，止于中脑外侧面后缘与四叠体池外侧相交处。

9.3.2　血管关系

中脑外侧面与一条主要动脉有关，即大脑后动脉的环池段（P2P 段），P2P 段沿颞叶内侧面的海马沟走行，并发出以下分支：大脑脚穿支动脉、供应中脑周围不同区域的短回旋支动脉和长回旋支动脉、丘脑膝状体动脉（可能来自 P2A 段或 P2P 段）、脉络膜后外侧动脉、颞中动脉、颞后动脉。

该区域静脉系统包括位于环池顶部的 Rosenthal 基底静脉及其分支（主要是中脑外侧静脉和内侧颞静脉）。

9.3.3　脑神经关系

滑车神经是唯一与中脑外侧面相关的脑神经。如前所述，该神经从下丘的下缘发出并环绕中脑，同时向前穿过环池，直至脚池，与小脑幕游离缘的下缘汇合并继续向动眼神经三角区的后外侧缘延伸。

相关的浅表解剖和结构已经阐明。然而，回答以下问题很重要：与中脑外侧面相关的中脑内

部结构是什么，该区域的安全进入区是什么？

中脑外侧面与中脑的被盖有关。被盖的前界为大脑脚，后界为横跨中脑导水管的假想平面。被盖是一个复杂的区域，由白质（上行纤维、下行纤维和横行纤维）、与脊髓同源的灰质（第三级神经核和第四级神经核）、中脑自身的灰质（黑质和红核）和网状结构组成。黑质位于大脑脚后方的被盖前缘，从大脑脚内侧沟延伸至中脑外侧沟，形成特征性的深色"半月"形，轴向切面向前凸起。红核位于被盖的中心，由此更容易理解被盖主要结构的空间相关性。首先，网状结构由遍布整个脑干的神经纤维和核团构成，位于红核后面、中央灰质的外侧和后连合的前方。滑车神经核位于下丘水平的红核后部和中脑导水管周围灰质前部。构成动眼神经核的 3 个核（动眼神经核、Perlia 核和副动眼神经核）在上丘水平形成一个柱，位于中脑导水管周围灰质的前内侧、内侧纵束的后内侧和红核后方。位于被盖的主要白质纤维是齿状核丘脑通路的纤维，从小脑上脚延伸至红核下表面，并从红核上部延伸至丘脑。红核脊髓纤维从红核向下延伸到脊髓的前角。内侧丘系上升到红核的外侧和黑质的后方。外侧丘系从内侧丘系的外侧上升到中脑外侧面，朝向下丘。三叉丘系在被盖外侧部向后上升到内侧丘系。脊髓丘系位于三叉丘系后方。内侧纵束位于靠近中线的动眼神经核之前（图 9.7）。

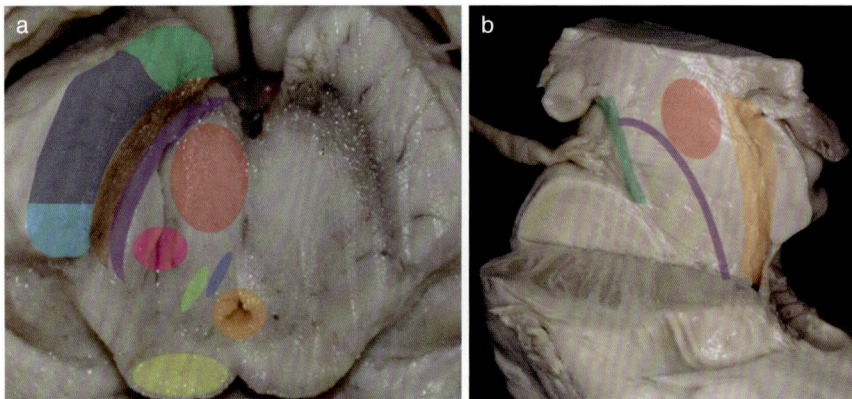

图 9.7　中脑的内部解剖结构。a. 中脑的轴向切面显示，在右侧，大脑脚从前到后依次包括额桥纤维（深绿色阴影）、皮质脊髓束（深蓝色阴影）和颞顶枕桥纤维（绿松石阴影）。黑质位于后方（棕色阴影），可与内侧丘系（紫色阴影）一起被识别。在被盖区，可见红核（红色阴影）、中央被盖束（粉红色阴影）、第三脑神经核（浅蓝色阴影）、内侧纵束（浅绿色阴影）和后内侧的中脑导水管周围灰质（橙色阴影）。该平面顶盖部可见上丘（黄色阴影）。b. 中脑的矢状切面显示了上述部分结构，采用相同的颜色标注

在了解了中脑外侧面和被盖的主要解剖关系后，可着手分析如何通过手术处理位于该区域的病灶。该区域的安全进入区是中脑外侧沟，中脑外侧沟隐藏在前部黑质和后部内侧丘系之间的中脑外侧静脉下方，可以通过两种入路方式接近中脑外侧沟：经颞下入路和经幕下小脑上入路。

9.4　病例 3

患者，女性，62 岁，表现为共济失调、震颤、眼球震颤和左侧听觉减退（图 9.8、9.9）。

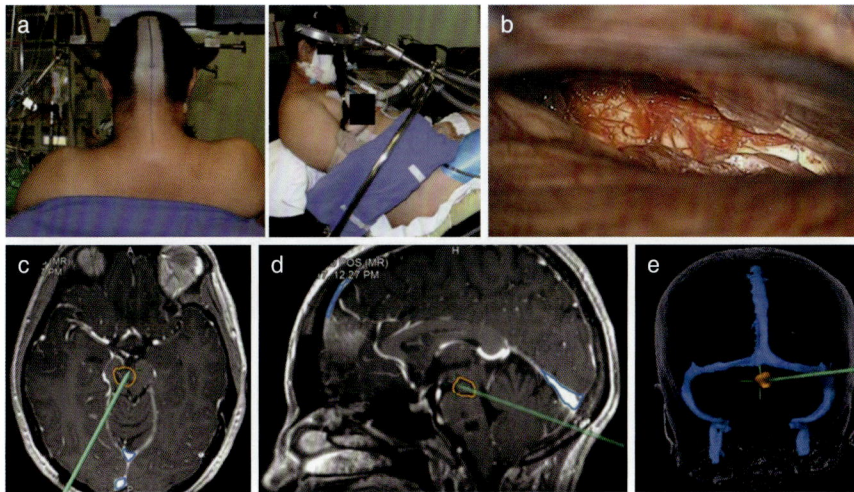

图 9.8　术中图像。患者诊断为右侧被盖海绵状血管瘤。a. 患者取半坐位，行右侧幕下小脑上入路。b. 中脑外侧静脉及外侧沟被确定为病灶切除的安全进入区。c~e. 术中使用神经导航系统，以提高手术的准确性并最大限度地降低继发性神经功能缺损的风险

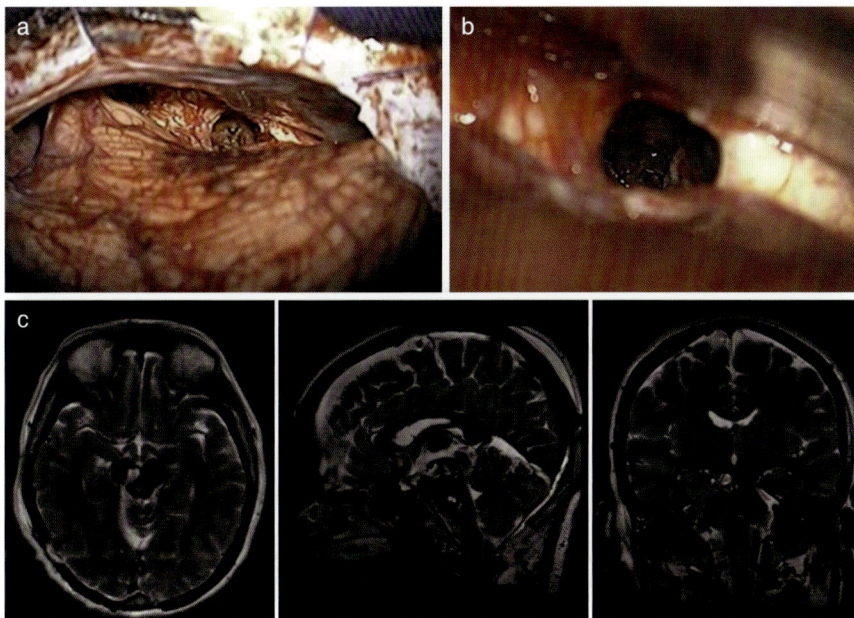

图 9.9　术中图像和术后图像。a. 术中图像显示经幕下小脑上入路的手术通道。b. 中脑外侧沟被确定为病灶切除的安全进入区。c. 术后 MRI。T_2WI 显示中脑水平的海绵状血管瘤已完全切除，可见中脑外侧沟与大脑脚内侧沟相连

　　根据既往 MRI 检查结果，病变位于中脑内部结构的哪个部位（图 9.10）？如何通过手术显露该病灶？手术入路的体表标志是什么？应注意哪些解剖结构？

　　中脑后表面的特征是存在四叠体，该结构由两个椭圆形的上丘和两个圆形的下丘组成，被十字状沟分隔。上丘通过前结合臂与外侧膝状体相连，与视神经通路有关。下丘通过后结合臂与内侧膝状体相连，与听觉通路有关。滑车神经从下丘的下缘发出，横向走行后绕中脑向前延伸（图9.11）。

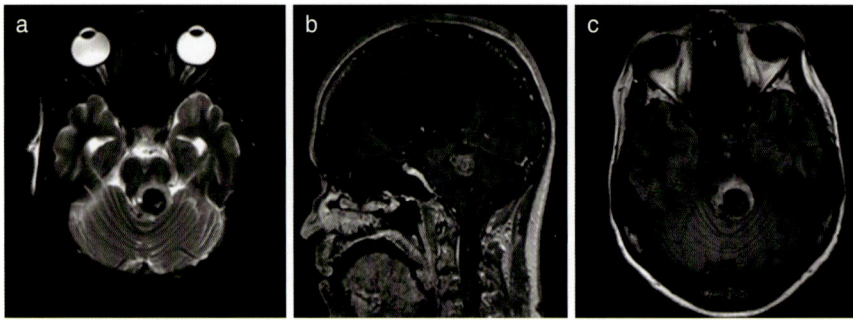

图9.10 术前MRI影像。a.轴位 T_2WI 显示中脑后部异质性病变呈高低混杂信号。b.矢状位 T_1WI 显示病变正在影响脑脊液的流动。c.FLAIR序列显示病变呈混杂信号伴周围水肿

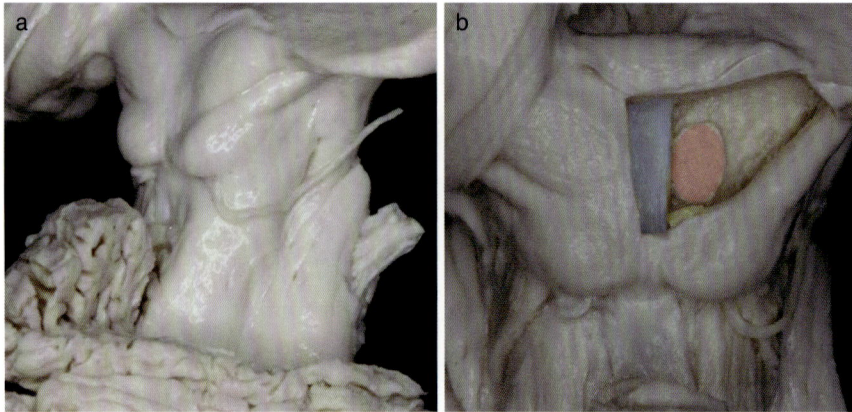

图9.11 中脑后表面。a.中脑后表面的特征是存在四叠体，该结构由两个椭圆形的上丘和两个圆形的下丘组成，被十字状沟分隔。b.该水平切面显示中脑的内部结构对应顶盖。可以观察到四叠体与中脑导水管（蓝色阴影）、第三神经核（粉红色阴影）、第四神经核（黄色阴影）之间的关系

与中脑的其他表面类似，其后表面存在脑池、血管和脑神经的解剖关系；其中，小脑中脑裂需特别关注，这是小脑和脑干之间最上方的间隙，由脑干周围小脑的发育皱襞构成。

9.4.1 脑池关系

中脑后表面与四叠体池有关。四叠体池在中脑外侧面后缘水平与周围池相通，在小脑中脑裂的下方与中间帆池相通。

9.4.2 血管关系

中脑后表面的主要动脉是大脑后动脉的四叠体段（P3段），P3段从四叠体池的外侧界向后内侧延伸至距状沟的前界。此处的重要解剖标志是丘点，即两侧大脑后动脉最接近的部位。该点

可以由主干形成；若分叉较早，则由距状动脉形成。此区域的主要分支包括大脑后动脉终末支近段、距状动脉、顶枕动脉、上丘支和胼周背侧动脉。

前切迹间隙包含最重要的动脉结构，与中脑后表面相关的后切迹间隙容纳主要的颅内静脉。在该区域的显微外科手术过程中，静脉结构最复杂且最关键。最重要的静脉包括 Rosenthal 基底静脉后段、大脑内静脉和 Galen 静脉。

这组静脉在四叠体池上部、胼胝体压部下方汇合，由两侧的基底静脉和中间帆内的大脑内静脉汇合形成 Galen 静脉。这些静脉结构位于四叠体池内，引流来自脑室系统、颞叶和枕叶内侧面及下表面的静脉。

9.4.3　小脑中脑裂

小脑中脑裂是位于小脑和中脑之间最上方的间隙，由脑干周围小脑的发育皱襞构成。该裂隙分为前壁和后壁。前壁内侧面由小脑蚓小舌构成，外侧面由小脑上脚和小脑中脚的上表面构成。后壁中线部由小脑山顶和中央小叶构成，外侧部由中央小叶翼和方形小叶构成。

小脑中脑裂向上开口于与中脑后表面相关的四叠体池。穿行此裂隙的结构包括：小脑上动脉的小脑中脑段（供应下丘）、中脑外侧静脉、小脑上脚静脉和小脑中脑静脉以及位于下丘下方的滑车神经（该神经在此间隙前外侧方向延伸至环池）。

在研究了小脑中脑裂后壁的表面解剖结构之后，理解其内部形态有助于回答以下问题：该区域的手术安全进入区是什么？

在顶盖部，上丘核和下丘核分别对应上丘和下丘的水平位置。上丘核与针对外部刺激的行为反应有关，而下丘核则与听觉通路有关。

当治疗位于四叠体的病变时，可以采用幕下小脑上入路或枕下入路到达病变区域。在中脑后表面，有 3 个可能的安全进入区：上丘区，在上丘上缘正上方做一个横向切口；下丘区，在下丘下缘下方和滑车神经发出处做一个横切口；丘间区，沿着十字沟的垂直部分做一个切口。需注意切口深度不要超过中脑导水管水平，以避免损伤其前面的重要神经纤维束。

（麻秀建 译，尤万春　刘芳 审校）

参考文献

Cavalcanti DD, Preul MC, Kalani MYS, Spetzler RF. Microsurgical anatomy of safe entry zones to the brainstem. J Neurosurg. 2015;124:1359–76.

Cavalheiro S, Serrato-Avila JL, Párraga RG, et al. Interpeduncular sulcus approach to the posterolateral Pons. World Neurosurg. 2020;138:e795–805.

Cavalheiro S, Yagmurlu K, da Costa MD, et al. Surgical approaches for brainstem tumors in pediatric patients. Childs Nerv Syst. 2015;31(10):1815–40. https://doi.org/10.1007/s00381-015-2799-y.

Párraga RG, Possatti LL, Alves RV, Ribas GC, Türe U, de Oliveira E. Microsurgical anatomy and internal architecture of the brainstem in 3D images: surgical considerations. J Neurosurg. 2015;124:1377–95.

Yagmurlu K, Rhoton AL, Tanriover N, Bennett JA. Three-dimensional microsurgical anatomy and the safe entry zones of the brainstem. Neurosurgery. 2014;10:602–19.

Yang Y, van Niftrik B, Ma X, et al. Analysis of safe entry zones into the brainstem. Neurosurg Rev. 2019;42:721–9.

第 10 章

脑桥的外科解剖

10.1 引言

脑桥手术，即使对最有经验的神经外科医师来说都仍具有挑战性。这一手术不仅要求术者掌握脑干外和脑干内的解剖知识，还需要具备成熟精湛的显微手术技术，以及对潜在病变的完全理解。脑桥位于脑干中部，在中脑和延髓之间，虽然体积不大，但是功能高度集中。脑桥来源于 3 个主要的神经胚胎囊泡中最尾端的一个——菱形脑。这一初级结构在胚胎发育的第 4 周分化为两个次级囊泡，即后脑和髓脑，后脑最终形成脑桥和小脑。

脑桥与意识水平调节、眼球面部运动、听觉功能和平衡功能等多种重要功能有关。同时，它还为上行投射纤维束和下行投射纤维束提供传递感觉、本体感觉、痛觉、听觉和运动信息的通道。脑桥向嘴腹侧方向延伸，与脑干共同构成斜线状结构，其外形呈球形，向后外侧方向经小脑中脚与小脑相连。脑桥在头尾、两侧及背腹侧的最大径分别为 27 mm、38 mm 和 25 mm（图 10.1）。

脑桥在嘴侧与大脑脚基底部相延续，在下方与延髓相接。在腹外侧面，脑桥的上界是间脑脑桥沟，下界是脑桥延髓沟。在背侧面，上界为滑车神经，对应下丘下缘；下界是第四脑室外侧隐窝。

本章主要回顾脑桥的解剖结构，并结合临床病例进行讨论。

在轴位像上（图 10.2），以内侧丘系为界将脑桥分为腹侧的基底部和背侧的被盖部。中脑外侧沟是另一个重要的解剖标志，此沟前方是脑桥基底部，后方是脑桥被盖部。

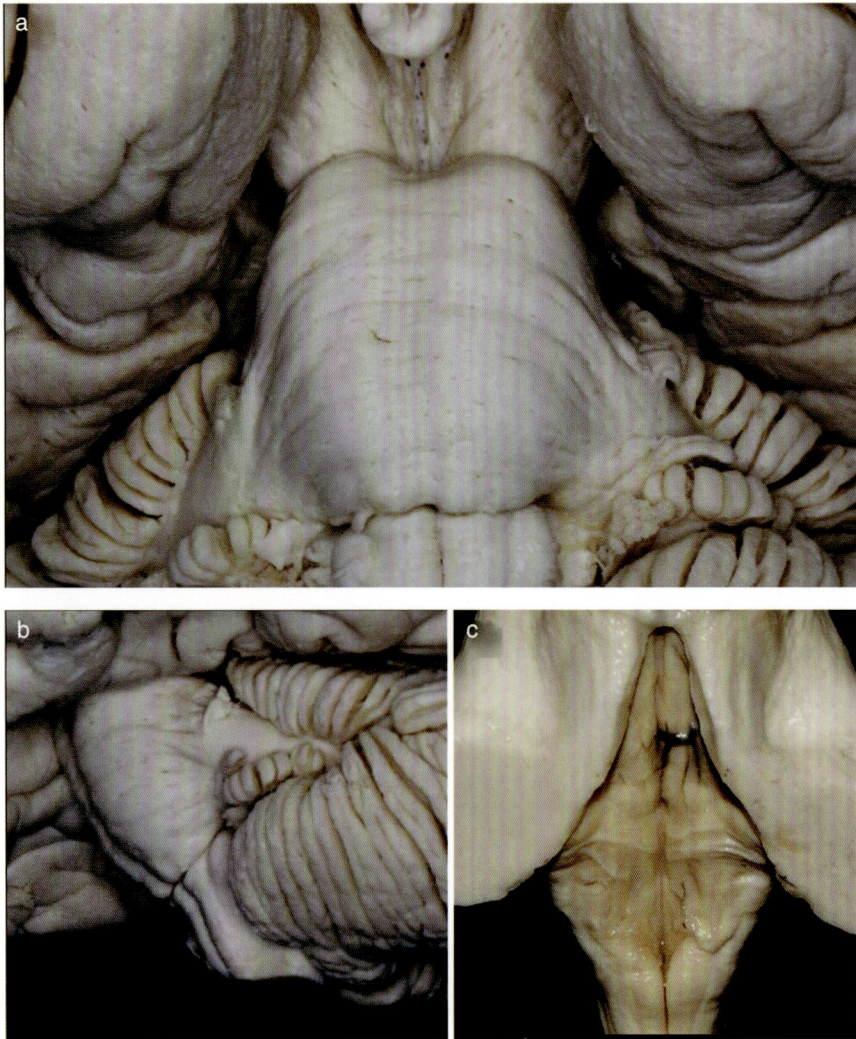

图 10.1　脑桥的外部解剖结构。a. 脑桥前表面。颞叶包绕脑桥上部。脑桥上方与大脑脚直接相连，下方与延髓相延续。b. 脑桥外侧面。显示脑桥腹外侧面的上下边界。c. 脑桥脑室面（后面）。移除小脑后显示脑桥后方的边界，上界为滑车神经，下界为第四脑室外侧隐窝

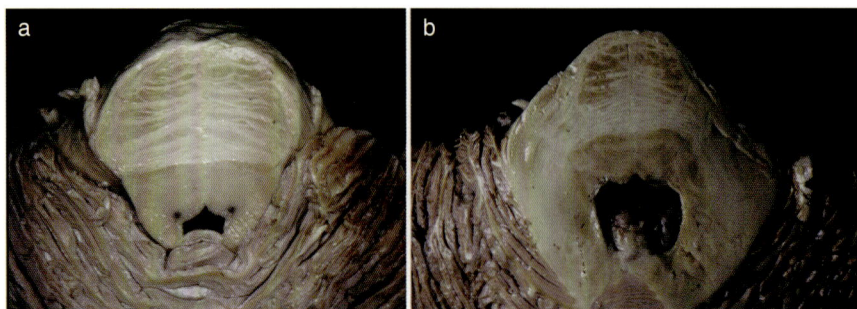

图 10.2　脑桥的轴位切面。a. 脑桥上面观。显示基底部位于内侧丘系前方，被盖部对应脑室面和外侧面。b. 小脑蚓结节水平的低位脑桥切面。可见小脑蚓结节与第四脑室的解剖关系。第四脑室底壁（即脑桥背侧面）对应被盖部的最背侧区域

10.2　病例 1

患者，女性，45 岁，既往有系统性高血压病史，因突发精神错乱和遗忘症就诊，行 MRI 检查（图 10.3）。

根据临床表现及影像学特征，考虑血管性病因的可能性大，进一步行 CTA 检查（图 10.4）以明确诊断。

这一病例引出了几个待解答的问题。为了提供最佳治疗策略，神经外科医师必须在治疗前完整回答这些问题。

一旦诊断明确，并经多学科小组讨论认定最佳的治疗方案是手术（如本病例），神经外科医师应该通过以下问题制订手术计划：从解剖学角度来讲，病变位于何处？该处有哪些重要结构毗邻？为了回答这些问题并制订手术计划，在 MRI 扫描之后行 DSA 检查（图 10.5）。

本病例中，导致患者临床症状的病变位于远端血管区。动脉瘤位于鞍背后下方，即使不回顾 MRI 检查，根据基底动脉分叉较低这个情况也可推断动脉瘤位于桥前池内，邻近脑桥基底部的前上表面。

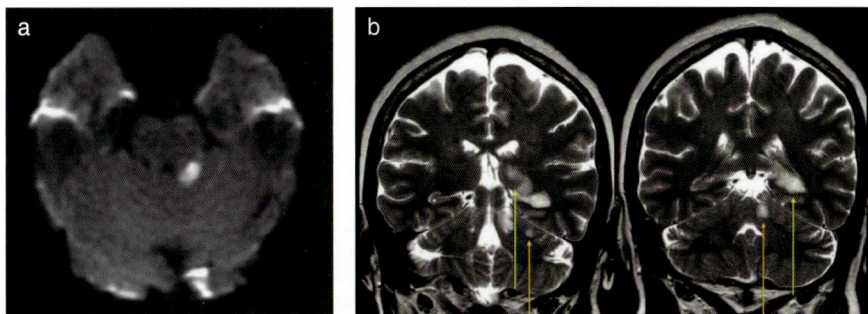

图 10.3　初始 MRI。a. 轴位 DWI 显示左侧小脑上脚弥散受限。b. 在第四脑室水平的冠状位 T_2WI 显示大脑后动脉（浅黄）和小脑上动脉（深黄）供血区域多发高信号影，提示血管性因素

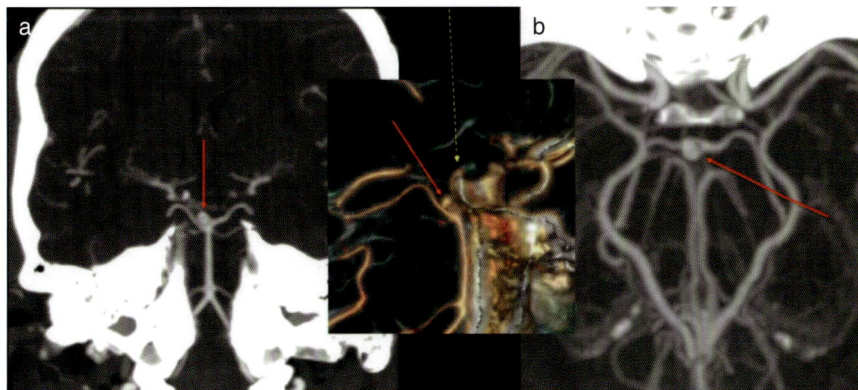

图 10.4　a. CTA 3D 重建显示低位基底动脉分叉部动脉瘤（红色箭头），动脉瘤位于鞍背下方 1 cm（黄色箭头）。b. 大脑后动脉向上走行，提示基底动脉低位分叉

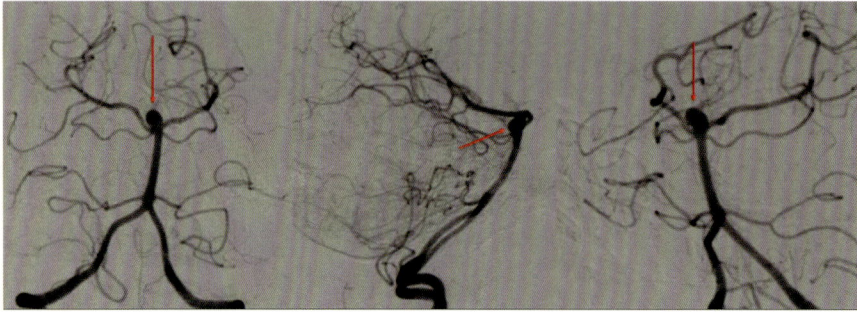

图 10.5　椎动脉前后位、侧位及斜位造影，显示基底动脉分叉部向前方及右侧突出的动脉瘤

　　脑桥基底部包括两个表面：前表面和外侧面，各自对应一个脑基底池，池内包含相应的脑动脉和脑神经。

10.2.1　前表面：脑池、血管和脑神经关系

　　脑桥前表面与桥前池直接相邻，桥前池内走行着基底动脉、小脑上动脉近端、大脑后动脉、脑干长 / 短穿支动脉、中脑脑桥前内侧静脉和桥横静脉。桥前池向上与脚间池相连，向下与延髓前池相延续，外侧与桥小脑角池相接。

10.2.2　外侧面：脑池、血管和脑神经关系

　　脑桥基底部外侧面与桥小脑角池直接相邻。桥小脑角池的上外侧走行着三叉神经，下内侧走行着外展神经，下外侧走行着面听神经。重要的手术标志是小脑绒球，小脑绒球位于面听神经复合体正后方，有助于定位面听神经，在乙状窦后入路手术中引导术者找到内听道。桥小脑角池内有小脑上动脉、小脑前下动脉和基底动脉的穿支血管。小脑上动脉可在桥前池或脑桥中脑池内分为上干和下干，走行于滑车神经下方、三叉神经上方，然后进入小脑中脑裂。长回旋支动脉可发自小脑上动脉，走行于小脑中脑裂内。小脑前下动脉通常在小脑脑桥池分为上干和下干，供应小脑岩面。小脑脑桥池内主要的静脉包括半球前静脉、小脑脑桥裂静脉、小脑中脚静脉、桥横静脉、脑桥中脑外侧静脉、脑桥中脑沟静脉和脑桥三叉静脉。这些静脉通常汇合形成岩上静脉；在采用幕下小脑上手术入路时，为拓展手术通道，当存在侧支引流静脉时可以电凝并切断岩上静脉和小脑中央前静脉。

　　现在我们已经明确病灶位置，随之而来的问题是："如何安全地到达病灶并完成手术目标？"为解决这一问题，我们必须熟悉到达桥前池和脑桥前面的不同手术入路。脑桥上部的手术入路已经有很多报道，对前方视角而言，我们可以采用颞前或者眶颞颅骨切开，然后经侧裂或经颞极入路进入该区域。如果需要从外侧入路，可采用颞前或者颞部颅骨切开，随后经颞下入路到达该区域。为了经前内侧到达脑桥下部双侧三叉神经之间的区域，乙状窦前入路可提供最佳的手术视

野。如果病变位于三叉神经外侧，则乙状窦后入路的视野最佳。本例患者为获得低位基底动脉分叉部和相关血管的广泛显露，我们选择颞前经海绵窦入路（图 10.6）。通过这一手术入路，动眼神经被显露于手术视野中心。因此，可以通过打开海绵窦顶壁拓展手术空间（图 10.10）。术中保持手术视野清晰、充分显露周围的解剖结构以及有条不紊地进行显微外科操作非常重要（图 10.6~10.12）。

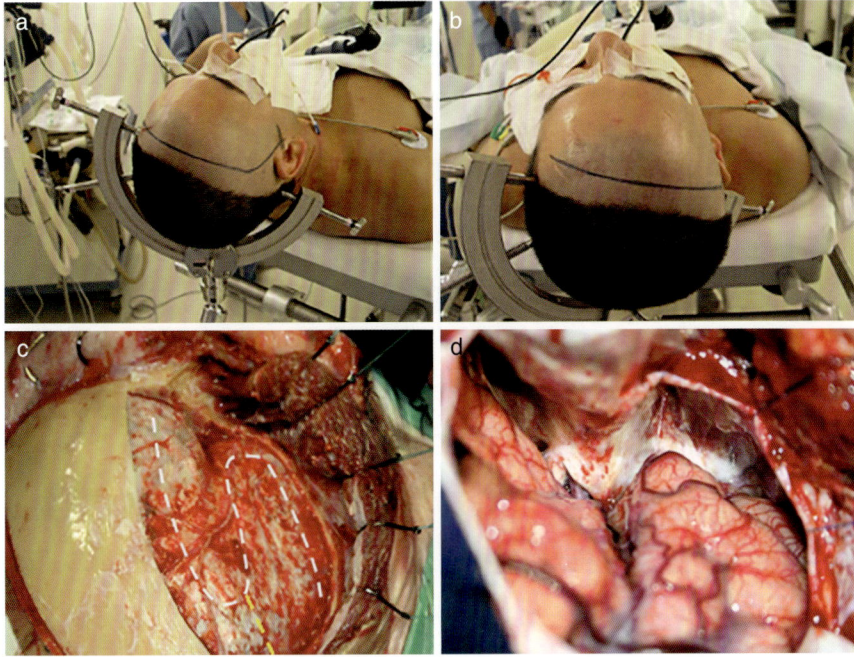

图 10.6　颞前经海绵窦入路的术中图像。患者取仰卧位，头部适当旋转并标记切口。a. 外侧观。b. 上面观。行颞前开颅并切开硬脑膜。c. 在切开硬脑膜前，需磨除眶外侧壁和眶顶，显露中颅窝底。d. 显露颞叶前部

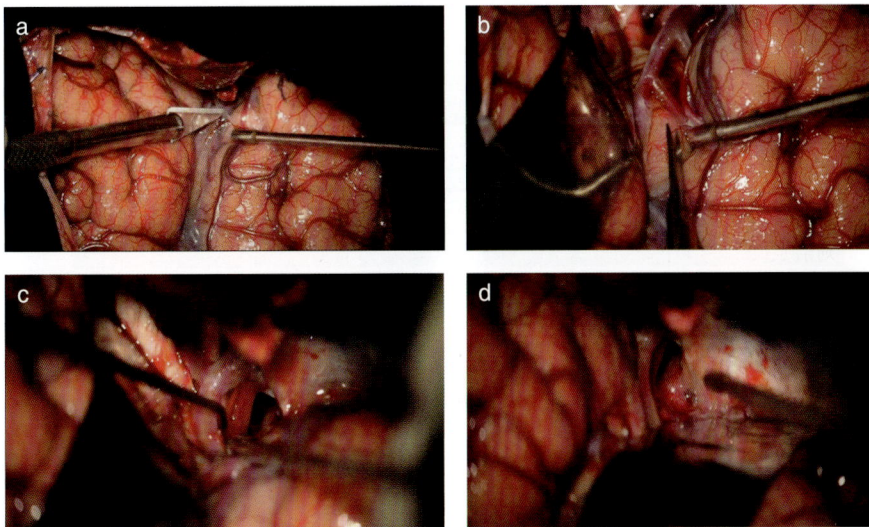

图 10.7　显微外科解剖术中图像。a. 从三角部开始打开外侧裂。b、c. 彻底开放外侧裂，依次显露视神经池、颈内动脉池和基底池，可见脉络膜前动脉和后交通动脉。d. 显示附着于动眼神经上的 Liliequist 膜和小脑幕游离缘

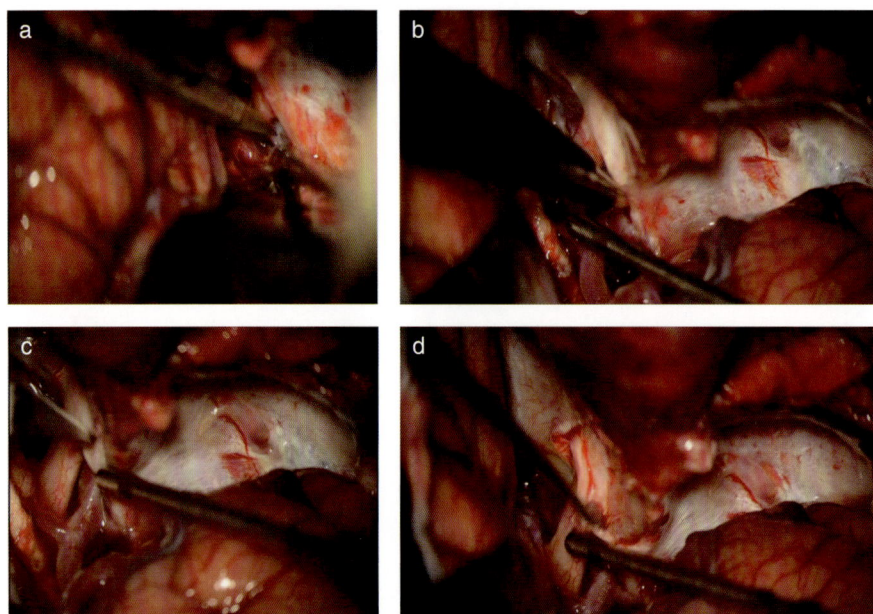

图 10.8 显微外科解剖术中图像。a. 切开 Liliequist 膜进入桥前池。b. 电凝硬脑膜。c. 在视神经下方平行、垂直切开硬脑膜。d. 用钝头显微剥离子分离硬脑膜

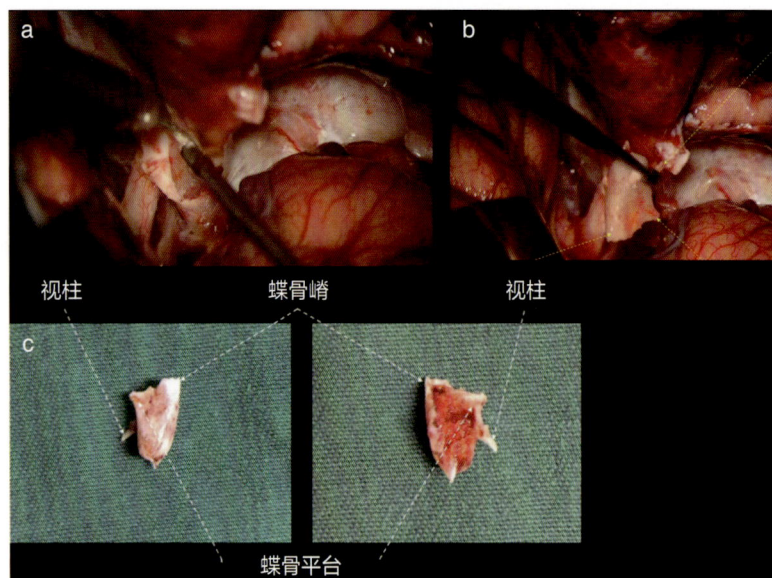

视柱　　　　　　蝶骨嵴　　　　　　视柱

蝶骨平台

图 10.9 前床突切除术中图片。a、b. 磨除前床突的 3 个附着点（黄色箭头），离断蝶骨嵴、蝶骨平台及视柱。c. 完整切除的前床突

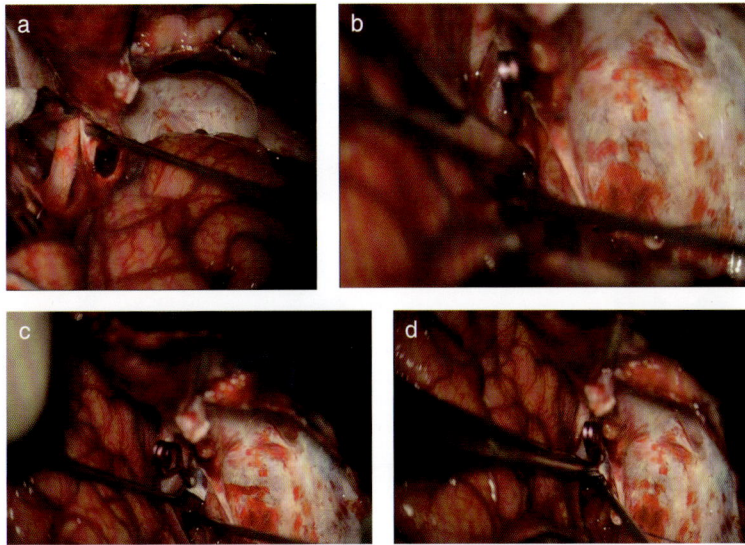

图 10.10　显微外科解剖术中图像。a. 切开镰状韧带，确保视神经移位时不损伤局部血供。b. 小脑幕边缘可见小动脉瘤，予以夹闭。电凝并切断后交通动脉，进一步打开颈内动脉远环。c. 扩大动眼神经三角区。d. 于小脑幕游离缘缝置牵引线以牵开小脑幕，随后切开海绵窦顶壁进入桥前池

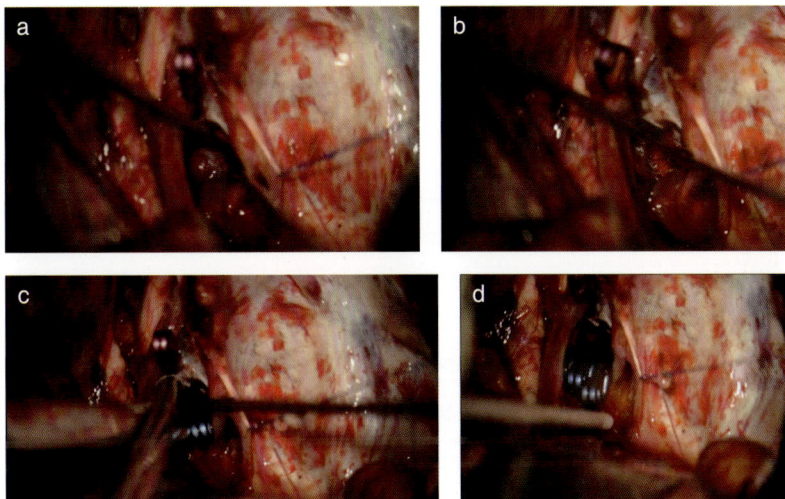

图 10.11　动脉瘤夹闭术中图像。a. 于同侧大脑后动脉和小脑上动脉附近显露动脉瘤顶。b. 显露丘脑穿支动脉并将其从动脉瘤颈部分离。c. 动脉瘤夹闭成功。d. 术中多普勒超声证实远端血管血流通畅

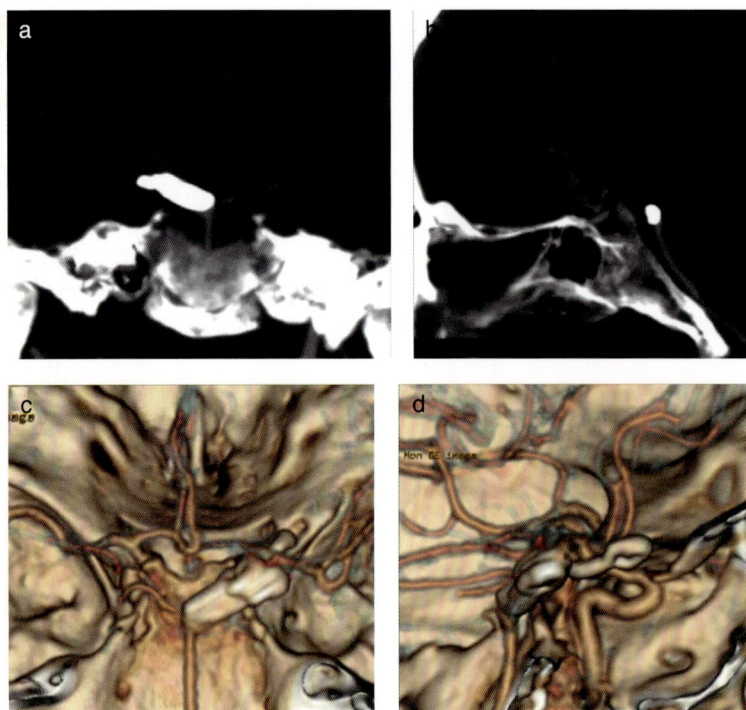

图 10.12 术后 CTA 扫描。a、b. 冠状位像和矢状位像显示动脉瘤夹闭位置满意，远端血管分支通畅。c、d. 动脉血管 3D 重建显示动脉瘤已完全夹闭

10.3 病例 2

患者，女性，46 岁，主诉突发头痛 3 天伴眩晕，无其他神经功能障碍。患者入院后完善相关检查，MRI 检查结果见图 10.13。首先我们需要明确病变位置。虽然我们已经掌握了脑桥基底部的脑池、血管以及神经结构，但对其内部解剖结构仍需深入学习（图 10.14）。

脑桥基底部包含纵行纤维束和横行纤维束。纵行纤维束从前向后依次为皮质脊髓束、皮质脑桥束、皮质核束，其中最有代表性的长纵束是皮质脊髓束，它将中央前回皮质的运动信息传递至脊髓。基底部的横行纤维主要是桥小脑纤维，起源于脑桥核团并形成小脑中脚，最终止于小脑皮质。

那么，如何才能到达病变部位呢？

就本例患者而言，由于动脉瘤位于脑桥基底前上部，并且恰好位于动眼神经下方，因此颞前开颅是最合适的。该入路可使动眼神经位于手术视野中心，从而充分显露动脉瘤（图 10.15、10.16）。

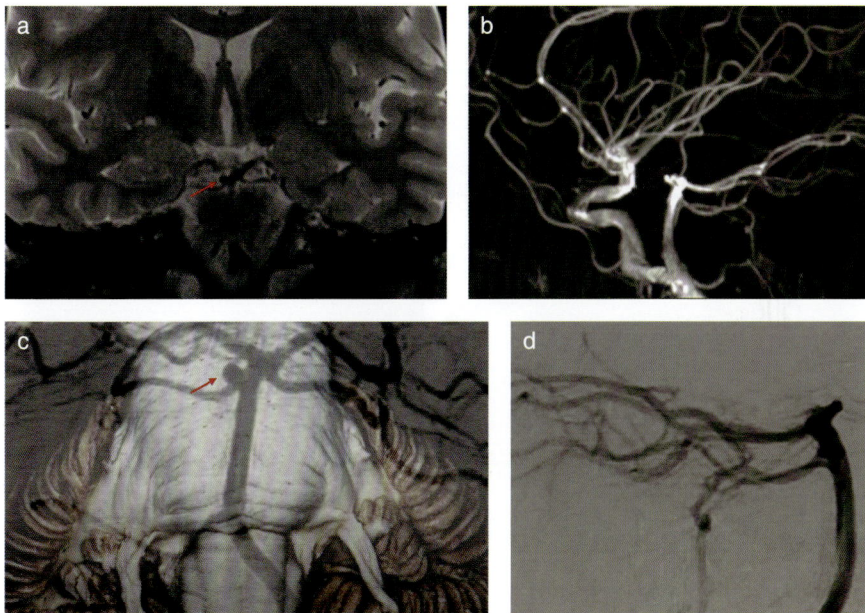

图 10.13　初始 MRI 及血管造影。a. 脑桥前部水平的冠状位 T_2WI 显示右侧小脑上动脉起始部存在留空信号缺失。b. 动脉 3D 重建可见小脑上动脉瘤。c. 椎基底动脉系统前后位 DSA 显示脑桥基底部和动脉瘤的关系。d. DSA 侧位像证实存在动脉瘤

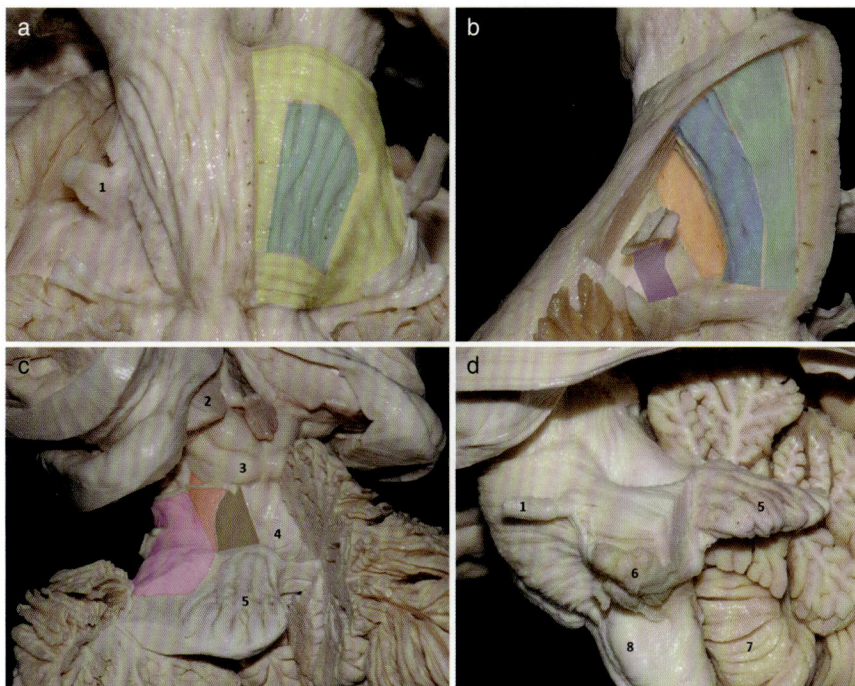

图 10.14　脑桥内部的解剖结构。a. 脑桥前表面观。横行纤维（黄色）位于前方，其间的绿色区域代表后方的皮质脊髓束。b. 脑桥外侧面观。脑桥基底部位于内侧丘系（橙色）前方。皮质脑桥束和皮质核束（蓝色）位于皮质脊髓束的后方。c. 左侧小脑半球切除后的后外侧观。齿状核纤维构成小脑上脚，于中脑下丘水平相交后进入红核。滑车神经是后颅窝最重要的解剖标志之一，它将中脑外侧沟（LMS）与脚间沟（小脑中脚及小脑上脚间）分隔，并将四叠体板与小脑上脚和上髓帆分隔。脚间沟内侧是小脑上脚（棕色），其前方上部可见外侧丘系（红色）。脚间沟外侧是小脑中脚，三叉神经从此处离开脑桥。d. 外侧面观。展示了齿状核和小脑扁桃体的相对关系，小脑脚、三叉神经和绒球作为重要的解剖标志可识别前庭蜗神经和内听道。1—三叉神经；2—丘脑枕；3—下丘；4—上髓帆；5—齿状核；6—绒球；7—小脑扁桃体；8—下橄榄核

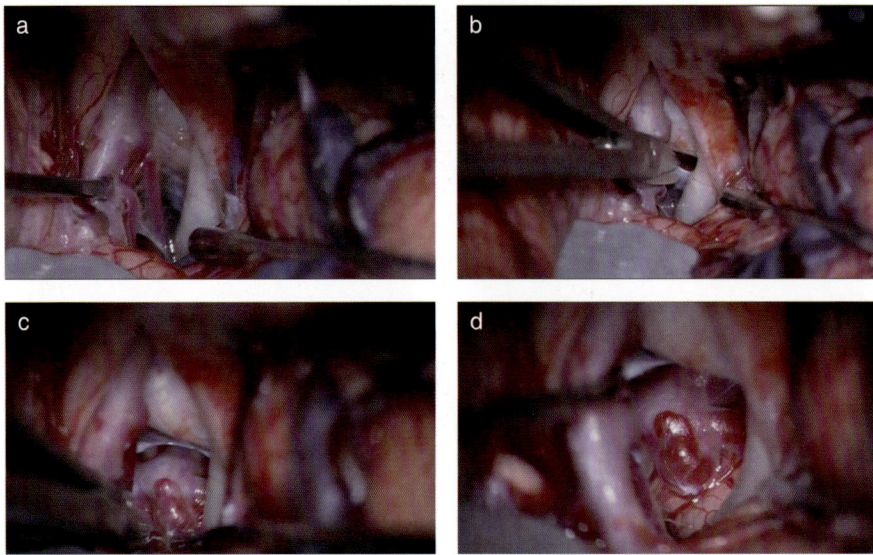

图 10.15 术中图像。a. 后交通动脉和脉络膜前动脉已显露，可见充分开放的颈内动脉 – 动眼神经三角区。b. 切开 Liliequist 膜进入桥前池。c、d. 充分显露并分离动脉瘤

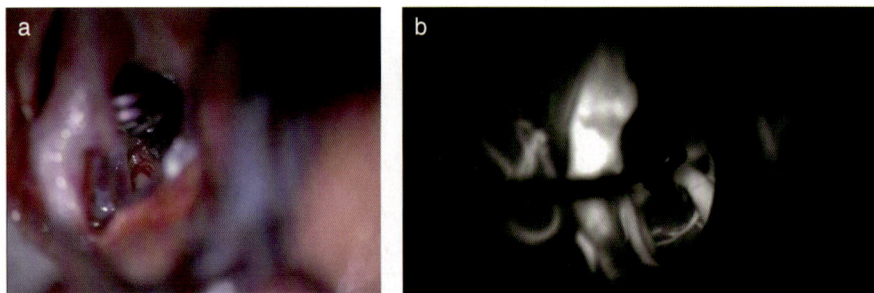

图 10.16 术中图像。a. 动脉瘤夹闭术后的最终术野。b. 吲哚菁绿血管造影证实小脑上动脉和大脑后动脉血流通畅

10.4 病例 3

患者，女性，25 岁，临床表现包括头痛、右侧中枢性面瘫和突发意识障碍。患者进一步行 MRI 检查（图 10.17）以查找潜在的病因。在已经讨论了脑桥前方相关的解剖结构和手术要点之后，我们现在关注脑桥后部——被盖部。

在对该病例进行手术之前，我们必须了解脑桥被盖部附近的哪些外科解剖结构呢？

脑桥被盖部与第四脑室关系密切，构成第四脑室的上部。脑桥上界是上髓帆，上髓帆与滑车神经和下丘下界处于同一水平。脑桥下界位于髓纹（髓纹由 1~4 条纹带构成）上方的外侧隐窝水平。请注意，髓纹是非常重要的手术标志，因为面丘位于脑桥被盖部。因此，我们可以借此定位面丘上安全进入区和面丘下安全进入区，从而安全进入第四脑室底壁（图 10.18）。

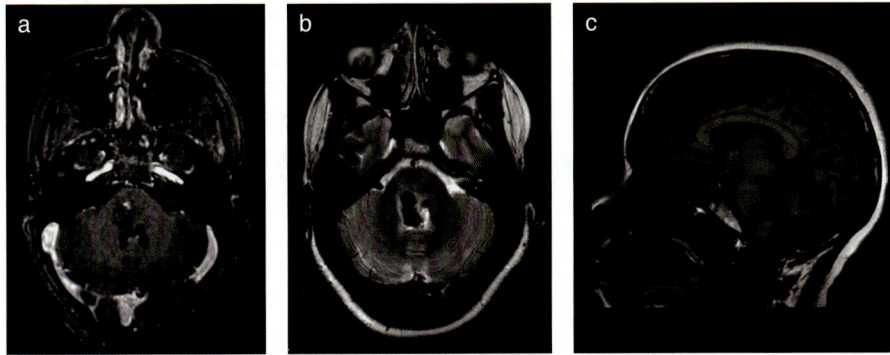

图 10.17　初始脑部 MRI。轴位 T_1WI（a）和 T_2WI（b）均提示脑桥盖部混杂信号。矢状位 T_1WI（c）显示被盖部水肿导致中脑导水管部分梗阻。这些表现高度提示脑桥海绵状血管瘤

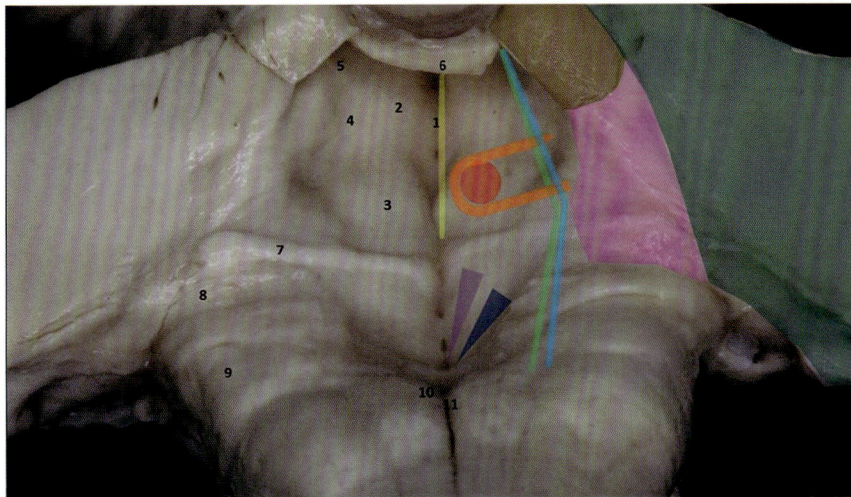

图 10.18　脑桥被盖部脑室面的术中视野。左侧已显露术中解剖标志，右侧标记的主要纤维传导束和核团如下：内侧纵束（黄色）、中央顶盖束（绿色）、三叉中脑束和三叉脊髓束（浅蓝色）、小脑上脚（棕色）、小脑下脚（粉色）、小脑中脚（深绿色）、面神经（橙色）、外展神经核（红色）、舌下神经核（紫色）、迷走神经核（深蓝色）。1—后正中沟；2—内侧隆起；3—面丘；4—界沟；5—蓝斑；6—上髓帆；7—髓纹；8—前庭区；9—小脑下脚；10—最后区；11—闩部

脑桥被盖部的脑室面从内到外依次为内侧沟、内侧隆起、界沟和前庭区。然而，仅靠这一知识尚不足以安全进行手术。熟练掌握脑桥被盖部的内部解剖结构十分重要，这意味着术中能够识别病变周围所有的神经纤维束（图 10.18、10.19）。

第四脑室底壁脑桥部分呈三角形，下方以髓纹为界。在脑室底浅面，内侧纵束位于顶盖脊髓束的后方；在面丘内，面神经脑桥内段从上方和下方包绕外展神经核，而中央被盖束和三叉中脑束位于外侧的界沟深面。在深部平面内，内侧丘系位于内侧纵束前方，内侧丘系外侧依次为脊髓丘脑束和外侧丘系。应当牢记，只有小脑上脚和小脑下脚构成第四脑室外侧壁（图 10.19）。

对术者而言，不仅要了解神经传导束的存在，同时还要明确其相互间准确的空间位置关系，这非常重要。只有这样，当术者处理这一区域的病变时，才可以明确病灶周围走行着哪些传导束。

此时，我们就了解了脑桥内部和外部的相关解剖结构。因此，我们在术中可以选择相对功能哑区进入脑桥。脑桥的安全进入区有哪些呢？

已经报道的脑桥安全进入区有 7 个。术者必须意识到周边解剖结构及深部传导束和核团受损后的潜在风险（表 10.1，图 10.20）。因此，考虑到海绵状血管瘤和深部传导束的位置关系（图 10.19），手术采用了经膜帆经面丘上入路（图 10.21）。术后影像学检查显示海绵状血管瘤被完全切除（图 10.22）。

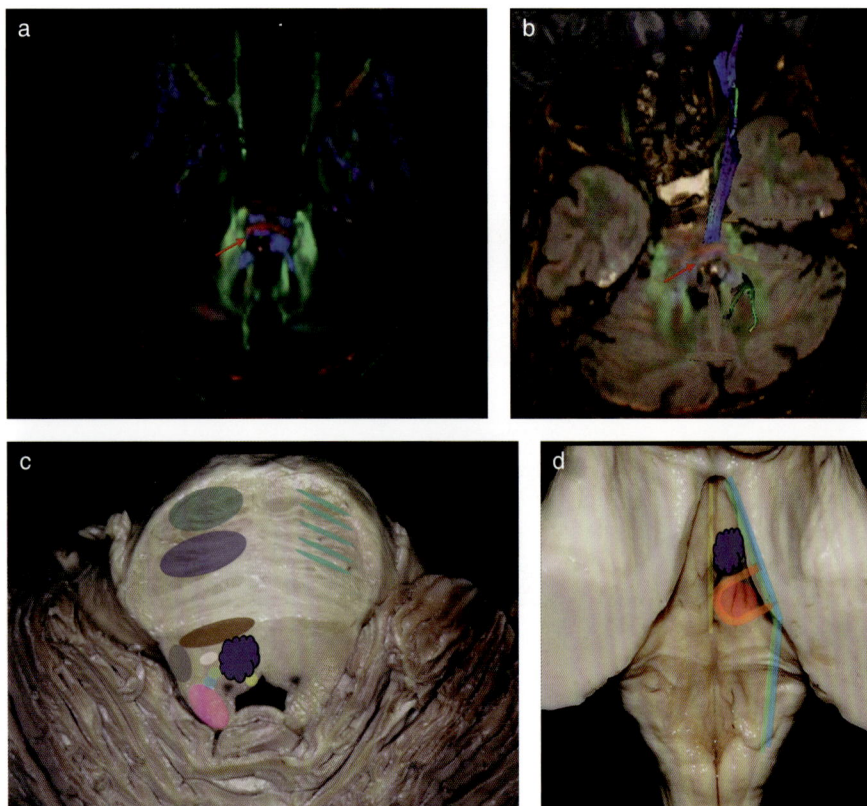

图 10.19 利用 MRI 纤维束成像技术与解剖标本，展示病变和周边传导束的相关性。a、b. 脑桥上段轴位传导束成像显示病灶使右内侧丘系（红色箭头）移位。皮质脊髓束（蓝色下行纤维）位于后部横行纤维（红色）的前方，得到保留。c、d. 病灶（暗紫色）与周边传导束的相对关系。海绵状血管瘤位于脑桥被盖部，内侧丘系（棕色）和内侧纵束（黄色）之间，展神经核（红色）和面神经（橙色）上方，且位于中央顶盖束（浅绿色）和三叉中脑束（浅蓝色）的内侧。横行纤维（青绿色）、皮质脊髓束（深绿色）、皮质核束（深蓝色）、脊髓丘脑束（白色）、外侧丘系（灰色）和小脑上脚（粉色）均清晰可见

表 10.1　脑桥手术安全进入区

安全进入区	定位	适合入路	脑桥显露范围	危险结构	潜在并发症
三叉神经周围区	CN Ⅴ～Ⅶ发出点之间	岩前入路、乙状窦前入路、乙状窦后入路	尾侧、腹外侧	皮质脊髓束、三叉神经核束、脊髓束、CN Ⅵ、CN Ⅶ	偏瘫、三叉神经损伤、CN Ⅵ、CN Ⅶ
外侧经小脑脚区	小脑中脚，小脑中脚和半球连接处前方	乙状窦后入路	嘴侧、腹外侧	三叉神经脑桥段	三叉神经病变
三叉神经内上区	脑桥中脑沟下方4 mm，CN Ⅲ发出水平	眶颧或颞前经海绵窦入路	嘴侧、腹侧	皮质脊髓束	偏瘫
三叉神经外上区	CN Ⅴ发出点上方	颞下经小脑幕入路	后外侧	三叉神经脑桥段	三叉神经病变
脚间沟	小脑中脚和小脑上脚之间，LMS后方8.2 mm	幕下小脑上入路、颞下经小脑幕入路	后外侧	小脑上脚、LL	锥体外系综合征、听力受损
面丘上区	面丘上方	枕下膜帆入路	嘴侧、背侧被盖部	MLF、TST、CTT、CN Ⅶ、外展神经核	面瘫、动眼神经功能障碍
面丘下区	面丘下方	枕下膜帆入路	尾侧、背侧被盖部	TST、CTT、CN Ⅶ、外展神经核	面瘫、动眼神经功能障碍

注：CN—脑神经；SCP—小脑上脚；LMS—中脑外侧沟；MLF—内侧纵束；TST—顶盖脊髓束；CTT—中央顶盖束。

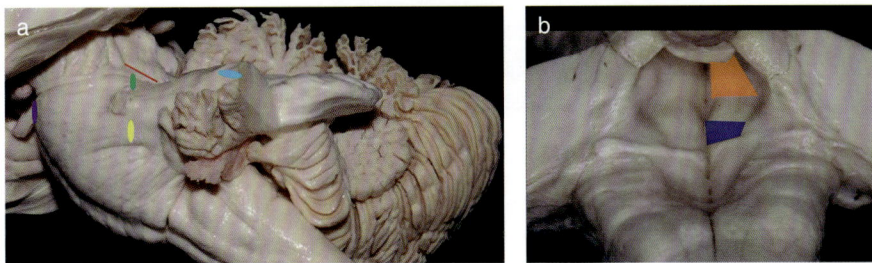

图 10.20　脑桥安全进入区。a. 脑干外侧面。三叉神经内上区（紫色）、三叉神经外上区（绿色）、三叉神经周围区（黄色）、外侧经小脑中脚区（蓝色）、脚间沟区（红色）。b. 第四脑室底壁。面丘上区（橙色）、面丘下区（深蓝色）

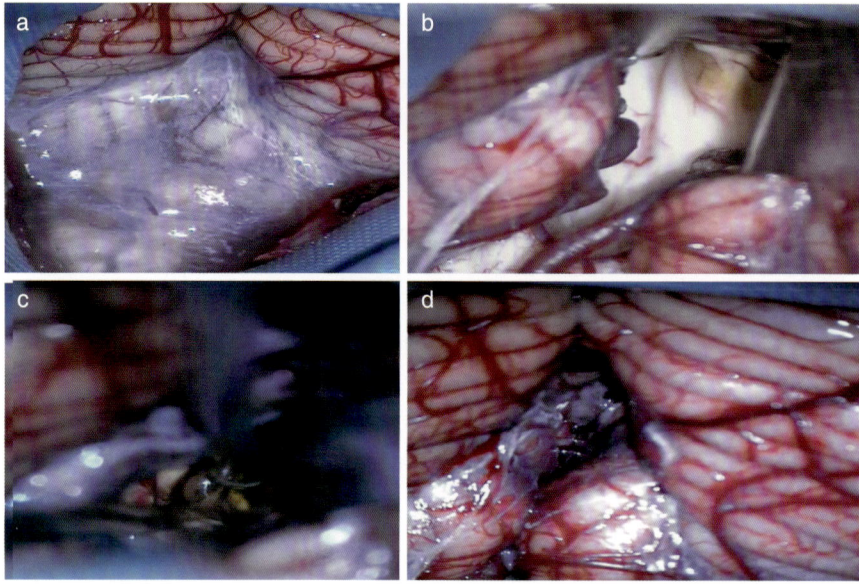

图 10.21　术中图像。a. 显露枕大池和小脑。b. 显露第四脑室底壁，可见安全区内含铁血黄素沉积。c. 切除海绵状血管瘤。d. 切除病变后的手术视野

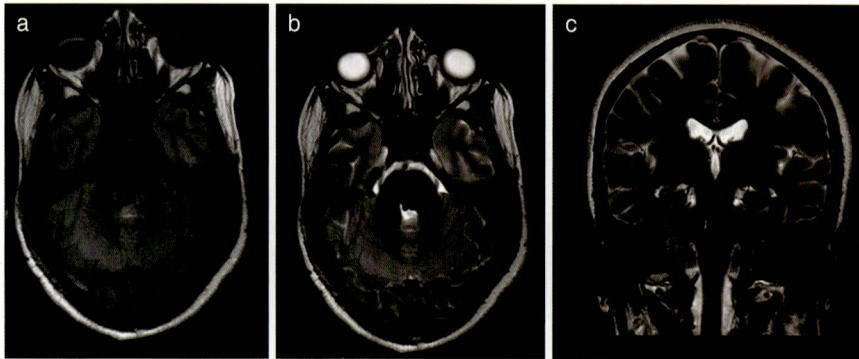

图 10.22　术后 MRI。轴位 T_1WI（a）和 T_2WI（b）显示手术路径。c. 冠状位 T_2WI 显示海绵状血管瘤被完全切除

10.5　病例 4

　　患者，女性，29 岁，因"左侧面瘫 10 天"接受 MRI 检查，MRI 提示病灶符合海绵状血管瘤（图 10.23 a、b、d、e）。海绵状血管瘤位于脑桥被盖部下段，考虑到患者年龄较小、预后有望良好以及既往出血病史，决定行手术治疗。术者评估了所有与纤维传导束相关的手术入路（图 10.23 c、f）。基于病变到脑桥表面最短的距离、海绵状血管瘤长轴上功能传导束的缺失，最终确定面丘下入路是最佳的手术路径。采用经枕下开颅经膜帆入路到达安全进入区（图 10.24）。

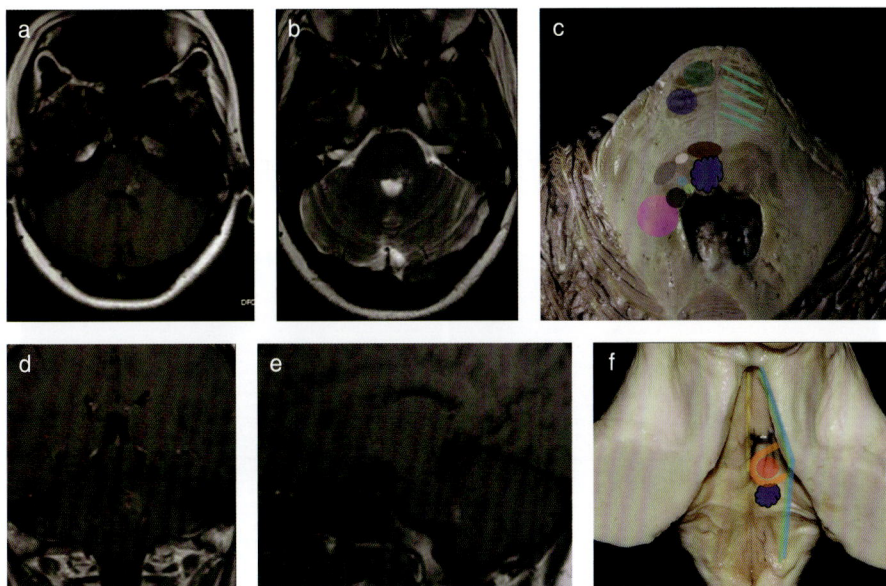

图 10.23　术前 MRI 和相关解剖结构。轴位 T_1WI（a）和 T_2WI（b）显示低位脑桥被盖部混杂信号病变。c. 病变和周围传导束的解剖位置关系。冠状位 T_1WI（d）和矢状位 T_1WI（e）显示病变位于第四脑室底壁面丘正下方。f. 病变（暗紫色）和第四脑室底壁相关传导束的解剖位置关系。内侧丘系（棕色）、内侧纵束（黄色）、展神经核（红色）、面神经（橙色）、中央顶盖束（浅绿色）、三叉中脑束（浅蓝色）、横行纤维（青绿色）、皮质脊髓束（深绿色）、皮质核束（深蓝色）、脊髓丘脑束（白色）、外侧丘系（灰色）、前庭神经核（黑色）、小脑下脚（粉红色）

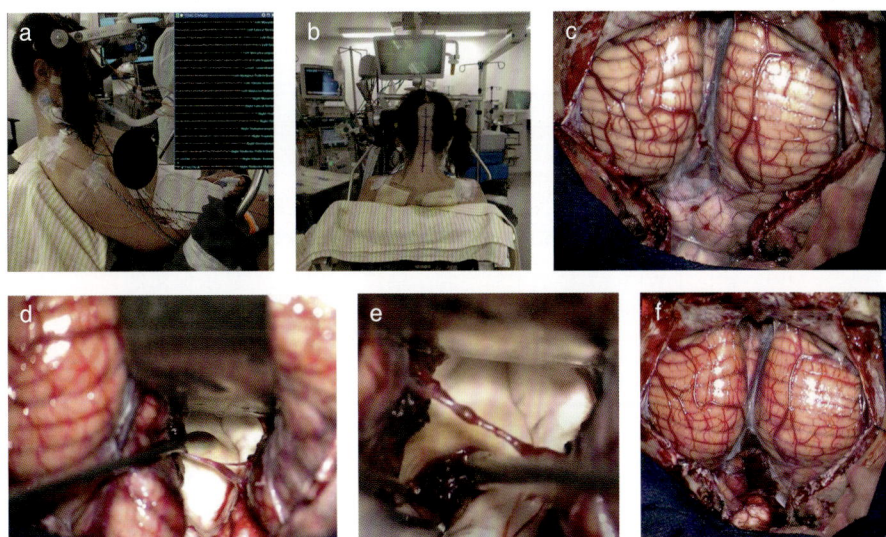

图 10.24　术中图像。a、b. 患者体位及经枕下开颅经膜帆入路的手术切口。插入小图显示术中采用单极电刺激探测第四脑室底壁，以确认未刺激到面神经。c. 广泛显露小脑枕面，并开放枕骨大孔。d. 切开脉络膜和下髓帆，向上牵开右侧小脑扁桃体显露第四脑室底壁至中脑导水管水平。e. 进入面丘下区切除海绵状血管瘤。f. 术后视野

在第四脑室底壁进行手术时，对相关脑神经进行电生理监测十分重要，尤其是面神经、外展神经、前庭蜗神经和后组脑神经。神经导航系统也有助于确认安全进入区及切除范围。然而，这些技术并不能替代对解剖结构的深入了解。

海绵状血管瘤被完全切除（图 10.25），患者出院时未出现任何新的神经功能障碍。

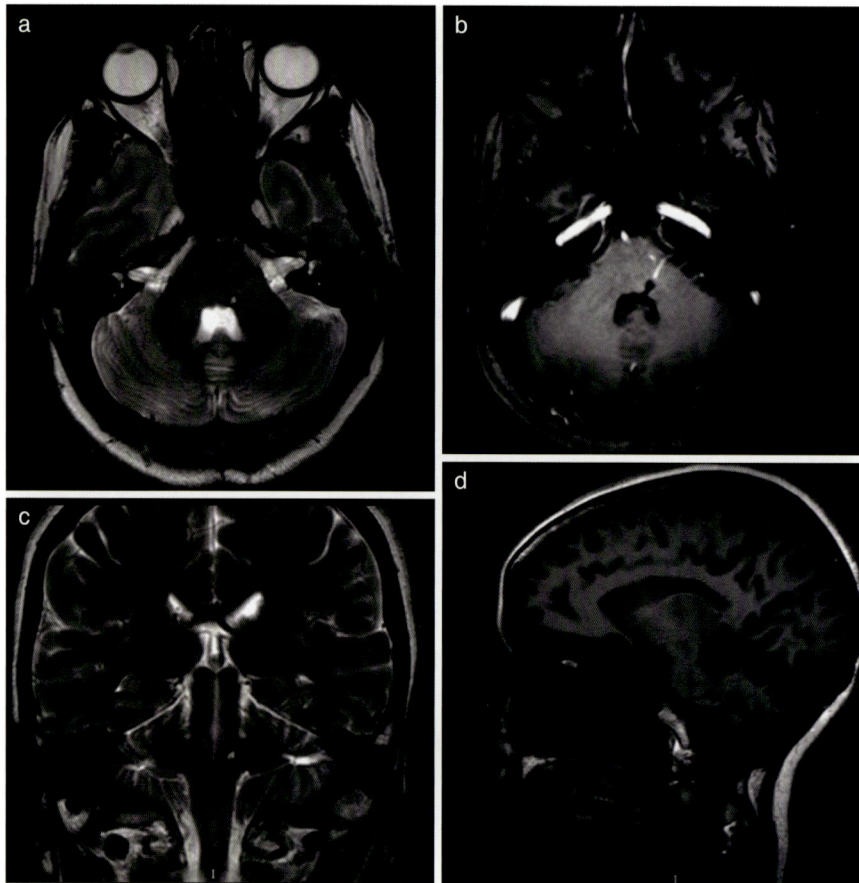

图 10.25 术后脑部 MRI。轴位 T_2WI（a）显示术后空腔。轴位 T_1WI（b）显示保留的异常发育静脉。冠状位 T_2WI（c）和矢状位 T_1WI（d）显示海绵状血管瘤已完全切除

（沈李奎 译，徐涛 刘芳 审校）

补充病例视频：脑桥海绵状血管瘤（视频 10.1）

视频 10.1

参考文献

Akiyama O, Matsushima K, Nunez M, Matsuo S, Kondo A, Arai H, et al. Microsurgical anatomy and approaches around the lateral recess with special reference to entry into the pons. J Neurosurg. 2018;129(3):740.

Cavalheiro S, Serrato-Avila JL, Párraga RG, da Costa MDS, Nicácio JM, Rocha PR, et al. Interpeduncular Sulcus Approach to the Posterolateral Pons. World Neurosurg [Internet]. 2020 Jun 1 [cited 2020 Sep 6];138:e795–805. Available from: https://pubmed.ncbi.nlm.nih. gov/32217179.

Cavalheiro S, Yagmurlu K, da Costa MDS, Nicácio JM, Rodrigues TP, Chaddad-Neto F, et al. Surgical approaches for brainstem tumors in pediatric patients. Childs Nerv Syst. 2015;31(10):1815–40.

da Costa MDS, Braga VL, Yagmurlu K, Centeno RS, Cavalheiro S, Chaddad-Neto F. A technical guide for fiber tract dissection of the internal capsule. Turk Neurosurg. 2018;28(6):934–9.

Granados OS, da Costa MDS, Costa BL, González-Echeverría K, Paganelli SL, Caramanti RL, et al. Microsurgery for upper basilar tip aneurysm with intraoperative rupture: 3-dimensional operative video. Oper Neurosurg (Hagerstown, Md). 2019;16(2):43.

Párraga RG, Possatti LL, Alves RV, Ribas GC, Türe U, de Oliveira E. Microsurgical anatomy and internal architecture of the brainstem in 3D images: surgical considerations. J Neurosurg. 2015;124(5):1377–95.

Serrato-Avila JL, Paz Archila JA, Costa MDSD, Rocha PR, Marques SR, Moraes LOC, Cavalheiro S, Yağmurlu K, Lawton MT, Chaddad-Neto F. Microsurgical approaches to the cerebellar interpeduncular region: qualitative and quantitative analysis. J Neurosurg. 2021;22:1–14.

Yagmurlu K, Rhoton AL, Tanriover N, Bennett JA. Three-dimensional microsurgical anatomy and the safe entry zones of the brainstem. Neurosurgery. 2014;10 Suppl 4(12):602–19; discussion 619-20.

第 11 章

延髓的外科解剖

11.1 引言

脑干通常分为 3 个部分：中脑、脑桥和延髓（medulla oblongata，MO）。延髓位于脑干的最下端，连接脑与脊髓。延髓以颅底为底面呈倒锥形，轴向长度为 27~30 mm，前后径为 12~15 mm，上端直径为 20~25 mm，下端直径为 10~12 mm。

延髓位于枕骨（斜坡）的基底部上方，以及第四脑室和小脑的腹侧。延髓的上端通过脑桥延髓沟与脑桥分隔，下端与脊髓相连，下界位于锥体交叉和第一颈脊神经之间。

延髓的解剖结构分为外部结构和内部结构。外部结构涉及 3 个面：腹侧面、外侧面和背侧面，而内部结构分为灰质结构和白质结构。

11.2 外部结构

11.2.1 腹侧面

延髓前正中裂位于腹侧面的中线位置，其上端终点与脑桥延髓沟形成三角形隐窝，称为盲孔。该区域有丰富的脑干血管穿支分布。前正中裂的两侧分别有两组神经束：一组为来自大脑皮质的皮质脊髓束；另一组为通过锥体交叉形成的部分对侧皮质脊髓束和皮质延髓束。此锥体交叉形成的神经束延伸范围为 6~8 mm（图 11.1）。展神经（abducens cranial nerve，Ⅵ）从锥体前方的脑桥延髓沟发出。锥体两侧有两个凸起，称为橄榄，覆盖于背侧的橄榄核。橄榄与周围组织通过两条沟分界：一条沟为舌下神经（Ⅻ）发出的内侧或前外侧沟（橄榄前沟）；另一条沟为舌咽神经（Ⅸ）、迷走神经（Ⅹ）、副神经（Ⅺ）发出的外侧或后外侧沟（橄榄后沟）（图 11.1）。

11.2.2 外侧面

延髓外侧面上端有两个窝。橄榄上窝（supraolivary fossa）位于前部，将延髓与脑桥分隔。面神经（Ⅶ）和中间神经（又称 Wrisberg 神经）走行于此窝。延髓窝位于橄榄上窝后方，前庭蜗神经（Ⅷ）走行于此窝（medullary fossa）。橄榄位于延髓外侧面的前部（图 11.1）。

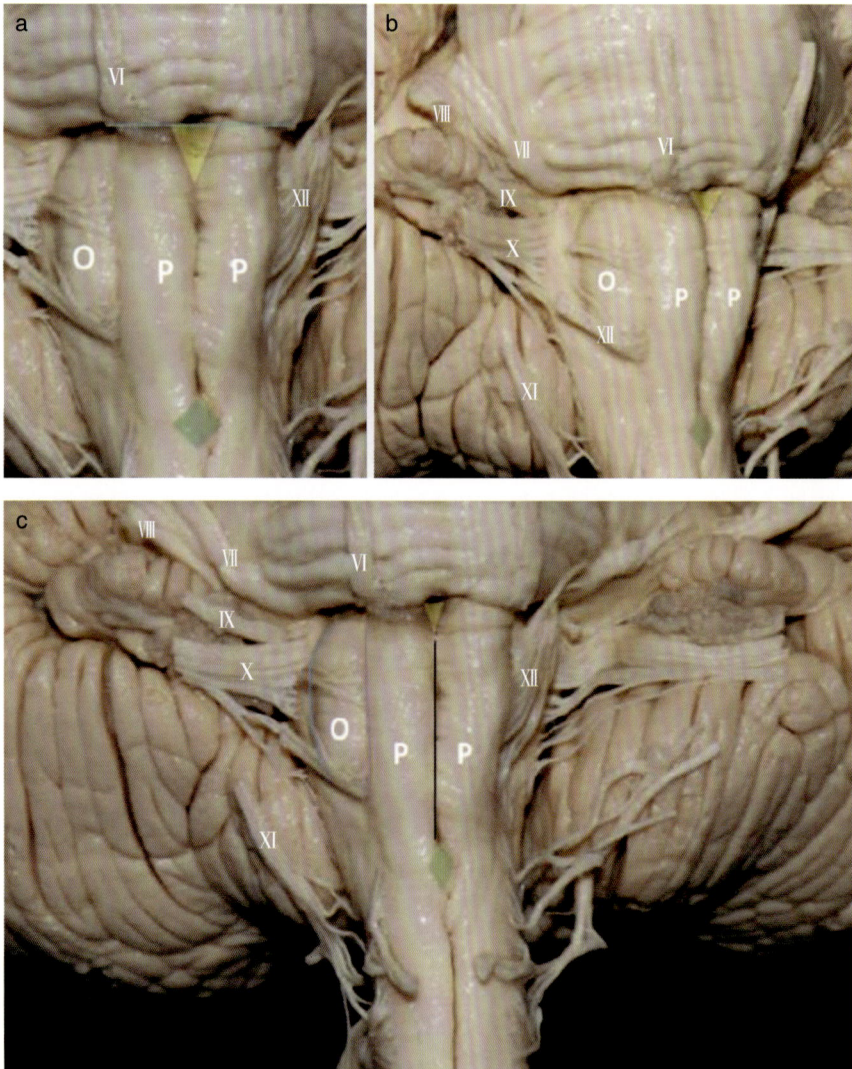

图 11.1　延髓的腹侧面和外侧面（a~c）。延髓的腹侧面可见前正中裂（黑线），它是脊髓前正中裂的延续。前正中裂的上端是盲孔（黄色三角），盲孔与脑桥由脑桥延髓沟（天蓝色线）分隔。锥体（P）内含有锥体束（皮质脊髓束）并终止于锥体交叉（绿色菱形）。橄榄（O）由深面的下橄榄核隆起形成。前外侧沟或橄榄前沟（紫色线）走行着舌下神经（Ⅻ）的小分支。后外侧沟或橄榄后沟（蓝色线）走行着舌咽神经（Ⅸ）、迷走神经（Ⅹ）和副神经（Ⅺ）的神经根（图片由 Richard Gonzalo Párraga 提供）

11.2.3　背侧面

延髓的背侧面分为上部和下部。上部被称为"开放"部分，构成第四脑室底壁的下部；下部被称为"闭合"部分，与脊髓中央管的喙端相延续。这两个部分以闩部（obex）（即第四脑室下方的出口）为界。

与脊髓相似的是，在延髓的闭合部分，也以后正中沟为中线标志。在延髓尾侧，背柱、薄束和楔束承接脊髓喙端上行纤维，并止于薄束和楔束核。终点位置有两个隆起标志，即靠内侧的薄束结节和靠外侧的楔束结节，二者由后中间沟分隔（图 11.2）。

第四脑室的底壁，也称为菱形窝（rhomboid fossa），由脑桥和延髓的背侧面的凹陷形成。菱形窝的下半部三角形构成延髓的开放部分。这个倒三角形的顶点，被称为"写羽"（译者注：calamus scriptorius，其形状类似于羽毛笔的笔尖）。倒三角形的底部则朝向脑桥延髓交界处，两边的外侧隐窝止于外侧孔，又称 Luschka 孔。脑脊液由第四脑室通过该孔进入包绕大脑的蛛网膜下腔。

这个倒三角被后正中沟一分为二，每半个三角形都有 3 个区域。舌下神经三角区位于上侧和内侧，对应三角区内侧的白色隆起，其上部覆盖舌下核（图 11.2）。前庭区位于上方和外侧，对应三角区外侧的白色隆起，其上部形成听结节（图 11.2）。在这两个隆起的下方，位于舌下神经三角区和前庭区下部之间，是一个三角形的暗区。此暗区为迷走神经三角区，对应迷走神经和舌咽神经的感觉核。最后区（area postrema）是一个较小的舌状隆起，位于迷走神经三角区内下侧，在狭长半透明的分离索（funiculus separans）和薄束核之间。髓纹是穿过前庭区和内侧隆起的白色线性结构，形成部分听神经耳蜗分支并隐藏于后正中沟中（图 11.2）。

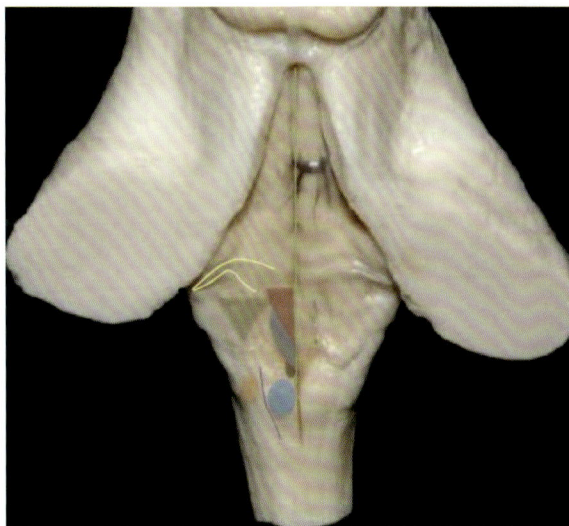

图 11.2　延髓灰质。在延髓背侧面（第四脑室底壁），后正中沟在中线处（绿线）将第四脑室底壁纵向分隔。在延髓上半部，舌下神经核和迷走神经背核以及最后区在底壁的下部相互重叠。这些核的外侧是前庭区前庭神经的终末核。在延髓下半部，薄束核（蓝色内侧圆圈）和楔束核（橙色外侧圆圈）被后中间沟（紫色线）分隔。髓纹在外侧隐窝水平穿过第四脑室底壁（黄线）（图片由 Richard Gonzalo Párraga 提供）

11.3 内部结构

延髓是脊髓和脑之间的过渡区域，因此，延髓的内部结构类似于脊髓的内部结构，但延髓的灰质和白质具有脑干区域的一些典型特征。

11.3.1 灰质

在胚胎发育过程中，神经管的尾部发育为脊髓，并形成背侧的翼板（alar plate）和腹侧的基板（basal plate）。翼板生成感觉神经元（sensory neurons），基板生成运动神经元（motor neurons）。在延髓的上部，由于第四脑室的存在，翼板向外侧移动而基板留在中间，两者被界沟分隔，界沟外侧分布感觉核，内侧分布运动核。在运动核（motor nuclei）中有下橄榄核（inferior olivary nucleus），下橄榄核是橄榄复合体中最大的结构。下橄榄核结构呈层状，内部凹陷，通过小脑－橄榄神经纤维穿过小脑下脚与红核和小脑相连。运动核影响既往学习过的动作的协调。内侧和背侧的副橄榄核与下橄榄核形成下橄榄复合体，并与下橄榄核具有相同的功能。

舌下神经三角区内的舌下核（hypoglossal nucleus）形成舌下神经，舌下神经向腹侧走行并见于橄榄前沟，该神经的功能是支配舌外肌和舌内肌（一般躯体传出通路）（图11.2）。

迷走神经背核（dorsal nucleus of the vagus）位于舌下神经核的外侧，发出迷走神经的部分纤维。这些纤维是节前副交感神经，沿橄榄后沟走行，该神经的功能是发出副交感神经纤维，支配胸部的所有器官，且支配范围可延伸至左半结肠曲（一般内脏传出通路）（图11.2）。

下橄榄核的背侧是疑核（ambiguous nucleus），疑核通过舌咽神经（Ⅸ）、迷走神经（Ⅹ）和副神经（Ⅺ）支配源自第三鳃弓和第四鳃弓的肌肉，这些肌肉包括上腭、咽、喉和食管的上1/3段。疑核（特殊内脏传出通路）发出副神经的颅部纤维分支。

翼板的感觉核之一是孤束核（solitary nucleus），它位于迷走神经背核的外侧，与第四脑室底壁相邻。孤束核的特征形状是由一组分为头部和尾部的神经元构成。头部通过3种神经节的神经纤维接收味觉信息：面神经膝状神经节收集舌前2/3的味觉信号；舌咽神经节接收舌后1/3的味觉信号；迷走神经节收集会厌的味觉信号。尾部通过迷走神经和两个颈动脉受体接收来自胸部和腹部器官的内脏敏感性（膨胀或压力）信息。两个颈动脉受体中，一个为颈动脉窦，是能感知压力变化的压力感受器；另一个为颈动脉体，是能感受pH变化的化学感受器，两者都受舌咽神经支配。

前庭核（vestibular nuclei）（下核、内核和外核）位于延髓与脑桥的交界处，形成菱形窝外侧的前庭区（图11.2）。前庭核通过前庭神经节（斯卡帕神经节，Scarpa's ganglion）接收来自第八对脑神经（CN Ⅷ）前庭支的纤维，传递有关角度和线性加速或减速的信息（水平和垂直方向）。

在前庭核外侧与小脑下脚相邻的是耳蜗核，耳蜗核位于小脑下脚腹侧和小脑下脚背侧，从耳蜗神经节接收听觉信息。

在延髓外侧，三叉神经脊束核（trigeminal spinal nucleus）延伸至脊髓的第一颈段，位于胶状物质（gelatinous substance）中的第二层椎板中（译者注：脊髓灰质 Rexed 分层中的第二层）。该核分为 3 个部分：口部、极间和尾部，它们通过三叉神经（V）、面神经（Ⅶ）、舌咽神经（Ⅸ）和迷走神经（X）从头部接收携带疼痛和温度信号的纤维。

在锥体束的最表面部分，弓状核（arcuate nucleus）构成穿过菱形窝下三角区的延髓纹结构。这些核是脑桥核团的延伸，接收来自皮质脊髓束的纤维，并通过小脑下脚将轴突通过前外弓状纤维和延髓纹发送到小脑。这些核具有化学敏感性功能，并协助控制呼吸频率。

在延髓的下部及室管膜导管的背侧，是薄束核（the nuclei of the gracilis）（内侧）和楔束核（the nuclei of the cuneiform）（外侧）（图 11.2）。它们接收振动觉、精细触觉、有意识的本体感觉、压力觉和两点分辨觉等感觉信息。薄束核携带来自身体下部（下肢、骨盆、腹部和下胸部）的信息，楔束核携带来自身体上部（上胸部、上肢和颈部）的信息。在楔束核的外侧有一个称为副楔束核的小核团，接收来自上肢的无意识本体感觉信息。

11.3.2　白质

在锥体水平，锥体通路包含皮质脊髓束和皮质延髓束。皮质脊髓束（corticospinal fibers）传导来自大脑皮质初级运动区的随意运动冲动，通过锥体的前部下行，并在此形成不完全交叉（约 90%）。前侧（同侧）皮质脊髓束继续进入脊髓，沿脊髓前柱继续下行；外侧（对侧）皮质脊髓束则沿脊髓外侧柱继续下行。皮质延髓束（cortico-bulbar fibers）起源于大脑皮质，在后内侧下降至皮质脊髓束，终止于脑神经的运动核，发挥运动功能。

薄束核和楔束核的纤维共同形成内侧丘系通路（medial lemniscus pathway）（图 11.3）。内侧丘系靠近中线位置，位于延髓两侧皮质脊髓束后方。它的纤维是二级纤维，上行至丘脑腹后外侧核，终止于大脑皮质的初级躯体感觉区。

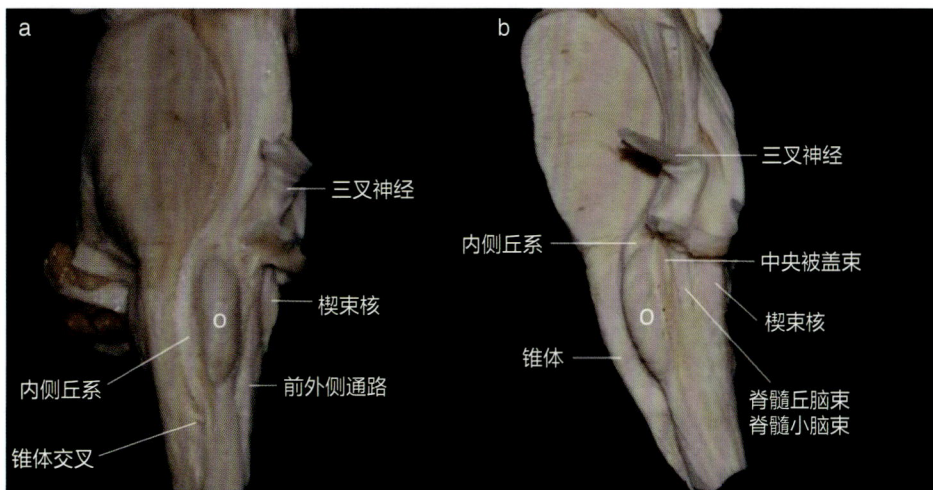

图 11.3　延髓白质。左侧延髓锥体已被移除以显露内侧丘系。在椎体通路（皮质脊髓束和皮质延髓束）的尾端可见锥体交叉。脊髓丘脑束和脊髓小脑束走行于髓质的外侧和橄榄（O）后方（图片由 Richard Gonzalo Párraga 提供）

脊髓小脑前束（Gower 束）和脊髓小脑后束（Flechsig 束）位于延髓的浅表外侧部分。脊髓小脑前束位于橄榄核和脊髓小脑后束之间。它通过小脑上脚传递对侧振动觉、精细触觉、有意识的本体感觉、压力觉和两点分辨觉等感觉信息，随后再次交叉并终止于同侧小脑半球。脊髓小脑后束位于脊髓小脑前束和小脑下脚之间，经小脑下脚将无意识的本体感觉信息从躯干和下肢传递至同侧小脑半球（图 11.3）。

在延髓的外侧部分，脊髓丘脑束（spinothalamic tract）走行于脊髓小脑前束的内侧，脊髓丘脑束由两条相邻的通路组成：前侧束和外侧束（图 11.3）。脊髓丘脑前侧束传递有关粗糙触觉和压力觉的信息。脊髓丘脑外侧束传递有关疼痛和温度的信息。两束纤维均将信息传送到丘脑的腹后外侧核，然后继续向上传递至中央后回的躯体感觉皮质。

顶盖脊髓束（tectospinal spinal tracts）、红核脊髓束（rubrospinal spinal tracts）、前庭脊髓束（vestibulospinal spinal tracts）和网状脊髓束（reticulum spinal tracts）属于锥体外系。这些神经束起源于大脑的不同区域，直接下行至脊髓。

孤束（solitary tract）是一个致密的神经纤维束，纵行于延髓的后外侧区域。孤束由第Ⅶ、Ⅸ和Ⅹ对脑神经的传入纤维组成，下行至脊髓的上颈段。

11.4　延髓的血管解剖

延髓的血供不同于脑干的其他区域，这可能与动脉系统供血模式的差异有关。

延髓的血液供应主要来自椎动脉和脊髓前动脉的分支。椎动脉（vertebral artery）可分为4部分：横突孔前段（V1）、椎间孔段（V2）、寰椎段（V3，又称硬脑膜外段）和硬脑膜内段（V4）。V4 段（硬脑膜内段）穿过硬脑膜后向内侧走行至延髓前部，位于舌下神经和第一颈神经前根之间，在齿状韧带第一齿状突的下方。该段血管在脑桥下缘与对侧血管汇合形成基底动脉。脊髓前动脉是走行于前正中裂的中线血管，由椎动脉分支汇合形成。前外侧穿支动脉、椎动脉分支和脊髓前动脉共同为锥体束和下橄榄核提供血供（图 11.4）。

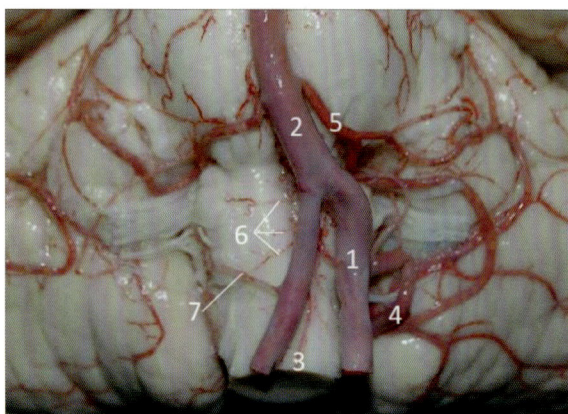

图 11.4　延髓的动脉血供示意图。1—椎动脉；2—基底动脉；3—脊髓前动脉；4—小脑后下动脉；5—小脑前下动脉；6—前外侧穿支动脉；7—外侧动脉（图片由 Richard Gonzalo Párraga 提供）

　　小脑后下动脉为起自下橄榄核附近的椎动脉，沿延髓后外侧走行。在延髓的前外侧缘，该动脉从舌下神经根丛的喙端、尾端或中间穿过；在延髓的后外侧缘，该动脉则从舌咽神经、迷走神经和副神经丛的喙端或中间穿过。穿过上述神经后，小脑后下动脉绕小脑扁桃体走行，进入小脑延髓裂，随后向后走行于第四脑室顶壁的下半部。外侧动脉（lateral arteries）是小脑前下动脉、椎动脉和基底动脉的分支。这些动脉为小脑下脚、脊髓丘脑束、脊髓小脑束、脊髓三叉神经核、中央网状结构、迷走神经背侧运动核、孤束核、孤束、舌下核、前庭核、耳蜗核、楔束核和疑核提供血供（图 11.4）。薄束核、楔束核、脑极后区、迷走神经核、孤束核和内侧前庭核由外侧动脉的分支供血。

　　延髓的静脉系统（类似于脑干的静脉系统）根据引流区域和走行方向（纵向或横向）命名。纵向走行的静脉包括：沿中线走行的延髓前正中静脉（median anterior medullary vein）；在脑干的前外侧面走行的延髓静脉（medullary veins）；在脑干侧面走行的延髓外侧静脉（lateral medullary veins）。横向走行的静脉包括：在脑桥和延髓沟中走行的脑桥延髓沟静脉（pontomedullary sulcus veins）；横跨延髓前表面及外侧面的横静脉（transverse veins）（图 11.5）。

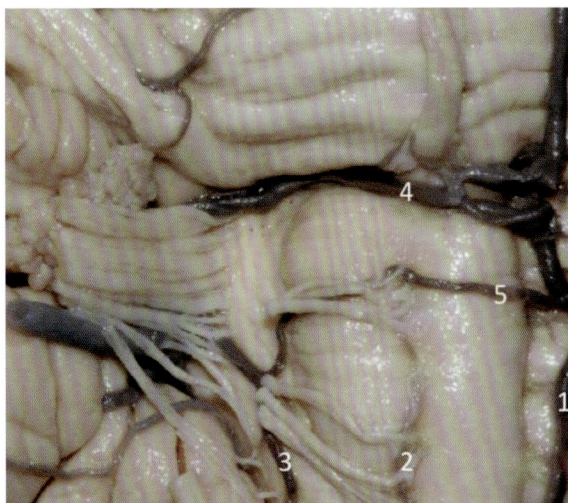

图 11.5　延髓的静脉血供示意图。1—延髓前正中静脉；2—延髓静脉；3—延髓外侧静脉；4—脑桥延髓沟静脉；5—横静脉（图片由 Richard Gonzalo Párraga 提供）

11.5　外科决策

　　由于延髓中密集分布着多种核团和脑神经，延髓可能为脑干中最难以处理的结构。影响延髓的病变包括肿瘤、血管畸形、脱髓鞘 / 炎性病变和感染。对脑干病变（尤其是延髓）进行手术的标准主要取决于病变性质、解剖位置和术者的经验。术前需要仔细评估脑神经、神经束和小脑功能。为此，术中监测包括听觉诱发电位（监测外侧丘系）、体感诱发电位（监测内侧丘系）、用于评估皮质脊髓束的运动诱发电位，以及第Ⅶ、Ⅸ、Ⅹ和Ⅻ对脑神经的监测。需注意的是，延髓定位技术无法有效检测皮质脊髓束与皮质核束通路的病变，此类病变需要通过运动诱发电位（motor evoked potentials，MEPS）的神经电生理监测探查。此外，目前尚无可以监测小脑功能的技术。

延髓的手术入路取决于病变的位置。为此，可以将延髓分为两个不同的区域：前外侧面和后表面。

11.5.1 延髓前外侧入路

位于延髓前外侧部分的病灶可通过远外侧入路抵达，这需要行外侧枕下颅骨切除术并切除寰椎（C1）后弓。根据枕髁需要切除的范围，有以下几种手术入路：即经髁入路、髁上入路和髁旁入路。

在成人中，可以采用远外侧入路并部分磨除枕髁后 1/3。在儿童中，可以在不磨除枕髁的情况下暴露延髓的前方，方法是在椎动脉入口旁切断齿状韧带，这有助于增加延髓的活动度，便于从外侧进入术区，从而避免磨除枕髁。

延髓的手术入路可选择橄榄前方、橄榄后方或橄榄体。经前外侧沟进入延髓时，橄榄前沟（位于舌下神经尾端和 C1 神经根丛之间，紧邻锥体束，靠近锥体交叉处）是安全进入区，但此入路仅适用于外生性病变。橄榄后沟（位于舌咽神经和迷走神经根丛腹侧）是橄榄与小脑下脚之间的安全进入区，因为橄榄体可提供一个头尾轴约 13.5 mm、横轴约 7 mm、前后轴约 2.5 mm 的手术空间（图 11.6）。

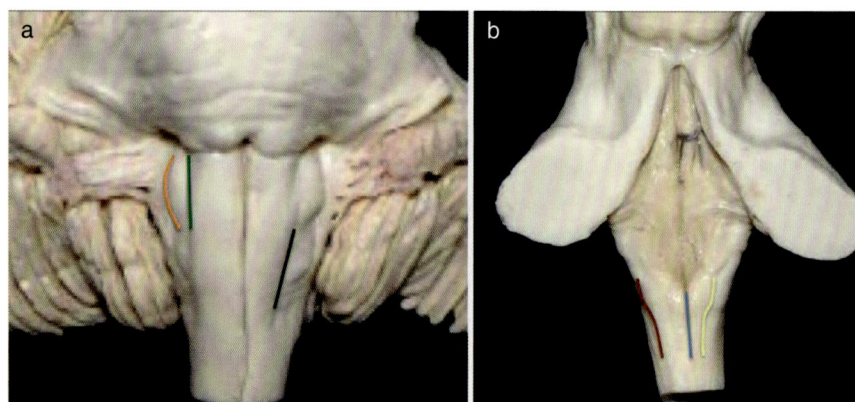

图 11.6 延髓手术入路。a. 可观察到作为安全进入区的延髓前外侧面。橄榄前沟（绿线）、橄榄后沟（橙线）、前外侧沟（黑线）。b. 延髓后表面的安全进入区。后内侧沟（蓝线）、后中间沟（黄线）、后外侧沟（红线）（图片由 Richard Gonzalo Párraga 提供）

11.5.2 延髓后方入路

延髓后方的手术入路可分为后上方入路（经脑室入路）和后下方入路。

延髓后方的脑室内病变手术难度较大，因为该区域有大量的神经核团。经脑室的手术入路会增加术后神经功能障碍的风险，包括由舌下神经核损伤引起的吞咽困难和由迷走神经背核损伤引起的心血管功能障碍。术前应重点评估肿瘤对脑室底壁的侵犯程度，并周密规划次全切除术的切除范围，以避免术中对侵入脑室的肿瘤进行过度操作。在第四脑室底壁附近手术时，任何生命体征的变化都应视为停止当前手术操作的警示信号，必要时在脑室底壁保留一层与周围组织黏附的肿瘤。

闩部下方的延髓病灶可以通过后正中沟进入，延髓内部病灶也可以通过后中间沟和后外侧沟进入；上述入路均可以通过正中枕下开颅术完成（图 11.6）。

术中可能出现严重的自主神经功能紊乱，如右侧延髓病变可出现高血压和心动过速，左侧延髓病变可出现心动过缓。

11.6 远外侧入路

建议患者取半坐位。患者最初在手术台上取仰卧位时，应穿戴防血栓袜，并保护关节边缘。头部应采用三钉或四钉颅骨固定装置（Mayfield 或 Sugita）固定。头钉应置于上颞线的两侧，注意避免穿入颞肌。双肩应保持水平，头部屈曲至下颌距胸骨约 3 cm（约一横指距离）。

11.7 三步法

全身麻醉后，应采用三步法（术前标记、消毒和头皮切口）处理距离手术切口 2 cm 的区域。备皮后，用浸有乙醚的纱布清除头皮表面的油脂以利于固定，并用亚甲蓝标记切口范围。

应标出枕外隆凸、星点、C2 棘突、乳突尖；连接各标记点形成一个马蹄形皮肤切口标志，切口外缘位于乳突下方约 5 cm 处，而切口内缘位于 C2 棘突处。

切口位于中线，从枕外隆凸下方约 5 cm 处垂直向上延伸至枕外隆凸上方 3 cm 处，然后横向转向星点，最后向下延伸至胸锁乳突肌后缘，止于乳突尖下方约 5 cm 处。使用双极电凝有助于减少头皮动脉出血。在牵开头皮时放置湿纱布可以避免使用止血夹和特殊头皮钉。

对于所有长时间的手术，必须用生理盐水充分冲洗手术视野，以避免气体栓塞。

11.8 开颅术

乳突后开颅术应完全暴露横窦（上界）和乙状窦（外侧界）。颅骨切开范围需扩大至可显露枕骨大孔边缘，并且可切除 C1 后弓。

病灶体积增大时，需更大程度地向内侧牵开小脑，故手术窗口需相应向内侧偏移。有时，甚至需越过中线操作，以避免过度牵拉骨边缘及损伤小脑实质组织。

采用远外侧入路时，先在枕骨下部进行环钻，包括一个内侧点和一个外侧点（靠近乳突）。随后在内侧点（枕外隆凸）附近进行 2 次环钻，在星点处再进行 2 次环钻，这 4 次环钻位置应分别位于横窦的上缘和下缘。最后连接各点完成外侧枕下开颅术。

第二步操作涉及枕骨的下部（颈静脉突），其后缘以颈静脉孔为界，内缘以枕髁为界。颅骨切除术应在颈静脉孔前方进行。随后沿乙状窦和横窦后方行乳突切除术，术中应注意避免损伤静脉窦和乳突之间的桥静脉。在内侧，可以通过咬除骨质打开枕骨大孔。

枕髁切除术应根据手术入路目标选择经髁入路、髁上入路和髁旁入路。髁突切除时先切除内侧骨质，直至显露舌下神经管。理论上，应切除枕髁的后 2/3 段，但在实际操作中，磨除骨质至舌下神经管边缘即可。

在暴露枕髁上方的舌下神经管后，可以去除位于舌下神经管上方的颈静脉结节以扩大手术视野。

颈静脉结节是枕骨基底部和髁部交界处的圆形突起。舌咽神经、迷走神经和副神经穿过颈静脉结节的后部，从脑干延伸到颈静脉孔。颈静脉结节会阻碍进入基底池和下斜坡的手术通路。

11.9　典型病例

患者，男性，47 岁，主诉进行性加重的头痛伴恶心呕吐发作。神经系统检查未见阳性体征。MRI 显示延髓背侧占位性病变，未见脑积水征象（图 11.7）。

根据 MRI 检查结果，提出以下问题：肿瘤位于何处？肿瘤切除术中应注意哪些解剖结构？

肿瘤位于中线位置，隐匿于第四脑室底壁。最重要的考量因素之一是肿瘤的具体位置，因为延髓后表面可分为后上区和后下区。如果病灶主要位于第四脑室的下半部分，则通常采用枕下中线入路进行肿瘤切除，并结合外科辅助手段（神经导航系统、神经生理监测和术中 MRI），可降低手术风险。本例手术中，我们考虑保留第四脑室底壁，因为这一区域包含大量神经核，必须予以完整保留。然而，肿瘤与正常脑组织之间缺乏清晰可见的边界，这无疑增加了手术难度。

手术选择半坐位是因为它可以提供非常清晰的手术视野，使血液和脑脊液能从手术部位流出（图 11.8）。术前放置中心静脉导管，进行经食管超声心动图检查，并应用连续弹力袜。采用枕下中线入路，发现肿瘤突出于延髓后表面的中线位置，累及第四脑室底壁（图 11.9）。

肿瘤全切除术中尽可能避免使用电凝止血，而是采用显微手术剪仔细分离（图 11.10）。

术后 MRI 显示肿瘤已完全切除（图 11.11）。病理组织学评估证实为胶质瘤。患者随后顺利出院。

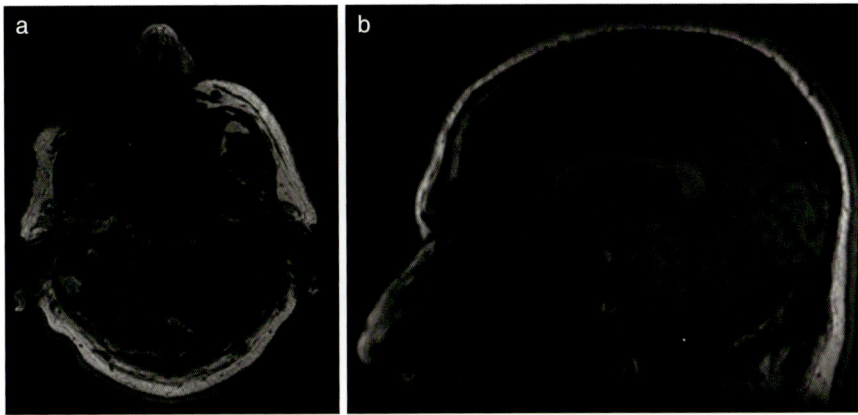

图 11.7　术前 MRI。a. 轴位 T_1WI。b. 矢状位 T_1WI 显示延髓的下部和背侧的囊实性占位性病变

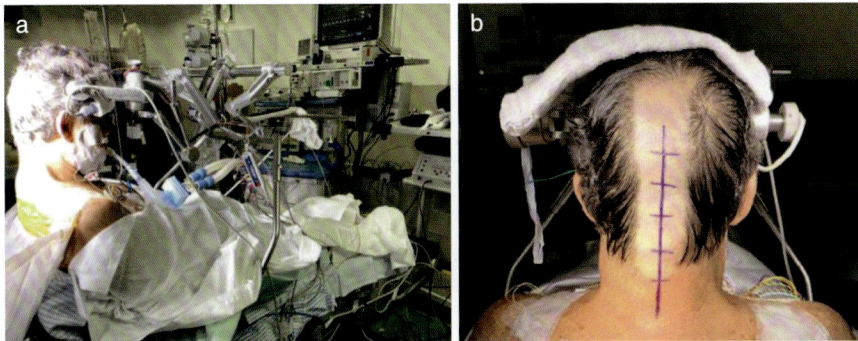

图 11.8　患者体位及切口标记。a. 患者取半坐位，头部采用三钉或四钉颅骨固定装置（Mayfield）固定，双下肢屈曲，以防止术后坐骨神经痛。b. 切口位于中线位置，从枕骨隆凸上方 6 cm 延伸至 C2 棘突水平

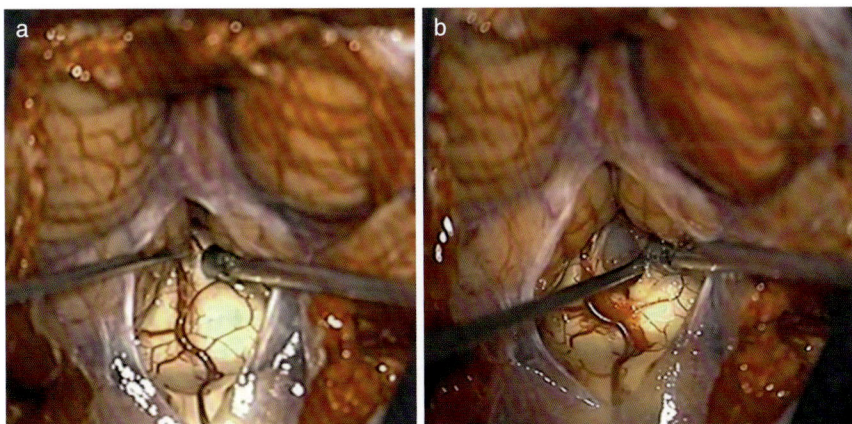

图 11.9　术中图像。a. 枕下中线入路的手术视野，显示肿瘤位于小脑扁桃体和枕大池之间的最前部区域，可见突出的延髓后表面。b. 术中采用钝性分离技术，通过轻柔操作结合吸引器抽吸将肿瘤与周围组织分离

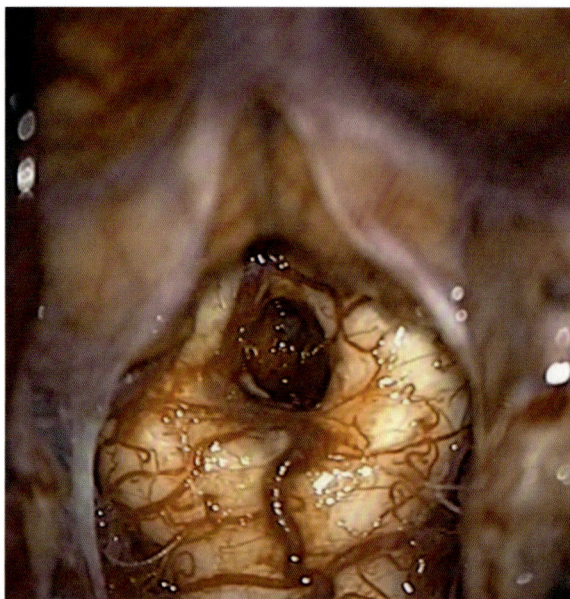

图 11.10　术中图像。缝合前确认延髓和小脑的解剖结构已完整保留，术野未见肿瘤残留

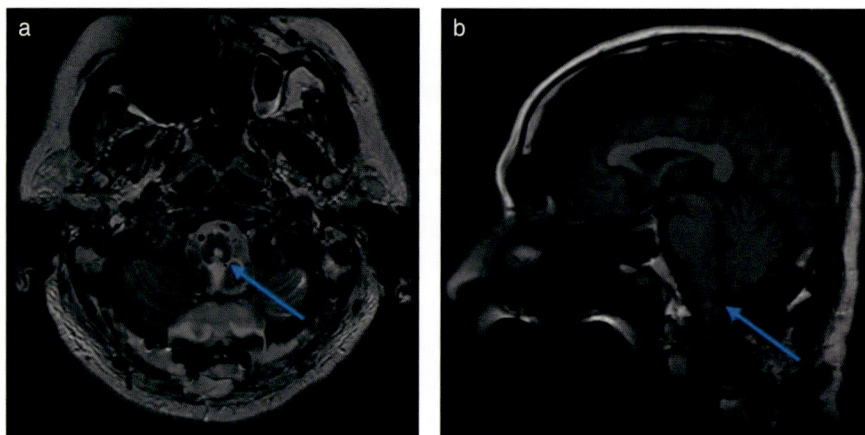

图 11.11　术后 MRI。a. 轴位 T_2WI 显示术区周围小脑半球组织改变，未见肿瘤残留。b. 矢状位 T_1WI 显示枕下开颅肿瘤切除术后的形态学改变

（郑果立 译，徐涛　沈李奎 审校）

补充病例视频：脑干海绵状血管瘤（视频 11.1）

视频 11.1

参考文献

Caramanti RL, da Costa MDS, Hernández YAU, Lancellotti CLP, Granados OS, Echeverria KG, Doria Netto HL, de Campos Filho JM, Chaddad-Neto F. Microsurgery for Cervicomedullary Tumor: 2-Dimensional Operative Video. Oper Neurosurg (Hagerstown) . 2018 Dec 1; 15 (6) :725.

Cavalheiro S, Yagmurlu K, da Costa MD, Nicácio JM, Rodrigues TP, Chaddad-Neto F, et al. Surgical approaches for brainstem tumors in pediatric patients. Childs Nerv Syst. 2015; 31:1815–40.

Chaddad Neto F, Doria-Netto HL, de Campos Filho JM, Neto MR, Rothon AL Jr, de Oliveira E. The farlateral craniotomy: tips and tricks: a craniotomia extremo-lateral: dicas e truques. Arquivos de Neuro-Psiquiatria. 2014; 72:699–705.

Matsushima T, Rhoton AL Jr, Lenkey C. Microsurgery of the fourth ventricle: part 1. Microsurg Anat Neurosurg. 1982; 11:631–67.

Párraga R, Possatti L, Alves R, Ribas G, Türe U, de Oliveira E. Microsurgical anatomy and internal architecture of the brainstem in 3D images: surgical considerations. J Neurosurg. 2016; 5:1377–95.

第 12 章

前基底池的外科解剖

12.1 引言

在蛛网膜下腔进行显微手术操作时，需要序贯切开软脑膜小梁，这一关键的步骤使得术者可以到达位于蛛网膜下腔以及邻近软脑膜边界的结构和病灶。此时将同时发生以下过程：脑脊液从蛛网膜下腔流出，从而减小大脑的体积并增加脑组织的顺应性；可以穿刺脑室系统（如终板、胼胝体），进一步促进脑脊液引流；额叶和颞叶不受束缚，能够以最小的牵拉力将其移开；可以避免从大脑表面传递至大动脉的关键牵拉力（例如，颞叶牵拉导致术中后交通动脉瘤早期破裂）。

12.2 脑池

12.2.1 大脑半球脑池

大脑半球脑池是蛛网膜下腔的一层薄薄的区隔。它包围着大脑的上外侧面、基底面和内侧面，并延伸至脑裂和脑沟。与其他脑池不同，大脑半球脑池包含大动脉的皮质分支，同时缺乏大动脉或穿支动脉（图 12.1）。

12.2.2 颈动脉池

颈动脉池是一个成对的幕上前部脑池，以颈内动脉床突上段为中心（图 12.1、12.2）。

颈内动脉床突上段的分支（包括眼动脉、垂体上动脉、后交通动脉、脉络膜前动脉、大脑中动脉和大脑前动脉）起源于颈动脉池，并移行至邻近的脑池。同样，也有几条静脉（包括大脑前静脉、纹状体下静脉、嗅静脉、额眶静脉、大脑中深静脉）汇聚至颈动脉池上部形成基底静脉的纹状体段。

颈动脉池可分为小的前室和大的后室。

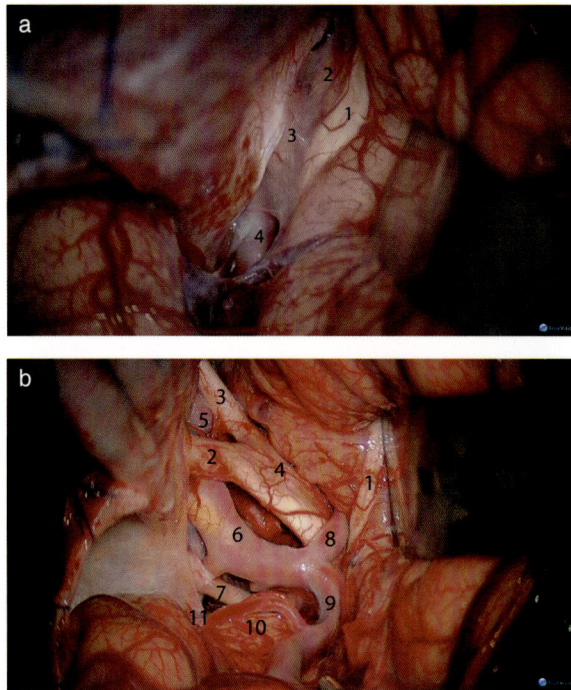

图 12.1 幕上前部脑池的手术照片（左翼点入路）。a. 额下硬脑膜下平面的解剖显示部分大脑半球脑池。蛛网膜与软脑膜在大部分区域紧密相邻，仅在脑沟和脑裂处存在一定间隙。可用于引流的脑脊液量较少。在中线位置和主要脑裂处，蛛网膜和软脑膜的距离较远，并形成了包含大动脉的致密池。切开蛛网膜可打开侧裂池和颈动脉池。1—左侧嗅束；2—直回；3—视交叉池与视神经；4—左侧颈内动脉床突上段。b. 连续切开软脑膜小梁，显露 6 个紧密相邻的幕上前部脑池的全景：颈动脉池、视交叉池、侧裂池、嗅池、终板池和胼胝体周围池。岛阈、嗅脑切迹和视交叉的侧缘是显微手术的术中标志。除眼动脉外，颈内动脉床突上段的其他分支均被显露：垂体上动脉、后交通动脉、脉络膜前动脉、大脑中动脉和大脑前动脉。这些动脉起源于颈动脉池，并走行于邻近的脑池。颈内动脉的上侧面与大脑前动脉的 A1 段和大脑中动脉的 M1 段的前侧面缺乏重要分支，这为解剖颈动脉池、终板池和侧裂池提供了安全的手术平面。1—左侧嗅束；2—左侧视神经；3—右侧视神经；4—视神经交叉；5—右侧颈内动脉床突上段；6—左侧颈内动脉床突上段；7—左侧动眼神经；8—左侧大脑前动脉 A1 段；9—左侧大脑中动脉 M1 段；10—左侧钩回；11—嗅脑切迹

12.2.2.1 颈动脉池前室

前室是一个被骨性结构和视神经包围的狭窄空间。前室以颈内动脉眼动脉段为中心结构（图 12.1、12.2）。眼动脉和垂体上动脉从颈动脉池移行至视交叉池。前室外侧壁是位于前床突内侧边界的蛛网膜。与视柱相连的蛛网膜构成前室的前缘。

内侧壁分为两部分：①前部，蛛网膜贴附于蝶骨体和蝶窦的一小块区域；②后部，连接视神经下方和基底蛛网膜软脑膜小梁的致密部分与垂体上动脉紧密相连。颈内动脉进入蛛网膜下腔处有蛛网膜套袖包绕。位于视交叉池内的视神经是颈动脉池的顶壁。在后方，颈动脉池的前室和后室相通。颈动脉池前室的边界限制了显微外科手术的可及性。

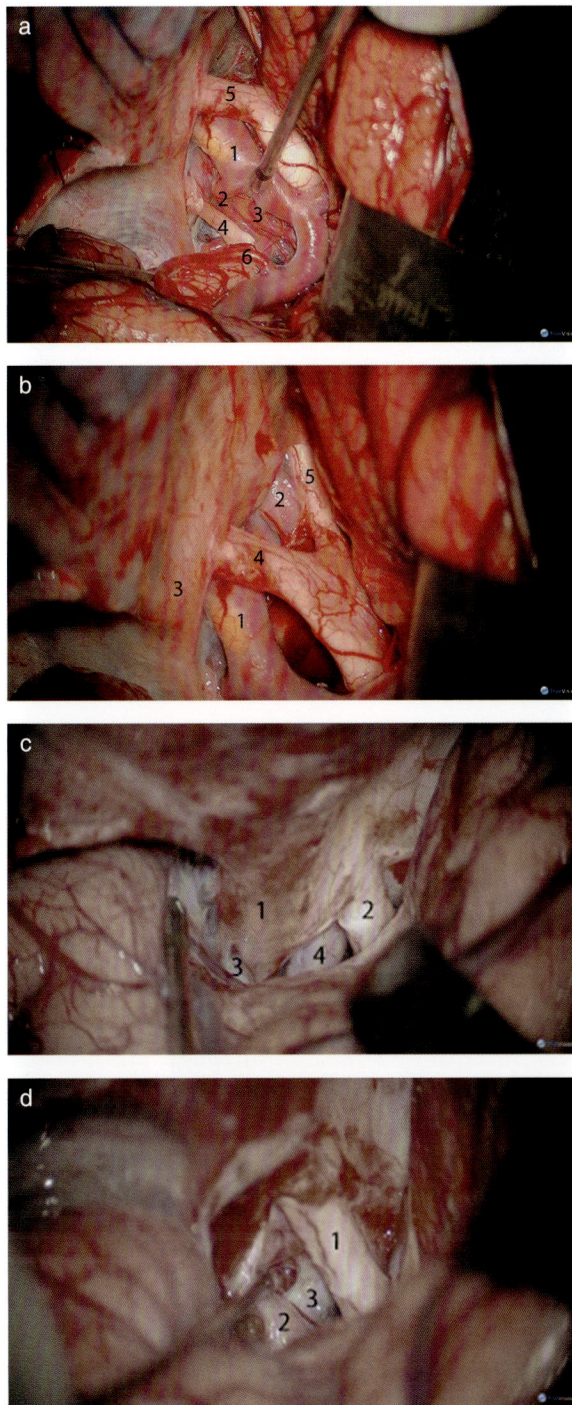

图 12.2 颈动脉池前室的手术照片。a. 左翼点入路。连接视神经下方和基底蛛网膜软脑膜小梁的致密部分与垂体上动脉紧密相连，形成颈动脉池前室内侧壁的后部。1—左侧颈内动脉床突上段；2—左侧后交通动脉；3—左侧脉络膜前动脉；4—左侧动眼神经；5—左侧视神经；6—左侧大脑中动脉 M1 段颞支早发支。b. 左翼点入路。当视神经间隙较宽时（如视神经交叉后置），我们可以通过一个狭窄的手术通道进入对侧颈动脉池的前室。1—左侧颈内动脉床突上段；2—右侧颈内动脉床突上段和右侧颈动脉池；3—左侧前床突；4—左侧视神经；5—右侧视神经。c. 左颞前入路。显微外科术进入同侧颈动脉池的前室受到前床突（侧面）和视神经（上方）的阻碍。1—左侧前床突；2—左侧视神经；3—颈动脉池；4—左侧颈内动脉床突上段。d. 左颞前入路。前床突切除术，分离蛛网膜袖套和支持颈内动脉远环，使得颈动脉池前室广泛暴露。在切开镰状硬脑膜皱襞后，轻度活动视神经和视神经交叉，进一步扩大手术通道。1—左侧视神经；2—左侧颈内动脉床突段；3—颈动脉池

12.2.2.2 颈动脉池后室

颈动脉池后室由多个软脑膜壁构成，包括以致密的软脑膜小梁为中心结构的颈内动脉床突上交通段（图 12.1、12.3）。

后交通动脉发出若干分支：后交通动脉移行至脚间池和环池的过渡区；脉络膜前动脉移行至大脑脚池；大脑前动脉移行至终板池；大脑中动脉移行至侧裂池。

嗅脑切迹和视交叉的同侧边界是构成颈动脉池后室外侧和内侧边界最相关的结构，代表基本的显微外科手术标志。

前穿质的中心部分是脑池的顶壁。在前穿质，豆纹动脉、颈内动脉的分支、大脑前动脉和大脑中动脉进入大脑，纹状下静脉离开大脑与基底静脉汇合。

位于动眼神经三角上方的蛛网膜构成脑池的底壁，视神经和滑车神经由蛛网膜下腔穿入海绵窦。动眼神经三角是海绵窦顶壁的一部分，由与小脑幕附着物相关的 3 个硬脑膜皱襞构成：在侧面，前岩床皱襞连接前床突和岩尖；在后面，后岩床皱襞连接后床突和岩尖；在内面，床间皱襞连接前床突和后床突。

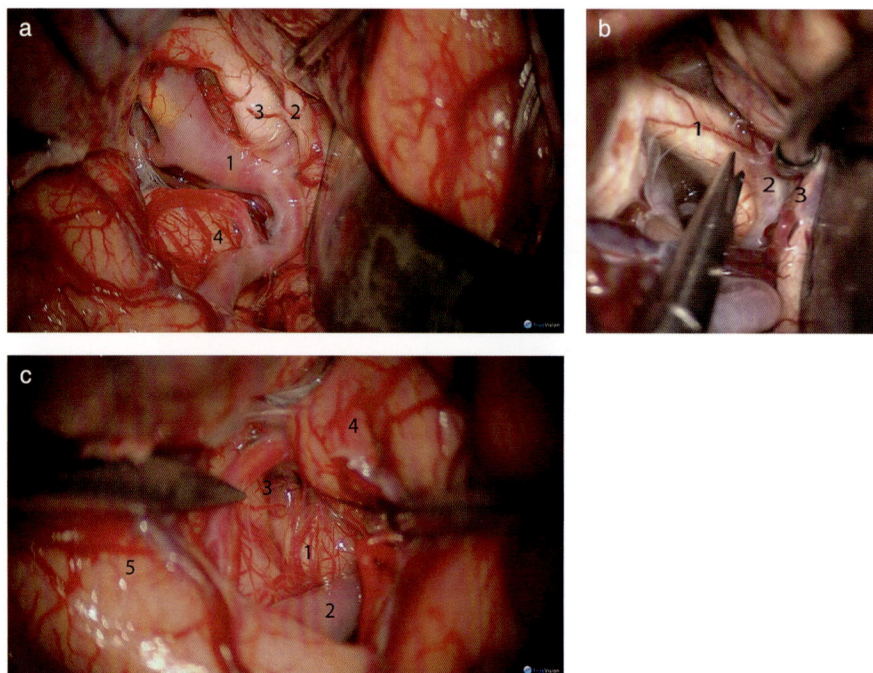

图 12.3 颈动脉池后室的手术照片（左翼点入路）。a. 在前壁，嗅觉三角区、视交叉外侧缘和海马钩回前段之间有明亮而稀薄的软脑膜小梁联结。1—左侧颈内动脉床突上段；2—左嗅束和穹窿；3—视交叉；4—钩回段。b. 在内侧壁，视交叉的同侧边界是显微外科手术的基本标志。在嗅觉三角区和视交叉区之间的软脑膜小梁联结集中于大脑前动脉 A1 段，并将颈动脉和终板池分隔。在视神经交叉的下方和后方，视交叉的同侧边界附着在将颈动脉和视交叉池分隔的软脑膜小梁基底蛛网膜联结。1—左侧视神经；2—左侧大脑前动脉 A1 段；3—左嗅束。c. 嗅脑切迹是外侧界的基本显微外科手术标志。蛛网膜和软脑膜小梁连接额眶回和海马钩回，与大脑中动脉 M1 段相交，分隔颈动脉池和侧裂池。1—前钩回；2—左侧大脑中动脉 M1 段；3—嗅脑切迹；4—额叶岛盖；5—颞叶岛盖。

前壁由连接嗅觉三角区（上部）、视交叉外侧缘（下部和内侧）和海马钩回前段（下部和外侧）的软脑膜小梁联结构成，附着于颈内动脉的交通段和分支的上侧面。前壁上部与同侧视神经上方的颈动脉池和嗅池相连。前壁下部位于同侧视神经下方，与颈动脉池的前后室相连。

在外侧壁，海马钩回前段通过蛛网膜以及蛛网膜小梁联结与额眶回相连。蛛网膜小梁在嗅脑切迹区域特别发达，支持大脑中动脉 M1 段，并将颈动脉池与侧裂池分隔。

内侧壁被视交叉的同侧边界分为两部分。在前方和上方，视交叉的同侧边界通过软脑膜小梁联结与嗅觉三角区相连，这些小梁包围大脑前动脉 A1 段并分隔颈动脉池和终板池。在下方和后方，视交叉的同侧边界通过软脑膜小梁联结与基底蛛网膜相连，将颈动脉池和视交叉池分隔。

在后方，脑池与脚间池、周围池和环池汇合。当软脑膜小梁联结从颈动脉池进入脚间池和脚池时，它们会被分隔成不同的"袖状动脉"，即后交通动脉和脉络膜前动脉。

12.2.3　视交叉池

视交叉池是一个不成对的幕上前部脑池，以视神经、视交叉、漏斗和垂体柄为中心结构（图 12.1、12.4）。

视觉通路将视交叉池分为小的前室和大的后室。

与其他脑池不同，视交叉池无大动脉和静脉。然而，它包含眼动脉和来自颈内动脉、后交通动脉和大脑前动脉的一些很小但很关键的穿支。

视觉通路的同侧和对侧边界是构成视交叉池侧边界最相关的结构，是显微外科手术的基本标志。

视交叉池的前边界：在中线，是与视神经沟相对的蛛网膜；在外侧，蛛网膜呈袖状包围视神经，进入视神经管和眼球。

在上方，软脑膜小梁形成一个几乎连续的膜，紧靠在分隔视交叉池和终板池的视器上。

在下方，视交叉池的边缘是与鞍膈、鞍背和后斜突相邻的蛛网膜。蛛网膜和脑池可通过鞍膈延伸至垂体窝（即空蝶鞍 – 鞍上蛛网膜下疝）。

在后方，Liliequist 膜（鞍部和间脑小叶）将视交叉池与脚间池分隔。致密的软脑膜小梁将附着于鞍背前部、后床突下部、乳头体后部相邻的下丘脑上部的蛛网膜连在一起。Liliequist 膜的前下角与动眼神经、海马钩回和游离的小脑幕边缘紧密相连。致密的软脑膜小梁连接视交叉的下表面和围绕着漏斗及垂体柄的 Liliequist 膜的上表面。

在侧方，不规则的软脑膜小梁连接视神经和视交叉的蛛网膜基底部，与颈内动脉床突上段的内侧面、后交通动脉和穿支紧密相连，将视交叉池和颈动脉池分隔。

12.2.4　侧裂池

侧裂池是成对的幕上脑池，包含由致密的软脑膜小梁支撑的大脑中动脉，并以大脑中动脉为中心结构（图 12.1、12.5）。

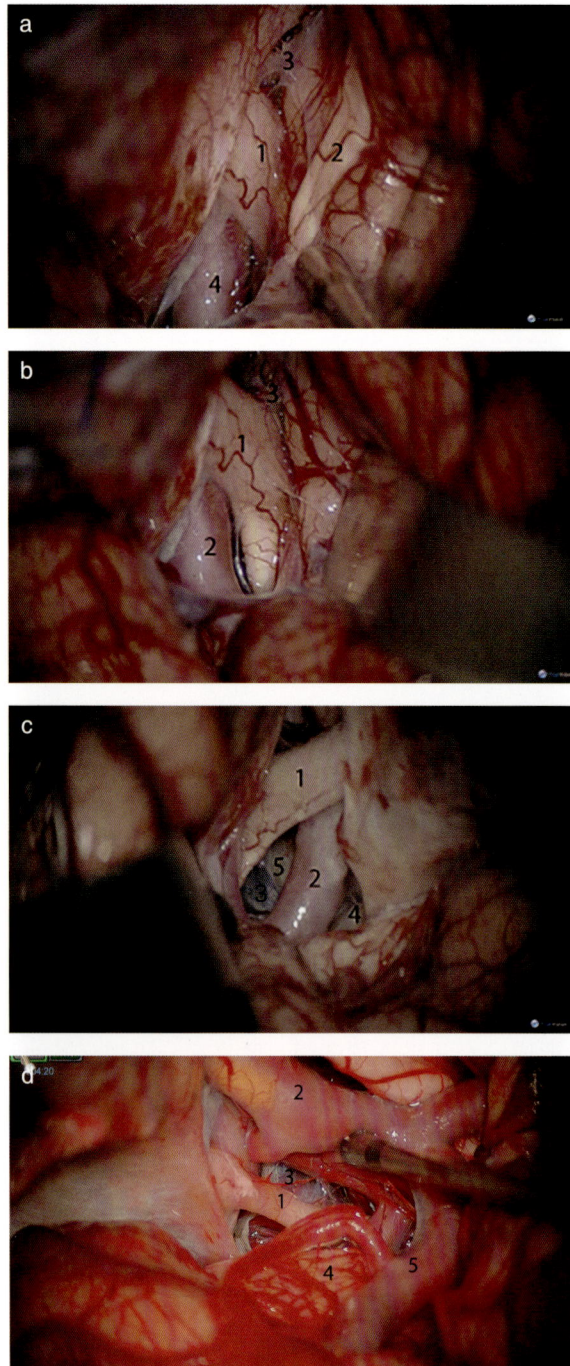

图 12.4　视交叉池的手术照片。a.左翼点入路。在左侧视神经上方切开蛛网膜，可见软脑膜小梁联结形成明亮、稀薄且近乎连续的膜性结构，紧贴着视觉通路的上侧面，构成视交叉池的上界。1—左侧视神经；2—左侧嗅束；3—视交叉池；4—左侧颈内动脉床突上段。b.左翼点入路。通过左侧视神经 – 颈动脉间隙，在邻近视交叉的边界处切开软脑膜小梁，显露视交叉池。1—左侧视神经；2—左侧颈内动脉床突上段；3—视交叉池。c.右翼点入路。宽大的右侧视神经 – 颈动脉三角显示与鞍膈、鞍背和后床突相连的蛛网膜结构，构成视交叉池的底壁。在后方，Liliequist 膜将视交叉池和脚间池分隔。Liliequist 膜的前下角与动眼神经、海马钩回和小脑幕游离缘相连。1—右侧视神经；2—右侧颈内动脉床突上段；3—Liliequist 膜；4—右侧动眼神经；5—后床突。d.左翼点入路。颈内动脉向内侧牵开。在颈内动脉和后交通动脉的下部和侧面，Liliequist 膜的前下角牢固地附着于动眼神经、海马钩回和小脑幕游离缘。1—左侧动眼神经；2—左侧颈内动脉床突上段；3—Liliequist 膜；4—钩回左前段；5—左侧颈内动脉的 M1 段

大脑中动脉起源于颈内动脉分叉部并进入颈动脉池。大脑中动脉的 M1 段位于侧裂池的颈动脉部和侧裂池蝶部，指向外侧，略向上。除钩动脉、颞极动脉和颞前动脉外，M1 段前部为进入颈动脉池和外侧裂池提供了一个安全的解剖平面。有数条豆纹动脉从 M1 段后部发出。大脑中动脉 M2 段指向后侧、上侧和外侧，M3 段指向外侧（即指向大脑半球池）。上述两段均位于侧裂池岛盖部。

浅表的侧裂静脉复合体在通往蝶顶窦、蝶基底窦、海绵窦或岩上窦的路径中，紧邻蛛网膜走行。

岛叶静脉和下纹状静脉是基底静脉的主要属支，穿行于侧裂池和颈动脉池的深部。

侧裂池的表面是外侧裂，外侧裂是大脑基底面和外侧面的基本显微外科手术标志。在基底面，外侧裂主干指向外上方，平行于蝶骨嵴，将额眶部（与前颅底相关）和颞枕部（与中颅底和小脑幕相关）分隔。与翼点相关的前侧裂点将外侧裂主干分为前水平支、前升支和后支。前侧裂点在冠状面上与岛叶尖和岛阈相对应。较小的前水平支和前升支将额下回分为眶部、三角部和岛盖部。较长的后支指向后上方，大致平行于鳞状缝的前部，是外侧裂主干向后延伸的部分，并将额顶岛盖和颞叶岛盖分隔。后支在侧裂池末端分为上行终末支和下行终末支，上行终末支汇入缘

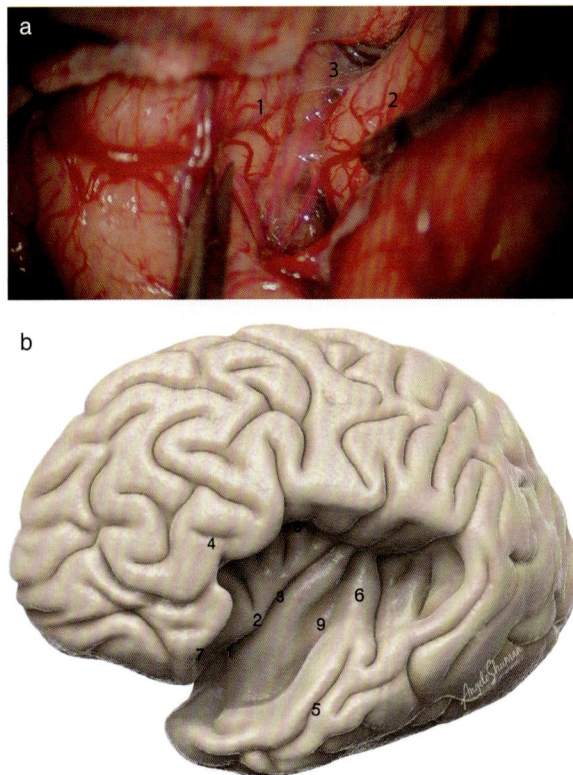

图 12.5　侧裂池。a. 手术照片，翼点入路。侧裂池蝶部包含大脑中动脉 M1 段的外侧部分。嗅脑切迹和岛阈是确定内侧边界和外侧边界的基本显微外科手术标志。岛阈对应 M1 段向 M2 段过渡的 90° 转折点。大脑中动脉分叉常发生于岛阈的近端。1—颞叶岛盖；2—额叶岛盖；3—侧裂池蝶部。b. 解剖照片。岛盖部包含大脑中动脉的 M2 段和 M3 段。额叶岛盖和颞叶岛盖相对应，岛叶毗邻两个垂直的裂隙（岛裂和盖裂）。从前向后观察，盖裂的面积逐渐增大，岛裂的面积逐渐减小，这一解剖特点限制了侧裂池岛盖部的显微外科手术操作空间。1—岛阈；2—岛叶尖；3—岛中央沟；4—额叶岛盖；5—颞叶岛盖；6—Heschl 回（颞横回）；7—前界沟；8—上界沟；9—下界沟

上回，下行终末支汇入颞上回。

侧裂池可分为较小的侧裂池蝶部和较大的侧裂池岛盖部。

12.2.4.1　侧裂池蝶部

侧裂池蝶部以大脑中动脉的 M1 段外侧半部分为中心结构，该区域由致密的软脑膜小梁支撑。

嗅脑切迹和岛阈是侧裂池蝶部内侧和外侧边界的基本显微外科手术标志。

连接额眶后回和嗅脑切迹的致密的软脑膜小梁形成内侧边界，并与颈动脉池相通。

岛阈（包括颞干）是位于钩回和下额枕束上的突出部分，连接额叶和颞叶构成侧裂池蝶部的外侧边界，并与岛盖部相通。岛阈对应 M1 段向 M2 段过渡的 90° 转折点。

与蝶骨嵴相对应的蛛网膜形成侧裂池蝶部的前壁。

额眶回后部与颞极上方的颞平面前部紧密相连，分别构成侧裂池蝶部的顶壁和底壁。

在后壁，前穿质的外侧部与颞极上方的颞平面后部汇合，形成外侧裂沟，大脑中动脉 M1 段在此穿行。

额叶和颞叶之间的软脑膜小梁联结在大脑中动脉的 M1 段前部形成了一个几乎连续的膜性结构。其余的软脑膜小梁将大脑中动脉的 M1 段和豆纹动脉连接至脑池壁（视频 12.1）。

视频 12.1

12.2.4.2　侧裂池岛盖部

侧裂池岛盖部以大脑中动脉的 M2 段和 M3 段为中心结构，该区域被致密的软脑膜小梁支撑。

额顶岛盖和颞叶岛盖相对应，岛叶毗邻两个垂直的脑裂。

额叶岛盖包括：额下回的眶部、三角部和岛盖部，中央前回和中央后回的下外侧部，缘上回。

颞叶岛盖对应颞上回。

额顶岛盖的下表面与颞盖的上表面相对应，并与大脑表面大致垂直的浅表的盖裂相接。盖裂的浅表边界与大脑半脑池相通，位于外侧裂蛛网膜下方。在深部边界处，盖裂和岛裂相通。额顶岛盖和颞盖的内侧面与岛叶相对应，并与大脑表面大致平行的岛裂相接。

12.2.5　嗅池

嗅池是成对的幕上前部脑池，包含嗅球、嗅束、嗅动脉、嗅静脉以及额眶动脉的沟祥（图12.1、12.6）。

软脑膜小梁形成一个几乎连续的套袖，覆盖在分隔嗅池和半球池的嗅沟上。嗅池在后方与颈动脉池相连。

嗅球和嗅束是额眶大脑表面的基本显微外科手术标志，将直回和眶回分隔。

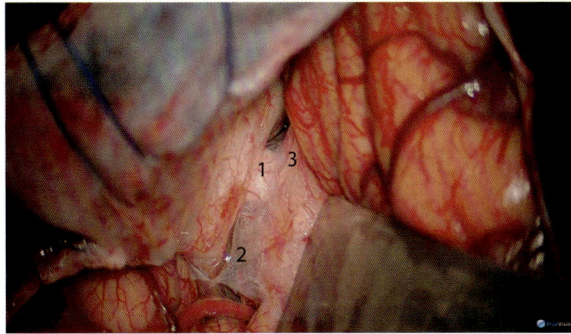

图 12.6　嗅池的手术照片（翼点入路）。嗅池内脑脊液含量较少。嗅球和嗅束是额眶大脑表面的基本显微外科手术标志，将直回和眶回分隔。由于嗅球牢固附着于筛板，且嗅束后部牢固附着于嗅沟，额叶的牵开受到限制。1—视神经；2—颈动脉池；3—左侧嗅束

12.2.6　终板池

终板池是一个不成对的幕上前部脑池，以前交通动脉复合体为中心结构，该区域由致密的软脑膜小梁支撑（图 12.1、12.7）。

前交通动脉复合体包括 12 条动脉：同侧和对侧大脑前动脉 A1 段；同侧和对侧大脑前动脉 A2 段；前交通动脉；同侧和对侧内侧额眶动脉；同侧和对侧额极动脉；同侧和对侧 Heubner 回

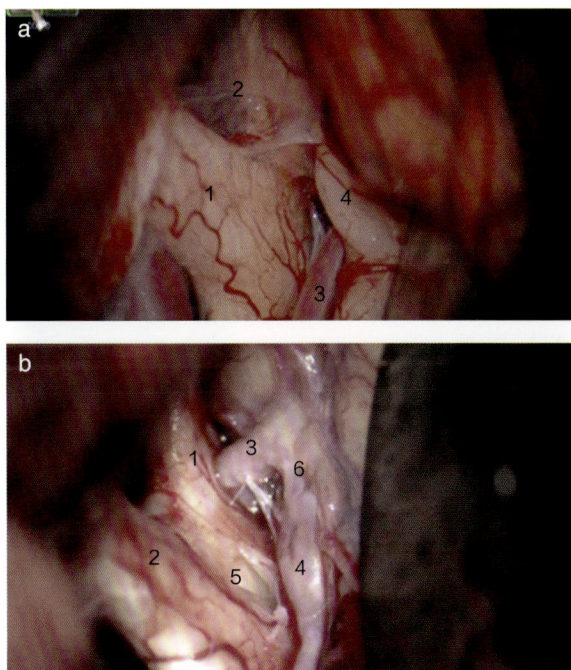

图 12.7　终板池的手术照片（左翼点入路）。a. 视交叉的同侧和对侧边界是基本的显微外科手术标志。从同侧颈动脉池开始，大脑前动脉 A1 段的前部为进入终板池提供了一个安全的解剖平面。1—左侧视神经；2—视交叉池；3—左侧大脑前动脉 A1 段；4—直回。b. 显露前交通动脉复合体，并切开终板。1—右侧视神经；2—左侧视神经；3—右侧大脑前动脉 A1 段；4—左侧大脑前动脉 A1 段；5—终板；6—前交通动脉

返动脉；来自大脑前动脉 A1 段、前交通动脉和大脑前动脉 A2 段近端的穿支。

视交叉的同侧和对侧边界是终板池内侧和外侧边界的基本显微外科手术标志。

终板池的边缘是与蝶骨边缘相接的蛛网膜。

在上方，直回由致密的软脑膜小梁相连，这些小梁结构将终板和胼胝体周围池分隔，在脑池之间的过渡区走行着大脑前动脉 A2 段。

在下方，软脑膜小梁形成一个几乎连续的膜，将终板池和视交叉池分隔。

在后方，终板池以终板为界，终板是进入脑室通路的一个潜在点。

在侧方，视交叉的同侧边界通过软脑膜小梁与嗅觉三角区相连，软脑膜小梁包围大脑前动脉 A1 段并分隔颈动脉池和终板池。

12.2.7　胼胝体周围池

胼胝体周围池位于大脑纵裂深部，以成对的胼胝体前动脉和胼胝体后动脉为中心结构（图 12.8）。

胼胝体周围池的上表面由位于蝶骨平台的蛛网膜、大脑镰的游离缘，以及胼胝体嘴、胼胝体体部和胼胝体压部构成。

大脑半球内侧面的不同延伸部分构成了胼胝体周围池的外侧壁。胼胝体周围池前部较宽，后部较窄。

在前方，胼胝体周围池和终板池共用一个由致密的软脑膜小梁构成的壁，这些小梁结构连接成对的直回，并在脑池之间的过渡区包围大脑前动脉 A2 段。

在后方，胼胝体周围池继续围绕胼胝体压部，与四叠体池和帆间池无明显分界。

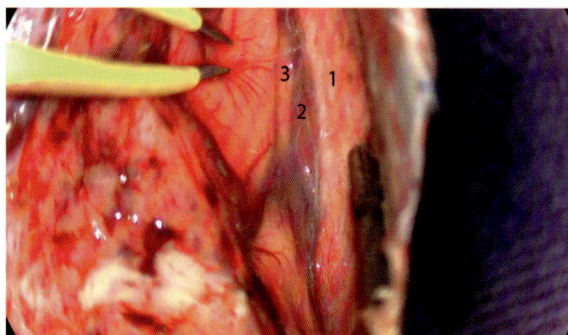

图 12.8　胼胝体周围池的手术照片（左额顶叶半球间入路）。向侧方牵开左侧额叶显示明亮的蛛网膜，位于大脑镰的游离缘，其表面与胼胝体周围池相接。1—大脑镰；2—胼胝体周围池；3—扣带回

12.3　总结

　　蛛网膜下腔为颅内深部的各种可能的外源性病变和内源性病变提供了定向标志和微创通路。脑池的显微外科导航系统为我们提供了在活体生理条件下实时观察精细解剖结构的机会。

（杨咏波 译，徐涛　尤万春 审校）

参考文献

Almeida JP, Reghin Neto M, Chaddad Neto F, De Oliveira E. Anatomical considerations in the treatment of intracranial aneurysms. J Neurosurg Sci. 2016; 60 (1) :27– 43.

Chaddad-Neto F, Campos Filho JM, Dória-Netto HL, Faria MH, Ribas GC, Oliveira E. The pterional craniotomy: tips and tricks. Arq Neuropsiquiatr. 2012; 70 (9) :727–32.

Chaddad-Neto F, Doria-Netto HL, Campos-Filho JM, Ribas ES, Ribas GC, de Oliveira E. Head positioning for anterior circulation aneurysms microsurgery. Arq Neuropsiquiatr. 2014; 72 (11) :832–40.

Osborn AG. Osborn's brain: imaging, pathology, and anatomy. Salt Lake City: Amirsys Publishing, Inc.; 2012.

Rhoton AJ. General and microoperative techniques. In: Youmans JR, editor. Neurological surgery, vol. 2. 4th ed. Philadelphia: WB Saunders; 1996. p. 724–66.

Rhoton AL Jr. Tentorial incisura. Neurosurgery. 2000; 47 (Suppl 1) :S131–53.

Rhoton AL Jr. The supratentorial arteries. Neurosurgery. 2002; 51 (4 Suppl) :S53–S120.

Rhoton AL Jr. Rhoton's cranial anatomy and surgical approaches. Philadelphia: Lippincott Williams & Wilkins; 2003.

Riechelmann GS, da Costa MDS, Caramanti RL, Goiri MAA, Costa BL, González-Echeverría K, Chaddad-Neto F. Microsurgical Clip Placement for a Giant Anterior Communicating Artery Aneurysm With Intraluminal Thrombus: 2-Dimensional Operative Video. Oper Neurosurg (Hagerstown) . 2019; 16 (3) :E92–E93.

Yasargil M. Microneurosurgery. In: Microsurgical anatomy of the basal cisterns and vessels of the brain, diagnostic studies, general operative techniques, and pathological considerations of intracranial aneurysms, vol. 1. New York: George Thieme Verlag; 1984.

第13章

后基底池的外科解剖

13.1 脚间池

脚间池位于双侧大脑脚和鞍背之间，以及双侧颞叶之间。脚间池被认为是基底过渡池，因其作为后基底池的同时，还与前基底池和后颅窝池相关联。Liliequist 膜在脑池的过渡中具有重要作用（图 13.1）。

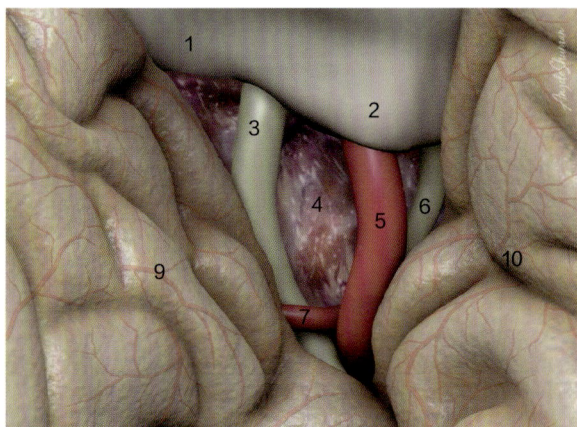

图 13.1　右侧经外侧裂入路。1—蝶骨平台；2—前床突；3—视神经；4—Liliequist 膜；5—颈内动脉向外侧移位（视神经 – 颈动脉间隙被打开）；6—动眼神经；7—大脑前动脉；8—大脑中动脉；9—额叶；10—颞叶

Liliequist 膜是位于后床突和鞍背并延伸至双侧动眼神经之间的蛛网膜结构，动眼神经是其叶片附着的支柱。Liliequist 膜包含两部分蛛网膜板层：间脑层和中脑层。间脑层附着于乳头体的后缘，将视交叉池和大脑脚间池分隔。中脑层附着于中脑脑桥移行部，分隔大脑脚间池和脑桥前池。此外，脚间池的外侧与大脑外侧裂池（Sylvian 池）相邻（图 13.2）。

脚间池与小脑幕切迹的前部毗邻，位于蛛网膜下腔的幕上和幕下部分的交界处。脚间池的上界为乳头体后缘（与视交叉池毗邻），下界为中脑脑桥移行部（与桥前池毗邻）。如前所述，这些边界由 Liliequist 膜构成。动眼神经沿脚间池外侧壁走行，后壁由后穿质构成。

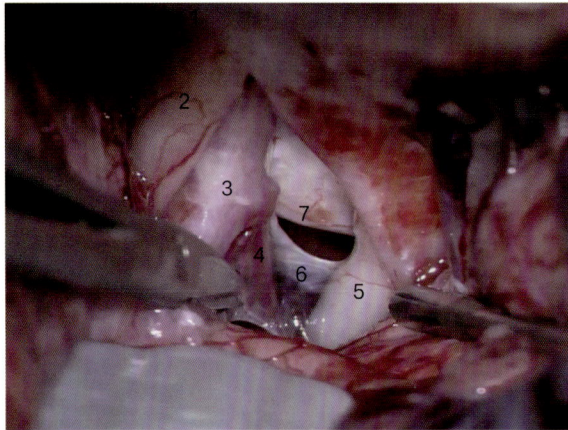

图 13.2 右侧经外侧裂入路。镰状韧带（1）位于视神经（2）上方及视神经管入口处的近端。颈内动脉（3）位于镰状韧带下外侧，并在颈动脉池内走行，脉络膜前动脉（4）在该脑池内向外侧发出。在更深部，Liliequist 膜（6）位于动脉神经（5）和颈内动脉之间，覆盖鞍背（7）

脚间池包含以下对大脑至关重要的血管结构：基底动脉的分叉部、大脑后动脉的脚段、小脑上动脉的脚段、大脑后动脉的穿支、后交通动脉、Rosenthal 基底静脉、脚间静脉和后交通静脉（图 13.3）。

病例 1

患者，女性，45 岁。因 24 小时前突发头痛和短暂意识丧失就诊。临床检查显示格拉斯哥昏迷评分（GCS）15 分，伴有颈项强直，无其他神经功能障碍。颅脑 CT 扫描显示无水肿或蛛网膜下腔出血。经腰椎穿刺获取脑脊液，检查结果提示蛛网膜下腔出血（图 13.4~13.6）。

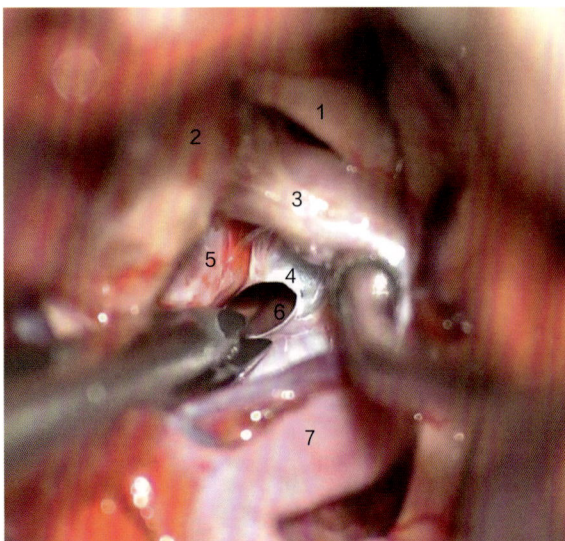

图 13.3 左侧经外侧裂入路。打开 Liliequist 膜并将颈内动脉向内侧移位（颈动脉 – 动眼神经间隙），可显露脚间池的结构，如基底动脉分叉部和大脑后动脉的 P1 段。1—视神经；2—前床突；3—颈内动脉；4—Liliequist 膜；5—鞍背；6—基底动脉；7—大脑中动脉

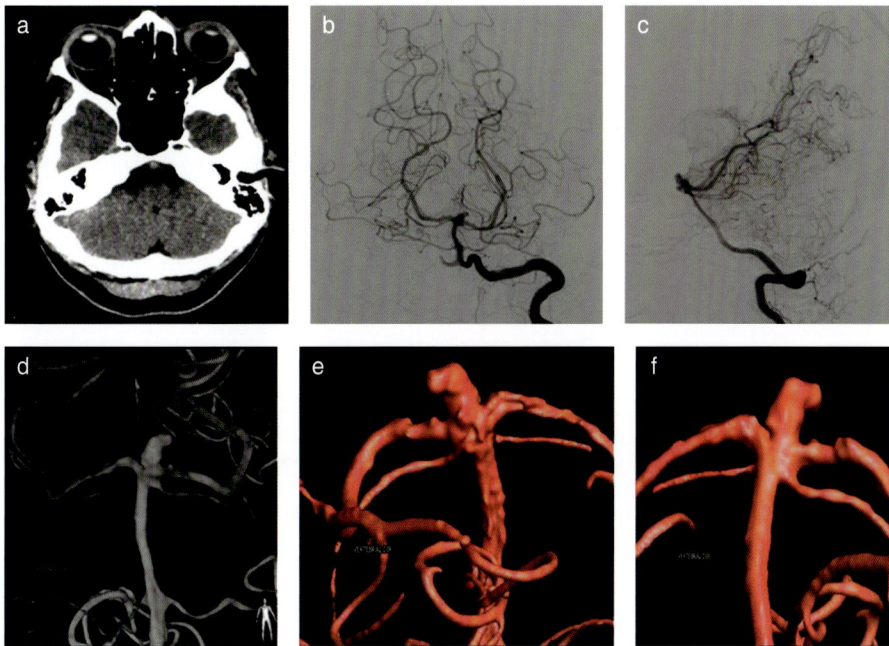

图 13.4　术前影像。CT 扫描（a）显示脚间池低位的高密度病变。后循环血管造影的正位像（b）和侧位像（c）显示位于基底动脉尖的动脉瘤。DSA 和 3D 重建（d~f）显示该病变的形态不规则，其尖端呈小叶状，可能对应动脉瘤的破裂点

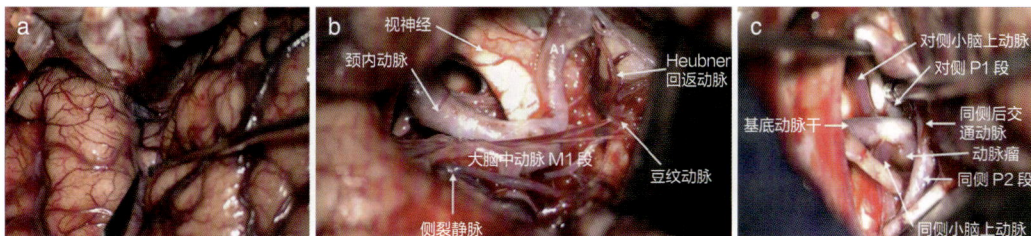

图 13.5　术中图像。经眶颧入路到达脚间池，该区域为基底动脉分叉部（高位）和动脉瘤所在的位置。a. 开放外侧裂。b. 开放颈动脉池、视交叉池和终板池，显示其内容物。c. 进入脚间池，显示动脉瘤以及与该入路相关的所有解剖结构

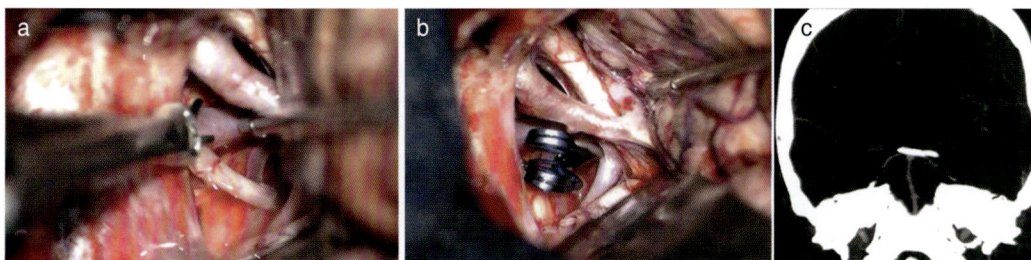

图 13.6　手术图像和对照影像。a、b. 动脉瘤夹闭。c. 脑血管成像显示动脉瘤被完全夹闭，且正常脑血管保留完好

13.2　脚池

　　脚池位于大脑脚（内侧壁）和颞叶钩回（外侧壁）之间，包含在切迹中间隙内（图 13.7）。大脑脚底通常指大脑脚的最前部，包含运动传导束的白质纤维。脚池包含脚间池的后外侧延伸部分，并向后与环池相通。脚池的顶壁由视束构成。

　　大脑后动脉 P2 段是脚池的重要结构（见下文）。脚池的其他血管结构包括脉络膜前动脉、脉络膜后内侧动脉和 Rosenthal 基底静脉。

13.3　环池

　　环池的前内侧界为中脑，上界为丘脑枕，外侧界为海马旁回和齿状回（图 13.7）。环池向前与脚池相通，向后与四叠体池相通。环池的顶壁由丘脑枕的下外侧部和膝状体构成。环池在小脑幕游离缘下方延伸至小脑中脑裂，而小脑中脑裂位于三叉神经起始点的上方。

　　环池的幕上部分包含基底静脉和大脑后动脉，幕下部分包含小脑上动脉和滑车神经。

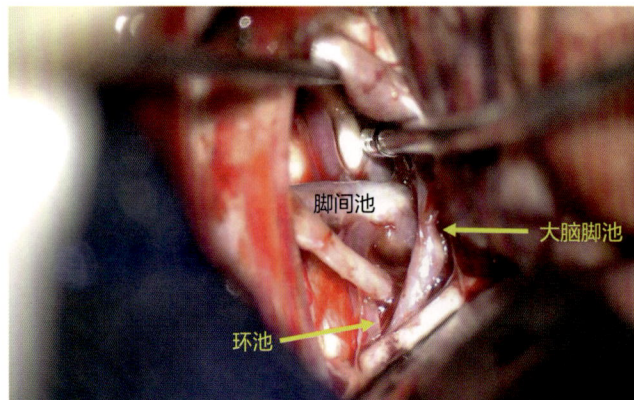

图 13.7　左侧经侧裂入路显示后基底脑池

病例 2

　　患者，男性，48 岁，有持续 3 个月的间歇性呕吐病史，入院前 6 个月出现腿部和手臂肌肉力量进行性丧失。临床检查显示，患者神志清醒、注意力集中、定向力良好，存在四肢轻瘫体征（医学研究委员会肌力评分显示，双臂肌力 3/5 级，双腿肌力 2/5 级）（图 13.8~13.11，视频 13.1）。

视频 13.1

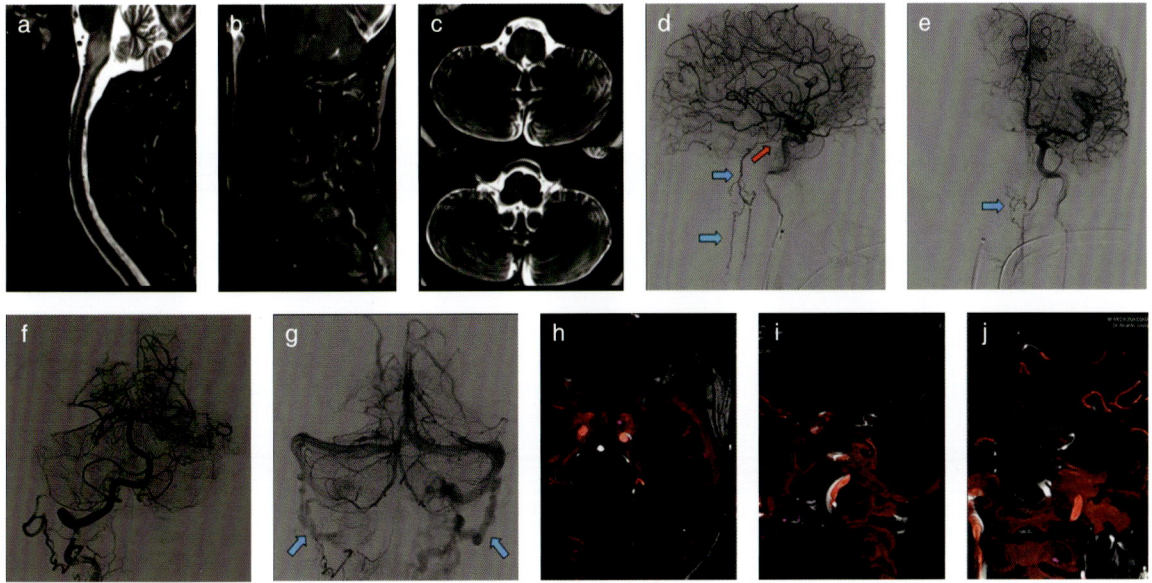

图 13.8　术前影像。a~c. T$_2$WI、FLAIR 和 STIR 显示延髓和高位颈髓的高信号，与静脉充血引起的水肿相关。此外，在颈髓软脊膜的前表面和后表面观察到血管增粗。d~g. 脑血管造影显示小脑幕左侧游离缘存在硬脑膜动静脉瘘，由脑膜垂体干发出的脑膜分支进行动脉供血（红色箭头）。通过中脑外侧静脉和髓周静脉向下引流，导致静脉充血（蓝色箭头）。h~j. 脑血管造影和 3D TOF MRI 的融合显示血管和颅骨的关系

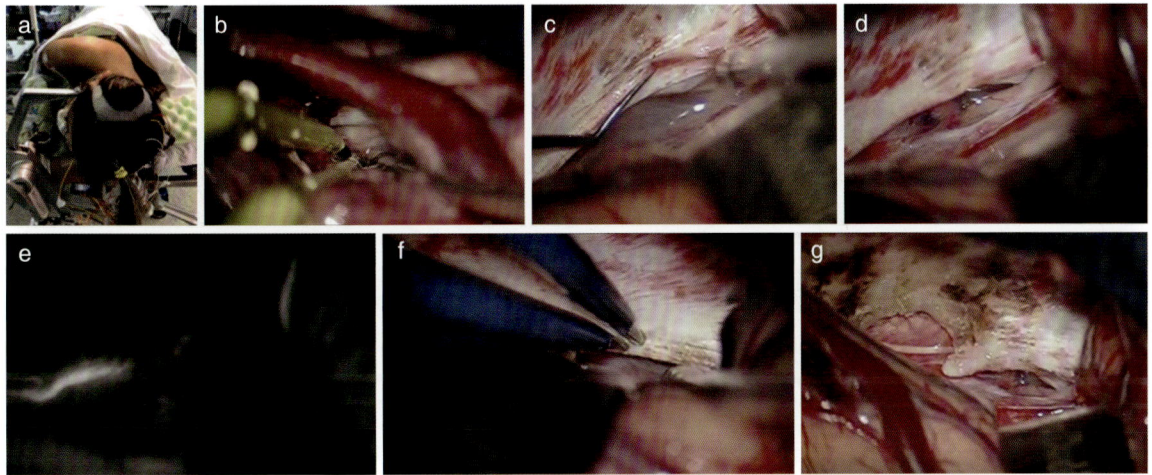

图 13.9　术中图像。a. 患者取侧卧位。b. 经颞下入路切除颞下回。c、d. 切开环池，显露滑车神经。e. 术中吲哚菁绿血管造影显示瘘口。f、g. 切除小脑幕硬脑膜动静脉瘘并电凝小脑幕

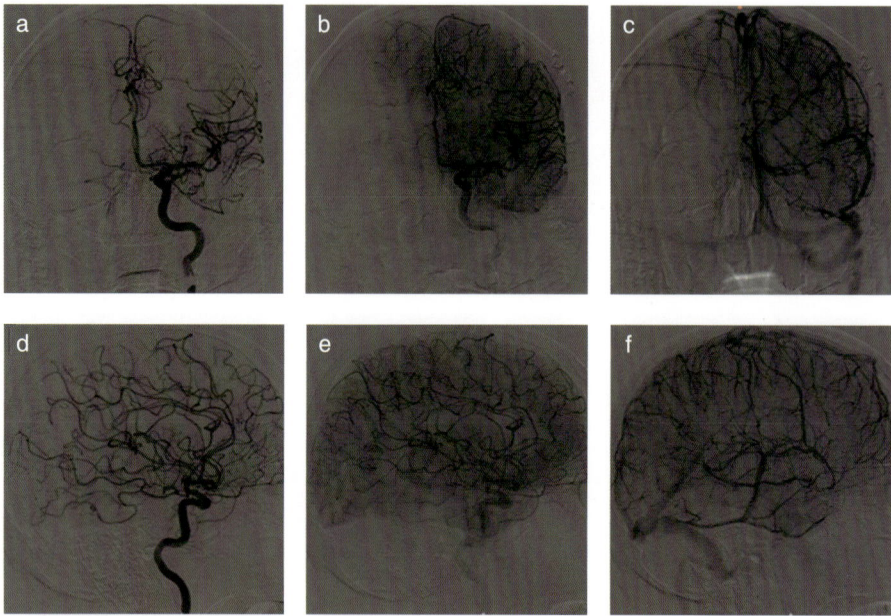

图 13.10　术后血管造影。显示硬脑膜动静脉瘘完全消失（a~f）

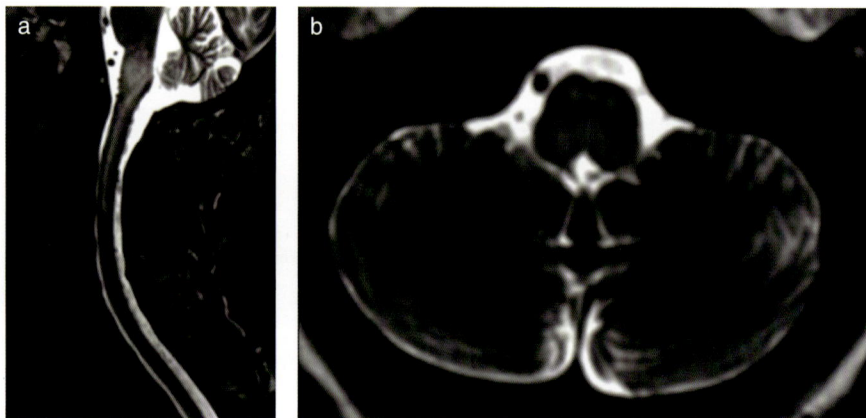

图 13.11　术后 1 个月 MRI。轴位和矢状位 T$_2$WI 显示延髓和高位颈髓的水肿得到改善（a 和 b）

13.4　四叠体池

　　四叠体池（又称 Galen 静脉池）位于中脑顶盖后方、胼胝体压部和小脑上表面之间（图 13.12）。顶盖是中脑的背侧部分，位于中脑导水管后方。四叠体板（又称顶盖板或顶盖）由突出的隆起构成，包括上丘和下丘。滑车神经在顶盖板下方、紧邻小脑中脚上方发出。

　　四叠体池包含 Galen 静脉、胼周后动脉、小脑上动脉、大脑后动脉和小脑上动脉的穿支以及大脑后动脉的 P3 段。

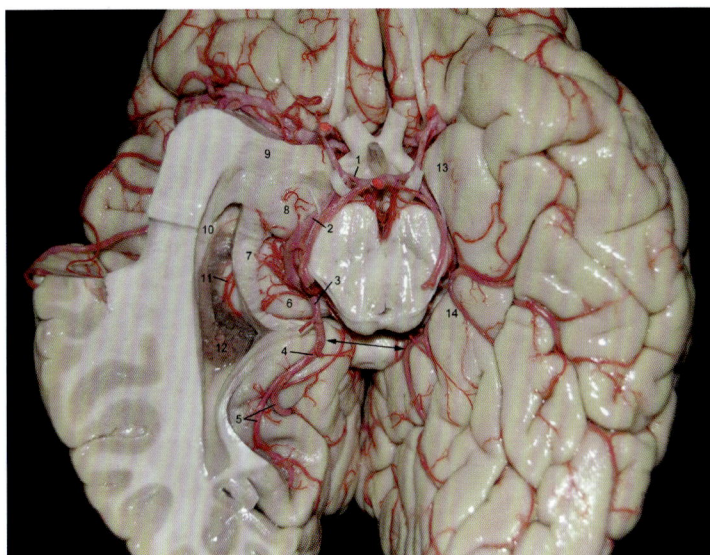

图 13.12　后基底池的大体解剖示意图。后基底池是中脑周围的脑脊液间隙。大脑后动脉的 P1 段（1）占据脚间池，并以后交通动脉为外侧界。与大脑脚相邻的 P2A 段（2）则占据脚池，脉络膜后内侧动脉从脚池发出。在中脑外侧界后方，大脑后动脉弯曲形成 P2P 段（3），占据环池，最终到达四叠体池形成 P3 段（4）。1—大脑后动脉，P1 段；2—大脑后动脉，P2A 段；3—大脑后动脉，P2P 段；4—大脑后动脉，P3 段；5—大脑后动脉，P4 段；6—丘脑枕；7—齿状回；8—钩回；9—杏仁核；10—侧脑室颞角；11—脉络膜后外侧动脉；12—侧脑室房部；13—钩回；14—海马旁回

13.5　帆间池

中间帆位于第三脑室顶部，穹窿下方，两侧丘脑上内侧面之间。帆间池由两层脉络膜组织构成，是众多脑室静脉汇入大脑内静脉前的汇聚区域。此解剖区域位于胼胝体压部和松果体区之间，其形态存在个体差异：可能完全闭合，也可能形成含有脑脊液的间隙（帆间池）。帆间池与四叠体池相通。

13.6　小脑幕切迹关系

除中脑外，脑池定位的重要解剖标志是小脑幕切迹，该结构构成幕上腔隙间和幕下腔隙间的唯一通道。脑干上部与小脑幕间的区域可分为前切迹间隙、中切迹间隙、后切迹间隙（图 13.13）。

前切迹间隙位于脑干前方，包含脚间池，脚间池位于大脑脚和鞍背之间。前切迹间隙包含形成 Willis 环的所有动脉。中切迹间隙位于脑干外侧，与颞叶内侧部分密切相关。中切迹间隙的幕上部分包含脚池和环池。后切迹间隙位于中脑后方，对应松果体区。后切迹间隙包含大脑内静脉和基底静脉的汇合部，以及 Galen 静脉的主要属支。四叠体池是后切迹间隙中最大的脑池，位于顶盖后方。

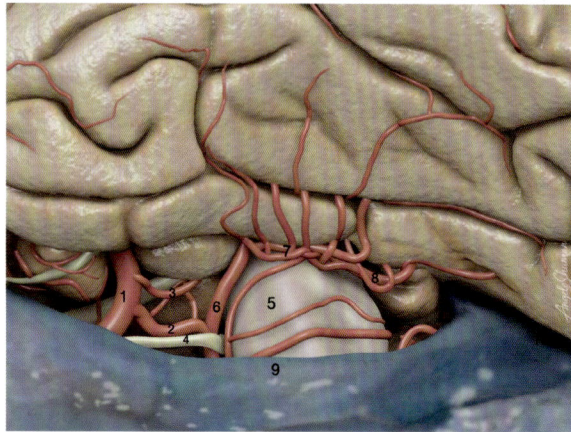

图 13.13 左侧大脑半球示意图。牵开颞叶，小脑幕切迹是小脑幕上的一个大椭圆形开口，大脑脚穿行于其中，连接幕上空间和幕下空间。1—颈内动脉；2—后交通动脉；3—脉络膜前动脉；4—动眼神经；5—中脑；6—P2A段；7—P2P段；8—P3段；9—小脑幕边缘

13.7 动脉关系

大脑中最重要的动脉均穿行于脑池。下文重点阐述穿行于后基底池的动脉。

脉络膜前动脉起源于颈内动脉 C4 段的侧面，向后内侧走行，穿行于视束的下方和内侧，直至大脑脚的外侧缘（图 13.14）。在外侧膝状体的前缘，脉络膜前动脉沿后外侧走行，穿行于脚池，到达侧脑室颞角的脉络丛。脉络膜前动脉分为两段：脑池段，分为前部（从起始点到外侧膝状体）和后部（从外侧膝状体到脉络裂起始点）；脉络丛段，由颞角的脉络裂中的脉络丛组成。脑池段的分支为视束、外侧膝状体、内囊后肢、苍白球和大脑脚内侧供血。

大脑后动脉起源于基底动脉分叉处，在脚间池外侧缘与后交通动脉汇合（P1 段，交通前段）。然后，它转向后方，穿行于脚池（P2A 段）和环池（P2P 段），并环绕中脑，最后经四叠体池（P3 段）到达大脑半球的后部和皮质部分（P4 段）（图 13.14）。因此，大脑后动脉的分段可根据大脑后动脉与后基底池的关系来划分：P1 段，脚间池段；P2A 段，脚池段；P2P 段，环池段；P3 段，四叠体池段；P4 段，皮质段。

丘脑后穿支动脉是 P1 段的分支，经后穿质和大脑脚内侧面入脑。因此，丘脑后穿支动脉是占据脚间池的血管。这些动脉为丘脑、下丘脑的前部和部分后部、底丘脑、黑质、红核、动眼神经近端和中脑的网状结构供血。

脉络膜后动脉是 P2 段的重要分支。脉络膜后内侧动脉是 P2A 段的分支，沿大脑后动脉的P2 段和 P3 段的内侧环绕脑干走行，依次经过脚池、环池和四叠体池，然后通过松果体外侧，最终到达第三脑室顶部。脉络膜后内侧动脉向大脑脚、内侧膝状体、上下丘、丘脑枕和丘脑内侧部发出分支。脉络膜后外侧动脉通常起源于 P2P 段，但也可起自 P2 段或 P3 段，它穿过穹窿伞和丘脑之间的脉络裂，最终分布于颞角和房部的脉络丛。

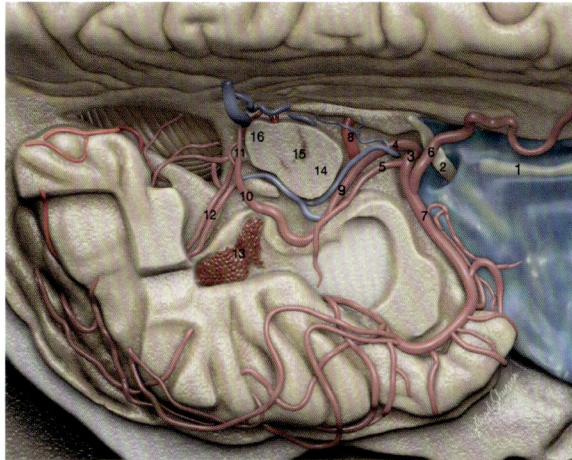

图 13.14　右侧大脑半球示意图。1—嗅束；2—视神经；3—颈内动脉；4—后交通动脉；5—脉络膜前动脉；6—大脑前动脉；7—大脑后动脉；8—P1 段；9—P2A 段；10—P2P 段；11—P3 段；12—脉络膜后外侧动脉；13—侧脑室颞角脉络丛；14—大脑脚；15—黑质；16—顶盖

　　大脑脚穿支动脉同样起源于 P2 段，从脚池直接延伸至大脑脚。回旋支动脉是另一组起源于 P2 段的动脉，其中短回旋支动脉为膝状体和中脑被盖供血，而长回旋支动脉延伸至四叠体池并为四叠体供血。丘脑膝状体动脉发自 P2 段，从丘脑外侧部下方穿出，经脑池顶部走行，为丘脑外侧部、内囊后肢和视束供血。

　　在大脑后动脉的皮质分支中，海马动脉是 P2 段发出的第一支皮质分支，起源于脚池或环池。该动脉为钩回、海马旁回、海马结构和齿状回供血。颞前动脉、颞中动脉、颞后动脉均起源于脚池或环池，为颞叶的下表面供血。顶枕动脉和距状动脉也是大脑后动脉的皮质支，多数情况下起源于四叠体池。

13.8　静脉关系

　　大脑内静脉自室间孔后面发出，向后走行进入中间帆，紧贴松果体上方穿出后进入四叠体池，最终汇入 Galen 静脉。

　　深静脉系统通过脚间池、脚池、环池和四叠体池引流，这些静脉同样占据着后基底池。四叠体池前方结构的引流静脉主要汇入 Rosenthal 基底静脉；四叠体池内的静脉主要汇入大脑内静脉和 Galen 静脉。根据脑池与脑干的位置关系，脑池静脉引流区域可分为前、中、后 3 个区域。值得注意的是，四叠体池与静脉系统的关系尤为密切，而前方的脑池则与动脉系统相关。基底静脉最终引流至 Galen 静脉，从而形成重要的静脉复合体，这一解剖特点对该区域手术操作的成功至关重要。

（刘科峰 译，徐涛　唐寅达 审校）

参考文献

Chaddad Neto F, Doria Netto HL, Campos Filho JM, Reghin Neto M, Silva-Costa MD, Oliveira E. Orbitozygomatic craniotomy in three pieces: tips and tricks.Arq Neuropsiquiatr.2016; 74 (3) :228–34.

Gazi Yaşargil M, Kasdaglis K, Jain KK, Weber H-P. Anatomical observations of the subarachnoid cisterns of the brain during surgery.J Neurosurg.1976; 44 (3) :298–302.

Granados OS, da Costa MDS, Costa BL, González-Echeverría K, Paganelli SL, Caramanti RL, Palmiero H, Chaddad-Neto F. Microsurgery for Upper Basilar Tip Aneurysm With Intraoperative Rupture: 3-Dimensional Operative Video. Oper Neurosurg (Hagerstown) .2019 Feb 1; 16 (2) :43.

Rhoton AL.The posterior fossa cisterns.Neurosurgery.2000; 47 (suppl_3) :S287–97.

Wainberg RC, da Costa MDS, Marchiori M, Soder RB, de Campos Filho JM, Netto HLD, Neto EP, Chaddad-Neto F. Microsurgical Clipping of Low-Riding Basilar Bifurcation Aneurysm.World Neurosurg.2018 Dec 31:S1878-8750 (18) 32916–4.

Yağmurlu K, Kalani MYS, Chaddad-Neto F, Cevik OM, Bozkurt B, Belykh E, Doria-Netto HL, Grande AW, Preul MC, Spetzler RF.Anterior temporal artery to posterior cerebral artery bypass for revascularization of the posterior circulation: An anatomical study.J Clin Neurosci. 2018; 47:337–40.

第 14 章

后颅窝脑池的外科解剖

14.1 后颅窝脑池

不成对的后颅窝脑池包括枕大池、脚间池、桥前池、延髓前池、四叠体池。

成对的后颅窝脑池包括小脑脑桥池、小脑延髓池。

14.1.1 枕大池

枕大池位于延髓和小脑蚓部的背侧（图 14.1）。枕大池的后壁由覆盖在枕大孔上方的枕骨内表面的蛛网膜构成。该蛛网膜是从小脑扁桃体延伸至延髓和正中孔边缘的致密的蛛网膜。

枕大池的下半部位于延髓后方。在上方，枕大池延伸至小脑蚓部；在前方，枕大池延伸至小脑延髓裂；在后方，枕大池延伸至小脑后切迹。

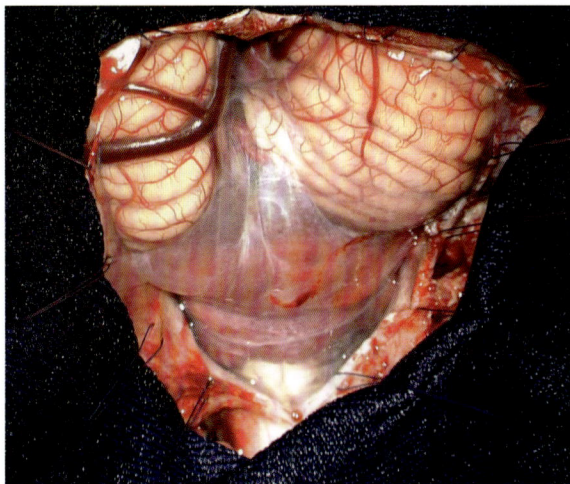

图 14.1 行枕下开颅术，显露颅颈交界处的枕大池

　　覆盖小脑后切迹的蛛网膜包绕小脑镰襞。小脑蚓部后方的枕大池的上极为小脑幕。如果小脑镰较小或缺失，枕大池的上部可能较宽。正中平面的蛛网膜可从延髓背侧延伸至蛛网膜外层，将枕大池分为矢状位上的两部分。向下，枕大池与脊髓后池相通。

　　小脑后动脉向后沿延髓走行，通常在外侧干和内侧干分叉处进入枕大池，外侧干供应小脑半球和小脑扁桃体，内侧干则供应小脑蚓部。

14.1.2　脚间池

　　脚间池位于大脑脚和 Liliequist 膜的叶状结构之间，Liliequist 的叶状结构构成了脚间池的上界和下界（图 14.2）。脚间池的后壁由后穿质构成，上缘位于乳头体的后缘，下缘位于中脑和脑桥的交界处。

　　Liliequist 膜起自覆盖后床突和鞍背的蛛网膜，形成两片膜。其中一片为间脑膜，位于间脑和乳头体后界之间，将视交叉池和脚间池分隔；另一片为中脑膜，位于中脑和脑桥的交界处，将脚间池和桥前池分隔。间脑膜和中脑膜的外侧缘附着于两条动眼神经周围的蛛网膜。间脑膜相对较厚，发育较好；中脑膜则较薄，包绕基底动脉延伸至脚间窝。间脑膜的几个小梁附着于垂体柄、乳头体和大脑后交通动脉。脚间池与大脑脚池和环池相通。

　　动眼神经构成脚间池的外侧壁，同时也将幕上池和幕下池分隔。汇合于动眼神经的膜包括中脑膜（位于脚间池和桥前池之间）、间脑膜（位于脚间池和视交叉池之间）、脑桥前膜（位于小脑脑桥池和桥前池之间）、中脑外侧膜（位于环池和小脑脑桥池之间）、颈动脉内侧膜（位于视交叉池和颈动脉池之间）和颈动脉池外侧壁。

　　脚间池内包含丘脑穿支动脉、基底动脉分叉部、大脑后动脉、小脑上动脉和脉络膜后内侧动脉的起点，以及脚静脉、后交通静脉、脑桥中脑前中央静脉和脑桥中脑沟静脉。

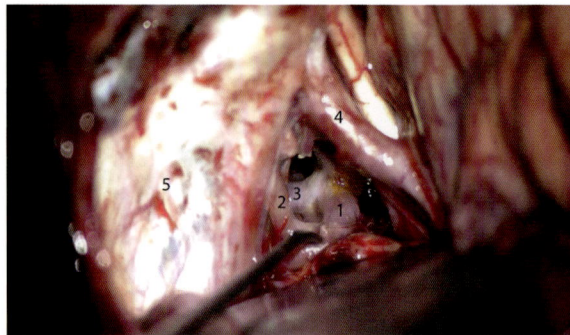

图 14.2　通过颞极入路行左颞前开颅术，在小脑后动脉和小脑上动脉起源处分离脚间池和包含基底动脉的桥前池后，到达基底动脉尖动脉瘤。1—左侧大脑后动脉，P1 段；2—左侧动眼神经；3—基底动脉；4—左侧颈内动脉床突上段；5—颅底内侧窝

14.1.3　桥前池

桥前池位于斜坡和脑桥前表面之间。桥前池的上界由 Lliequist 膜的中脑膜构成，下界则由桥延沟内的脑桥延髓内侧膜构成，此膜包绕基底动脉和椎动脉交界处。脑桥前膜构成桥前池的外侧边界，将桥前池与小脑脑桥池分隔。

脑桥前膜与外展神经密切相关，向尾侧延伸时逐渐变薄。桥前池不含脑神经，但含有基底动脉和小脑前下动脉的起点。

14.1.4　延髓前池

延髓前池位于延髓前表面和覆盖斜坡下部的蛛网膜之间。延髓前池上部位于脑桥与延髓交界处。脑桥延髓内侧膜将延髓前池与桥前池分隔。在外侧，延髓前池与小脑延髓池以舌咽神经、迷走神经和副神经前方的下橄榄核背侧缘为界，此处的蛛网膜相对致密。在下方，延髓前池与脊髓前池相延续。舌下神经根起自该池的后壁，位于延髓锥体和下橄榄核之间。

椎动脉经枕大孔上行进入延髓前池，斜行穿过脑池至延髓前池和桥前池的交界处。脊髓前动脉起自椎动脉，沿脊髓前部中线走行。

14.1.5　四叠体池

四叠体池围绕的区域与松果体区相对应（图 14.3~14.5）。四叠体板位于四叠体池前壁中央。在中线位置，四叠体池前壁（由松果体构成）位于四叠体头端。第三脑室的松果体隐窝在松果体上方突入四叠体池。在外侧，由丘脑枕构成的四叠体池前壁位于穹窿脚包绕的丘脑枕内侧。丘脑枕的内侧部构成四叠体池的前壁，丘脑枕的外侧部构成侧脑室房部的前壁。

四叠体池的每个外侧壁都可分为前部和后部：前部由围绕丘脑枕的一段穹窿脚构成，后部由位于胼胝体压部下方的枕叶皮质构成。四叠体池一直延伸至四叠体下方的小脑中脑裂。

四叠体池顶壁由胼胝体压部下表面和围绕 Galen 静脉及其分支的宽大包膜构成。该包膜附着于胼胝体压部下表面，并与中间帆周围的脉络丛相延续。静脉结构在该脑池上内侧的包膜内最为

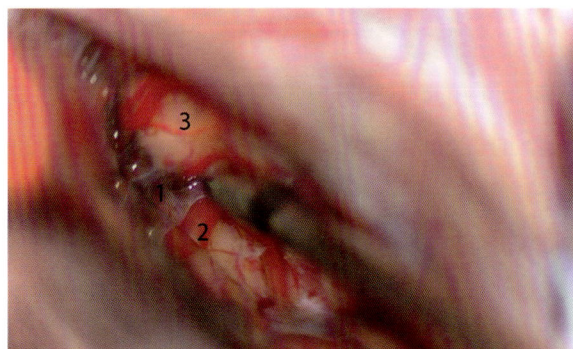

图 14.3　采用后半球间入路，牵开左侧顶叶内侧面后的术中所见，显露四叠体池和右侧大脑半球。1—四叠体池；2—顶枕动脉；3—右侧大脑半球扣带回

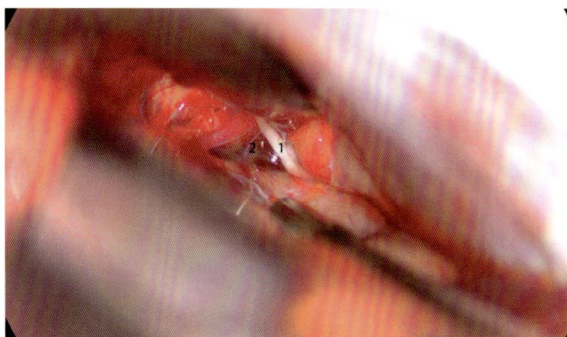

图 14.4 经分离的四叠体池。1—滑车神经；2—开放的四叠体池

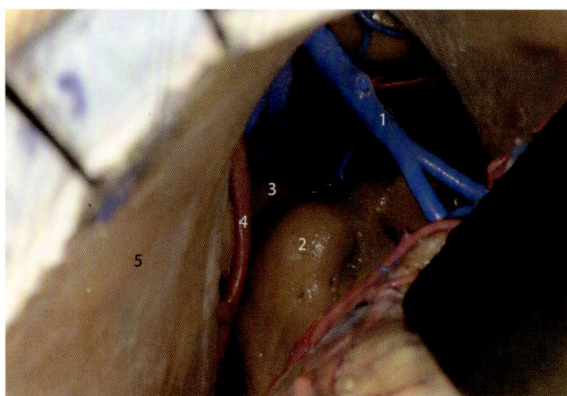

图 14.5 采用小脑上入路显露松果体区及四叠体池内部的大体解剖所见。1—小脑中央前静脉；2—下丘；3—上丘；4—大脑后动脉；5—小脑幕

密集，动脉结构则在该脑池的下外侧部较为密集。

四叠体池与围绕胼胝体压部的胼胝体周围池后部相通，在丘脑枕下方外侧与位于中脑和颞叶之间的环池相通。四叠体池还可与中间帆相通。滑车神经起自下丘下方的四叠体池，横跨中脑，并在丘脑枕下方进入环池。

大脑后动脉和小脑上动脉的动脉干及其分支进入四叠体池的前下部，并在 Galen 静脉及其分支周围的蛛网膜包膜的外侧和下方走行。大脑后动脉常在脑池内分叉，形成距状支和顶枕支。脉络膜后内侧动脉起自中脑前方的大脑后动脉，包绕脑干进入四叠体池，在松果体旁转向中间帆。小脑上动脉贯穿脑池，延伸至小脑中脑裂。大脑后动脉的穿支供应浅沟（位于上丘和下丘之间）上方的四叠体池壁，小脑上动脉则供应该沟下方的池壁。

四叠体池中的静脉关系在头颅中最为复杂，因为该池是大脑内静脉、基底静脉和 Galen 静脉等多个分支的汇合点。大脑内静脉自中间帆穿出，基底静脉自环池穿出到达四叠体池，两者在此汇入 Galen 静脉。Galen 静脉经过胼胝体压部的下方，在小脑幕的尖端汇入直窦。在四叠体池内汇聚并汇入 Galen 静脉、基底静脉或大脑内静脉的静脉包括：胼胝体压部周围的胼周后静脉、引流房部脑室壁的房静脉、起自距状裂或顶枕沟及其附近的枕内静脉，以及起自小脑上脚、终于上蚓静脉、最终汇入 Galen 静脉的小脑中脑裂静脉。

14.2　小脑上池

小脑上池位于小脑上蚓部与直窦下缘的蛛网膜之间。小脑上池与四叠体池相通，并在窦汇下方与枕大池后部相通。小脑上池外侧与小脑半球表面的蛛网膜下腔相通。小脑上池内包含小脑上动脉的正中支和旁正中支，以及小脑上蚓静脉。

14.2.1　小脑脑桥池

小脑脑桥池位于脑桥和小脑的前外侧面，并附着于岩骨的蛛网膜之间（图 14.6、14.7）。脑桥中脑外侧膜将小脑脑桥池与环池分隔。

脑桥中脑外侧膜位于脑桥与中脑交界处，同时也与小脑幕相接。该膜与动眼神经相交，分隔大脑后动脉和小脑上动脉。在下方，小脑脑桥池与小脑延髓池之间被脑桥延髓外侧膜分隔，该膜穿过前庭蜗神经和舌咽神经之间的间隙。在内侧，小脑脑桥池被脑桥前膜与桥前池分隔，向外侧则延伸至小脑脑桥裂。

三叉神经起自脑桥中部并穿过小脑脑桥池的上外侧部。外展神经起自脑桥延髓沟水平，向外侧延伸至脑桥前膜。面神经和前庭蜗神经位于延髓外侧膜的上方，起自小脑脑桥池的下部。外层

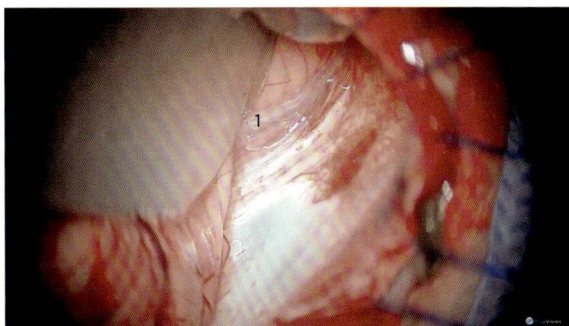

图 14.6　采用乙状窦后入路行外侧枕下开颅的术中所见，可见小脑脑桥池。1—未开放的小脑脑桥池

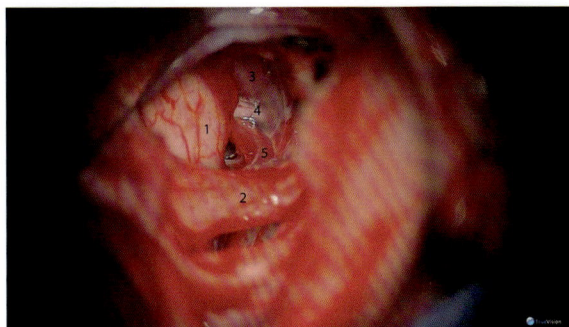

图 14.7　采用乙状窦后入路切除右前庭蜗神经（第八对脑神经）鞘瘤后的显微手术所见。1—脑桥；2—右侧面听神经复合体；3—基底动脉；4—桥前池；5—右侧小脑前下动脉

蛛网膜延伸至内耳道，并包绕面神经和前庭蜗神经的内耳道段。绒球在面神经和前庭蜗神经的后方突入小脑脑桥池内。

小脑脑桥池是外侧枕下开颅－乙状窦后入路的中央池，可引导外科医师定位第七、八对脑神经复合体。绒球可作为支撑点放置拉钩，以暴露小脑脑桥池。在乙状窦后入路手术中，定位面神经（即第七对脑神经）近段的实用技巧为：识别第九对脑神经，并沿一条假想的垂直线从脑干表面的起点追踪至该线与第七对脑神经的交点。

小脑脑桥池内包含小脑上动脉和小脑前下动脉。小脑上动脉经脑桥前膜和动眼神经的交界处进入小脑脑桥池，在该脑池内走行于滑车神经和中脑外侧膜的下方以及三叉神经的上方。小脑上动脉的头侧干和尾侧干的分叉部位于桥前池或小脑脑桥池。小脑前下动脉经脑桥前膜上方或下方进入小脑脑桥池，通常在脑池内分为头侧干和尾侧干。小脑脑桥池中的静脉于三叉神经汇合，并形成岩上静脉，最终汇入岩上窦。

14.2.2　小脑延髓池

小脑延髓池位于脑桥延髓交界处下方（图 14.8）。小脑延髓池通过脑桥延髓外侧膜与小脑脑桥池分隔，并通过附着于舌咽神经、迷走神经和副神经上的小梁与延髓前池分隔。小脑延髓池的下界由枕大孔构成。小脑延髓池沿延髓背外侧的下橄榄核背侧缘后方延伸至小脑的二腹小叶。

舌咽神经和迷走神经以及副神经的延髓部均起源于该脑池内，并穿过该脑池到达颈静脉孔。副神经的脊髓部分起自脊髓后池，最终汇入小脑延髓池。第四脑室的外侧隐窝经 Luschka 孔与小脑延髓池相通，自该孔突出的脉络丛位于舌咽神经和迷走神经的后表面。

椎动脉在该脑池最下部穿入硬脑膜后进入延髓前池。小脑后下动脉进入该脑池后，先行经舌咽神经、迷走神经和副神经根的前表面，继而转向背侧，穿行于这些神经根之间围绕延髓进入枕大池。

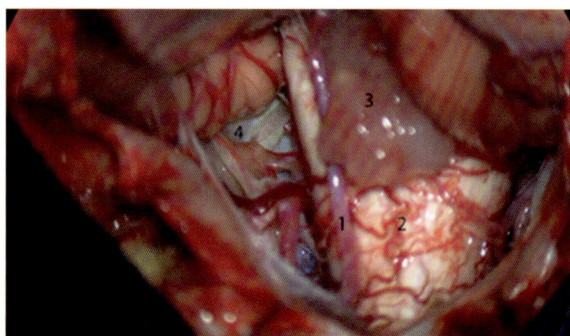

图 14.8　采用膜帆入路行枕下正中开颅术的术中所见，显示左侧小脑延髓池与后组脑神经及小脑后下动脉的解剖关系。1—小脑后下动脉的扁桃体延髓段；2—延髓后表面；3—经正中孔突入第四脑室的肿瘤；4—小脑延髓池开放后的后组脑神经

14.3　总结

　　掌握后颅窝脑池的显微神经外科解剖知识及其与相关动脉、静脉和神经结构的密切关系，是正确处理该区域病变的必要条件。这些病变（如肿瘤、动脉瘤、血肿、脓肿、囊肿、血管性病变等）往往累及单个或多个脑池的相关结构。这些脑池可提供关于病变相关结构、最佳开颅术式、手术入路选择以及相关术中策略的重要信息，有助于获得满意的脑脊液引流效果，并安全抵达病变部位，同时最大限度地降低相邻结构损伤的风险。

（茅磊 译，刘芳　唐寅达 审校）

参考文献

Chaddad Neto F, Doria-Netto HL, de Campos Filho JM, et al. The far-lateral craniotomy: tips and tricks. Arq Neuropsiquiatr. 2014;72(9):699–705. https://doi.org/10.1590/0004-282X20140130.

de Oliveira E, Tedeschi E, Rhoton A, Peace D. Microsurgical anatomy of the posterior circula- tion: vertebral and basilar arteries. In: Carter L, Spetzler R, editors. Neurovascular surgery. New York: McGraw Hill, Inc.; 1995. p. 25–34.

Osborn AG. Osborn's brain: imaging, pathology, and anatomy. Salt Lake City: Amirsys Publishing, Inc.; 2012.

Rhoton AL. The posterior cranial fossa: microsurgical anatomy and surgical approaches. Neurosurgery. 2000;47(suppl_3):S5–6. https://doi.org/10.1097/00006123-200009001-00005.

Yasargil M. Microneurosurgery, volume I: microsurgical anatomy of the basal cisterns and vessels of the brain, diagnostic studies, general operative techniques and pathological considerations of the intracranial aneurysms. New York: George Thieme Verlag; 1984.

补充病例视频 1：小脑脑桥裂动静脉畸形（视频 14.1）
补充病例视频 2：三叉神经血管减压术（视频 14.2）

视频 14.1　　　视频 14.2

第 15 章

蝶鞍区的外科解剖

15.1 骨性关系

颅底的内侧面朝向大脑，并分为前颅窝、中颅窝和后颅窝（图 15.1）。

中颅窝的前界为蝶骨嵴，在内侧与视交叉沟相连；后界为颞骨岩嵴，在内侧与后床突和鞍背相连。颅底内侧面可分为内侧部和外侧部：内侧部由蝶骨体（鞍区）组成，外侧部包含颞窝（图15.2）。

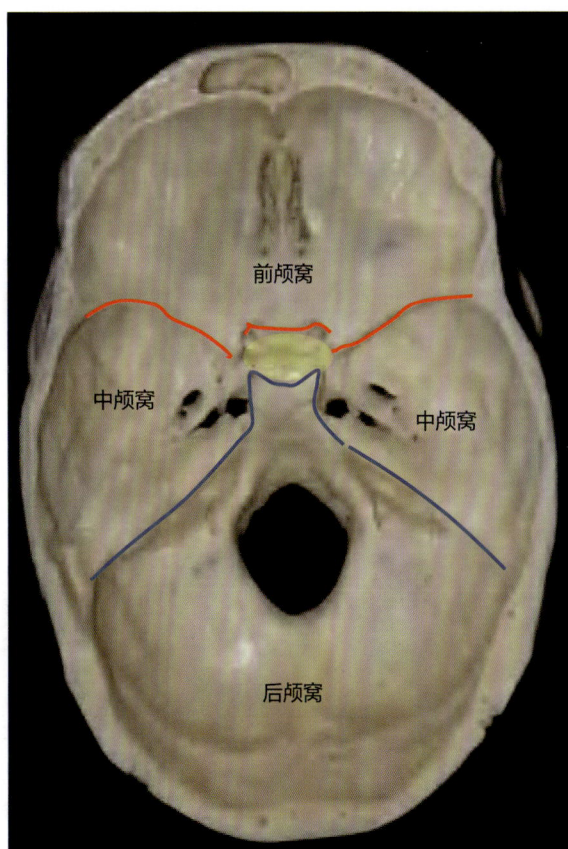

图 15.1 颅底内侧面观。前颅窝与中颅窝之间以蝶骨嵴为界，内侧经视交叉沟（红线）相连。中颅窝与后颅窝以岩嵴及其延续的鞍背和后床突（蓝线）为界。鞍区位于蝶骨体上方中颅窝的内侧面（黄色区域）

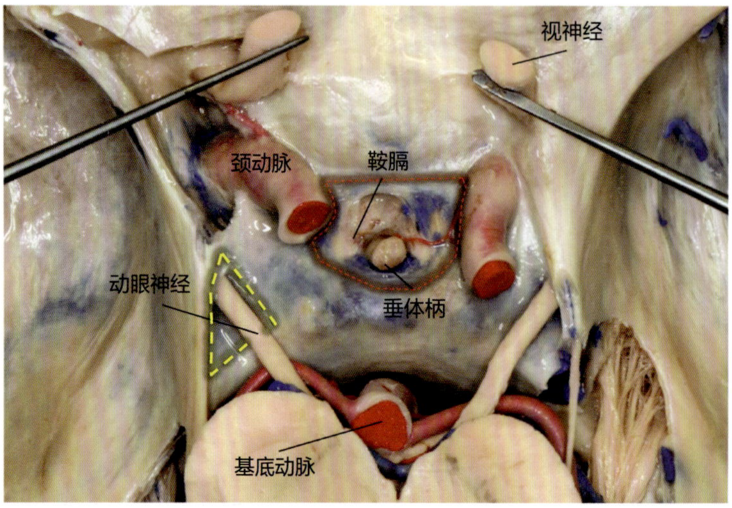

图 15.2 鞍区的俯视图。鞍区（红色虚线区域）位于两侧海绵窦之间。鞍膈将鞍区与鞍上池分隔。动眼神经进入海绵窦顶部，此处神经周围存在一个狭窄的脑池。动眼神经三角区（黄色虚线）位于前床突、后床突与岩尖之间，动眼神经通过该三角区进入海绵窦顶部。海绵窦顶部向前延伸至前床突下方

15.2 蝶骨

蝶骨小翼在内侧与蝶骨体相连（图 15.3、15.4），构成视神经管的顶壁，并与蝶骨平台相延续。视柱（前床突后根）（图 15.5）将视神经管与眶上裂分隔。

视交叉沟和视神经管颅内口分别位于蝶骨平台的后方和两侧。在后方，鞍结节将视交叉沟与鞍腔分隔（图 15.4）。蝶鞍部的后界由后床突和鞍背（与斜坡相连）构成，同时也是中颅窝与后颅窝之间的分界。

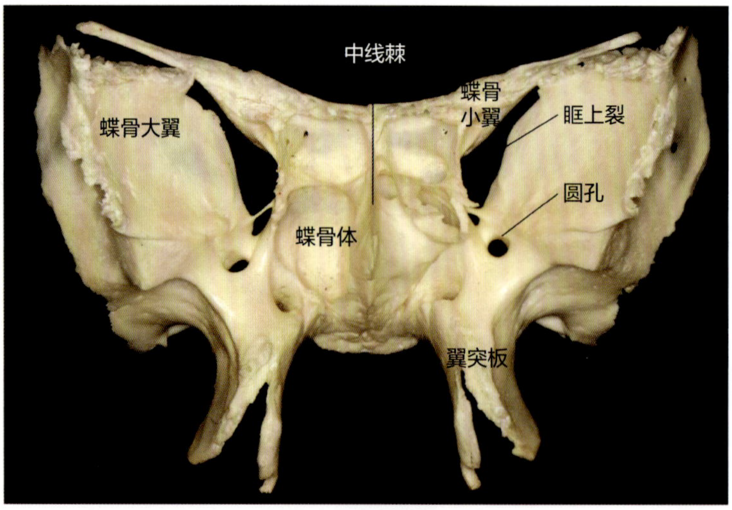

图 15.3 蝶骨的前面观。蝶骨的中央部分为蝶骨体，两个蝶骨小翼从蝶骨体的上外侧向外伸展，两个蝶骨大翼从蝶骨体的下侧向上伸展，翼突的内侧和外侧翼板向下走行。蝶骨体呈立方体形，内含蝶窦。眶上裂的下缘和侧缘由蝶骨大翼构成，上缘由蝶骨小翼构成，动眼神经、滑车神经、展神经和眼神经均通过此处

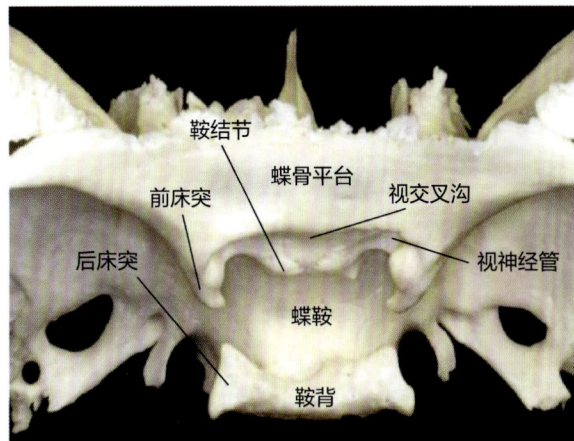

图 15.4　鞍区的骨性结构关系。在内侧，蝶骨小翼通过前床突前根与蝶骨体相连，共同构成视神经管的顶壁，并与蝶骨平台相连。视交叉沟位于蝶骨平台后方。在视交叉沟的两侧是视神经管的颅内口。在后方，鞍结节将视交叉沟与鞍腔分隔。鞍区的后界由鞍背和后床突构成，它们是中颅窝与后颅窝之间的内侧边界。额叶和嗅束位于小翼和蝶骨平台的光滑的上表面

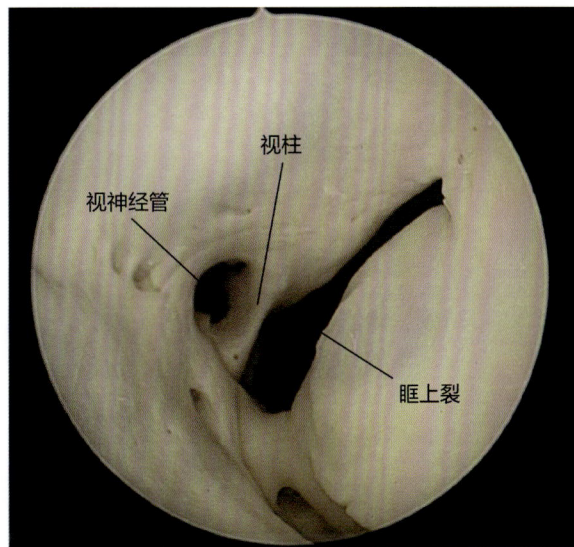

图 15.5　左侧视神经管的前面观（内镜视角）。视神经管内包含视神经和眼动脉，视神经管开口位于眶尖部的上内侧。视神经管位于蝶骨小翼和蝶骨体的交界处。视柱是从前床突延伸至蝶骨体的骨桥，将视神经管与眶上裂分隔

15.3　蝶窦

蝶窦（图 15.6、15.7）是 4 个鼻旁窦（蝶骨体内的腔）之一，位于鼻腔的后上部，将两侧的海绵窦、颈动脉海绵窦段、视神经和三叉神经分隔，同时还将脑垂体与鼻腔分隔。

蝶窦的大小与气化程度有关（图 15.8）。蝶窦根据气化程度可分为 3 种类型，分别为甲介型蝶窦、鞍型蝶窦和鞍前型蝶窦。甲介型蝶窦的气腔形成不完全，蝶鞍下方均为实质骨，术中难以

辨认其正常解剖结构。鞍前型蝶窦也表现为气腔形成不完全，气腔不能穿透鞍前壁。鞍型蝶窦是最常见的类型，气腔从蝶鞍下方向后延伸至斜坡。良好的气化可以帮助外科医师在实施经鼻内镜蝶窦入路手术时，识别重要的解剖标志，如颈动脉隆起、鞍区、视神经和视神经 – 颈内动脉隐窝（图 15.9）。该隐窝在术中定位视神经和蝶窦内颈内动脉时尤为重要。该隐窝的下缘为硬脑膜近环，上缘为硬脑膜远环。两侧颈内动脉环之间的颈内动脉称为颈内动脉床突段。蝶窦的侧隐窝最远可延伸至三叉神经的第二分支——上颌支（图 15.10~15.12）。鼻窦内间隔很常见，其数量和位置差异很大，因此必须在术前通过影像学检查来确定。磨除蝶窦外侧壁后，即可显露海绵窦内侧壁，此时必须确认视神经、颈内动脉、三叉神经的第一分支和第二分支、展神经和动眼神经等重要结构。视神经管内包含视神经和眼动脉，动眼神经几乎与视神经管底面平行，展神经位于颈内动脉外侧和三叉神经第一分支内侧之间。沿着神经向近端寻找，下缘可见岩舌韧带，在此处神经跨越颈内动脉的外侧，穿入海绵窦（图 15.13）。在颈内动脉周围可见由海绵窦延伸部分组成的静脉丛，该静脉丛穿过位于鞍底的硬脑膜通道，与静脉丛对侧的海绵窦相连。蝶窦侧壁上有一宽大的突起，是三叉神经的第一分支。三叉神经的第二分支位于该突起的下缘，可凸出至蝶窦外侧壁。蝶窦的上缘是海绵窦的下界。蝶窦开口位于蝶骨嘴的前部，靠近蝶窦顶部，连接蝶窦与鼻腔。蝶骨骨嵴与犁骨相连，是鼻中线的可靠标志（图 15.14）。蝶窦的顶端从前壁延伸至视神经管的近端，由蝶骨平台、视交叉沟和鞍结节组成。鞍结节下方是位于蝶窦后壁上部的鞍区。蝶窦后壁分为上部（鞍区）和下部（斜坡），蝶窦后壁的侧界为颈内动脉隆起。

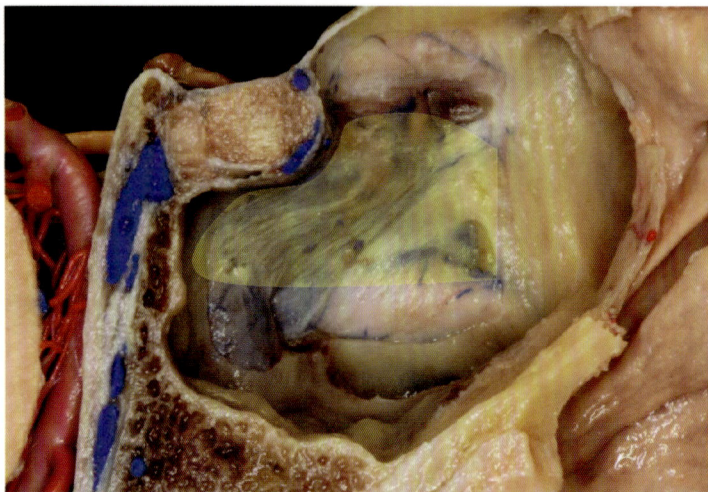

图 15.6　蝶窦外侧壁和海绵窦内侧壁（黄色阴影）。海绵窦位于蝶窦、蝶鞍和垂体的两侧。海绵窦从眶上裂（前方）延伸至岩尖（后方），并环绕颈内动脉的水平段。两侧海绵窦的内侧壁共同构成蝶鞍的外侧边界

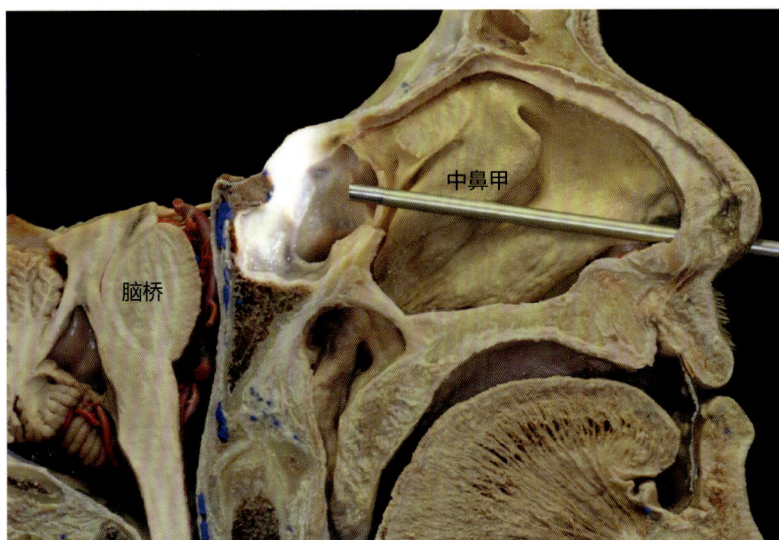

图 15.7　正中矢状切面显示鼻内镜经过鼻腔至蝶窦的路径（黄色阴影）。内镜下经鼻入路是垂体瘤手术的首选入路。蝶窦气化良好者可以清晰地显露鞍区结构。筛窦已切除

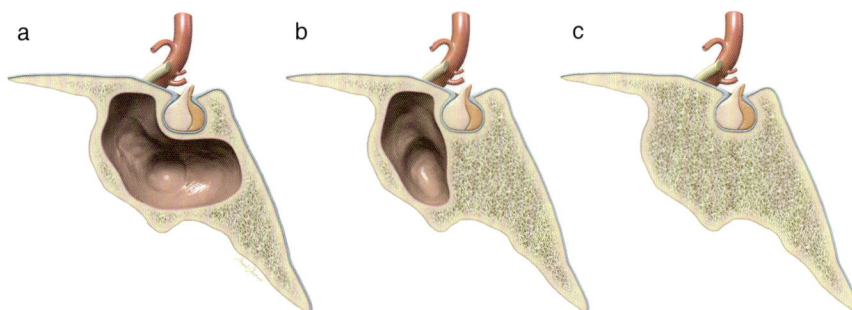

图 15.8　成人的蝶窦可根据气化程度分为以下 3 种类型：鞍型蝶窦（a）、鞍前型蝶窦（b）和甲介型蝶窦（c）。甲介型蝶窦的鞍下区域是一块没有气腔的实质骨。鞍前型蝶窦的气腔不能穿透平行于鞍前壁的垂直平面。鞍型蝶窦最为常见，其气腔可延伸至蝶骨体的鞍下区域及后方的斜坡

图 15.9　蝶窦前壁。中线嵴是术中可靠的导航标志，与骨性鼻中隔后部相连。蝶窦开口位于中线嵴的外侧，位于中鼻甲后附着点的上方，为蝶窦的自然通道

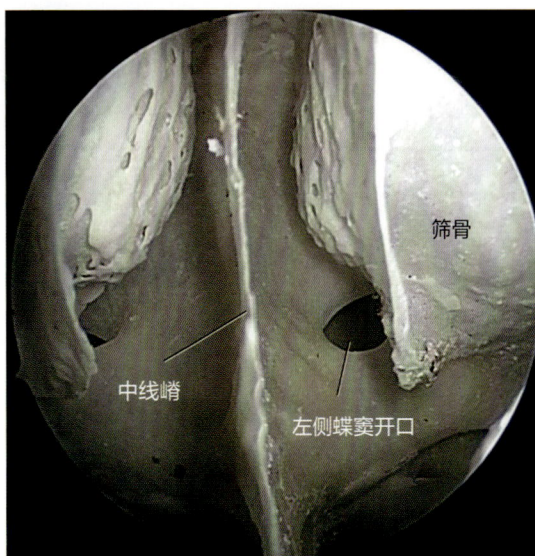

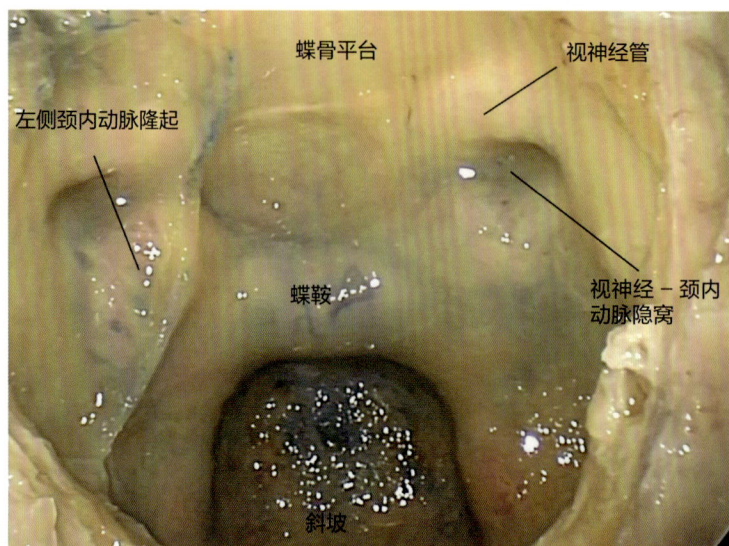

图 15.10 蝶窦后壁前面观，显示经蝶窦入路暴露的解剖结构关系。主要暴露的结构包括鞍前壁、颈内动脉和视神经管上方的隆起。鞍结节和蝶骨平台位于鞍前壁上方。视神经 - 颈内动脉隐窝在颈内动脉和视神经管之间向外侧走行

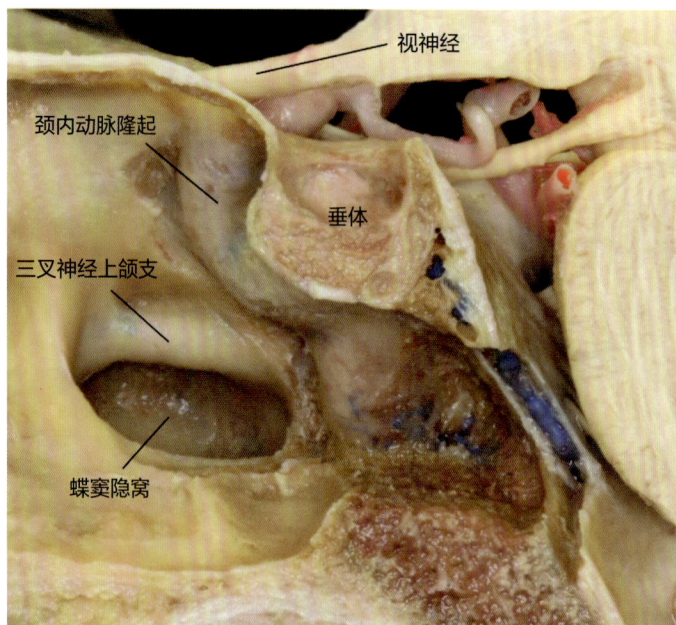

图 15.11 蝶窦正中矢状切面。在气化良好的蝶窦中，有几个隐窝有助于勾勒出蝶窦壁上的相邻结构，甚至提供通往特定区域的路径。在本标本中，三叉神经上颌支下方有一个明显的隐窝

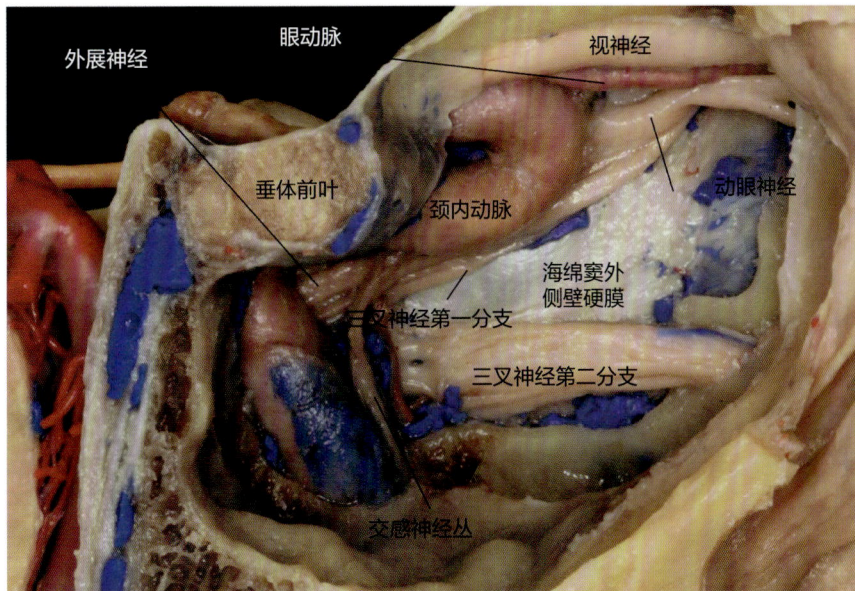

图 15.12　穿过垂体前叶、垂体后叶和蝶窦的正中矢状切面。颈内动脉海绵窦段的隆起位于垂体前下方的蝶窦外侧壁。位于鞍背后方的基底窦是两侧海绵窦后缘之间横跨中线的最大连接。前海绵窦也连接两侧的海绵窦，但在某些情况下可能不存在。前海绵窦为经蝶入路中可能出现静脉出血的部位。与海绵窦相关的神经包括动眼神经、滑车神经、眼神经、展神经和海绵窦内颈内动脉周围的交感神经丛。眼神经（三叉神经第一分支）走行于滑车神经下方，直至眶上裂。上颌神经（三叉神经第二分支）在下部走行，在海绵窦外侧壁无隆起。海绵窦恰好止于上颌神经上缘上方，海绵窦的内侧壁和外侧壁在此连接形成龙骨状结构。展神经和海绵窦内颈内动脉周围的交感神经丛是仅有的完全在海绵窦内走行的神经结构。眼动脉在视神经管内与视神经伴行

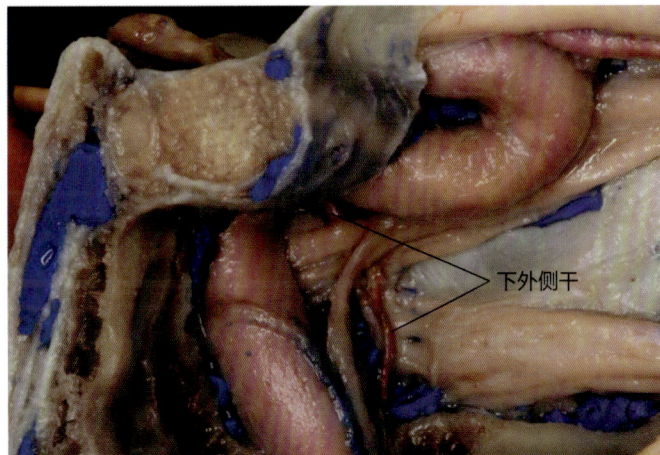

图 15.13　鞍区和海绵窦内侧壁的放大图片。颈内动脉海绵窦段有 2 个主要分支。第一分支为脑膜垂体干，起源于颈内动脉海绵窦段斜坡旁的后弯。第二分支为下外侧干（海绵窦下动脉），起源于水平段的下表面或外侧面的中 1/3 处。该分支始终在展神经上方走行，随后向下在展神经和三叉神经第一分支间穿过，为海绵窦下外侧壁的硬脑膜供血

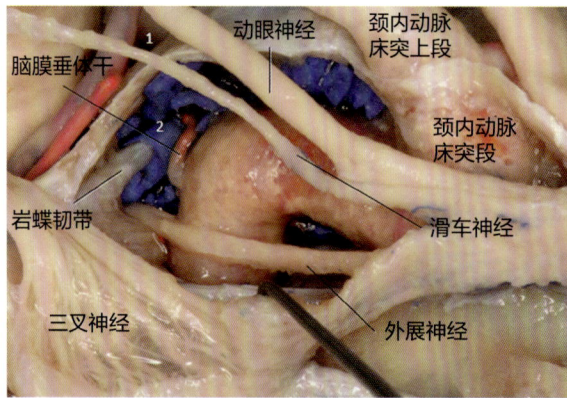

图 15.14　鞍旁区的侧面观。蝶鞍区的血供主要来源于脑膜垂体干，脑膜垂体干为颈内动脉海绵段的最大分支，并发出垂体下动脉。脑膜垂体干起自鞍背水平，位于颈内动脉第一弯曲顶点处或正前方，而后沿颈内动脉管向前延伸。垂体下动脉起自脑膜垂体干，向内侧走行至垂体后囊和垂体后叶，供应鞍底硬脑膜并与对侧动脉吻合。动眼神经沿前床突下缘走行并进入眶上裂。外展神经通过位于岩蝶韧带（Gruber 韧带）下方的 Dorello 管进入海绵窦。外展神经在颈内动脉海绵窦段垂直段后外侧、颈内动脉海绵窦段水平段外下方以及三叉神经内侧的静脉间隙内走行，最终到达眶上裂。1—滑车上三角；2—滑车下三角

15.4　垂体和鞍膈

　　垂体的侧缘和上缘没有骨性边界。垂体分为两个叶（图 15.15、15.16）：垂体后叶（质地较软，外观较暗，更贴近鞍壁）和垂体前叶（质地较硬，可以较容易地从鞍壁分离）。垂体柄从第三脑室前部下方的灰结节发出，止于垂体前叶。垂体的下表面与鞍底的形状相同；外界和上界则根据鞍壁和鞍膈的解剖形状差异而有所不同。鞍膈构成蝶鞍的顶部，中央有一个小开口供垂体柄通过，鞍膈的周边较厚，形成经蝶鞍入路手术时保护鞍上结构的自然解剖屏障。鞍膈区被大面积打开的患者，术后出现脑脊液漏的风险较高。

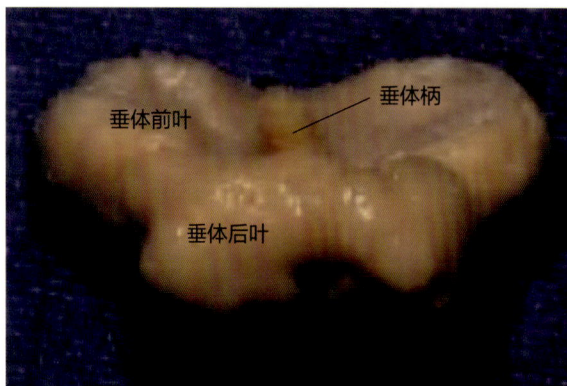

图 15.15　垂体的后面观。垂体位于视神经和视交叉的下方，两侧颈内动脉海绵窦段之间。垂体前叶和垂体后叶形成不同的结节。垂体后叶呈结节状附着于垂体前叶后缘

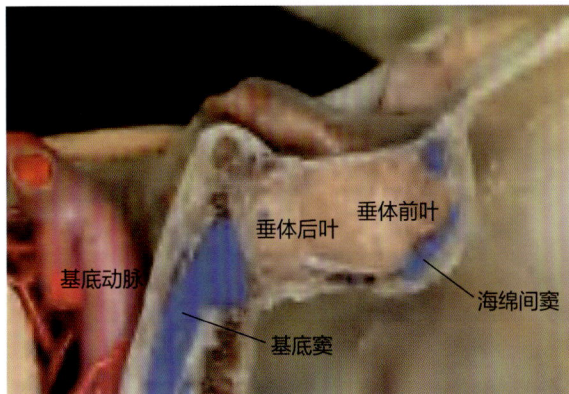

图 15.16　垂体周围可见连接两侧海绵窦的静脉窦。鞍内海绵窦间的连接是根据其与垂体腺的位置关系命名的，前海绵间窦走行于垂体的前方。这些海绵窦间的连接可发生于垂体的前表面、下表面或后表面的任何部位，也可能完全缺如。前海绵间窦可覆盖整个蝶鞍前壁

15.5　鞍区和颈动脉

　　根据 Rhoton 等人的描述，颈内动脉的海绵窦段起始于后床突的外侧面，在此处穿出破裂孔，并向前转向海绵窦，然后沿水平方向走行，终止于前床突内侧面，在此处穿透海绵窦的顶部。颈内动脉是海绵窦内最内侧的结构，紧邻蝶骨体的外侧面，形成一个隆起。蝶骨上存在一条与其走行一致的沟，即颈动脉沟，该沟勾勒出颈内动脉海绵窦段的走行路径。颈内动脉隆起可分为 3 部分：鞍后段、鞍下段和鞍前段。鞍后段（第一部分）位于蝶窦后外侧，鞍下段（第二部分）位于鞍底下方，鞍前段（第三部分）位于鞍前壁外侧。颈内动脉海绵窦段由前床突、中床突和颈动脉沟构成的骨环固定，但大体积的垂体瘤可能导致颈内动脉向侧方移位。脑膜垂体干是颈内动脉海绵窦段最大的分支，为鞍内结构供血，并发出垂体下动脉。McConnell 垂体被囊动脉直接起源于颈内动脉。脑膜垂体干起自鞍背部，或颈内动脉第一个弯曲的最高点，在此处离开颈动脉管向前走行。垂体下动脉起自脑膜垂体干，向内侧延伸至垂体后叶和被膜的外侧面，供应鞍底硬脑膜，并与对侧动脉相吻合（图 15.17、15.18）。

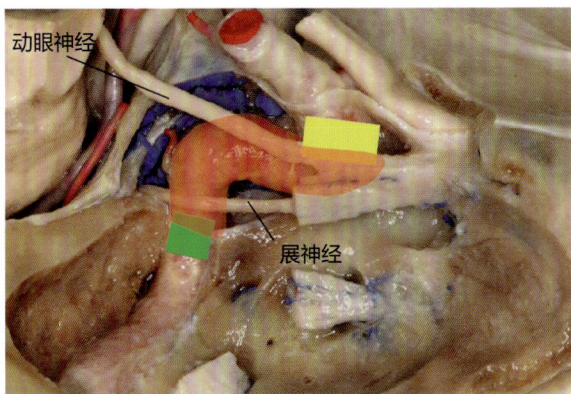

图 15.17　颈内动脉海绵窦段（红色）起自颈内动脉管的颅内端，位于破裂孔上方、后床突外侧，在此处颈内动脉岩段进入海绵窦。颈内动脉岩段穿经下方的软骨性破裂孔和上方的岩舌韧带（绿线）之间，向后移行为海绵窦段。岩舌韧带从蝶骨舌突延伸至岩尖。海绵窦段于视柱后方，沿前床突内侧的颈内动脉向前上方走行，直至穿过硬脑膜离开海绵窦（黄线），随后从前床突上表面向内侧走行

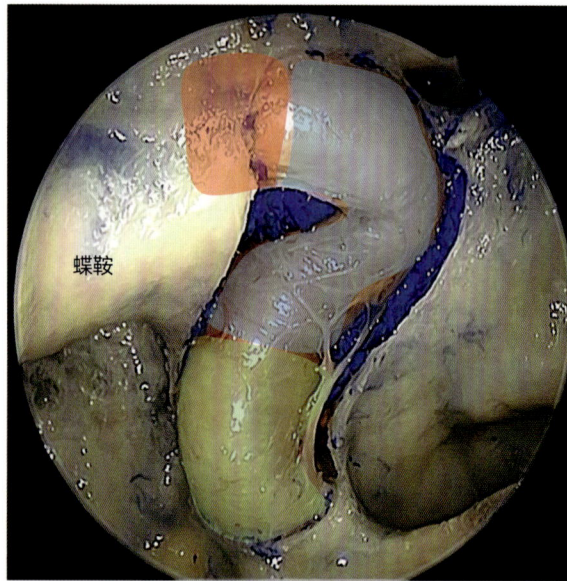

图 15.18 骨质去除后，内镜下蝶窦内左侧颈内动脉视图。颈内动脉走行于蝶骨体的外侧面，颈内动脉沟勾勒出颈内动脉海绵窦段的走行路径。随着蝶窦的扩张，窦壁逐渐变薄，颈内动脉沟在鞍底以下的窦壁内和鞍前缘形成一个隆起。颈内动脉隆起可分为鞍后段（绿影）、鞍下段（蓝影）和鞍前段（红影）3 部分。第一部分为鞍后段，位于蝶窦的后外侧部分，该段隆起仅存在于气化良好的蝶窦。第二部分为鞍下段，位于鞍底下方。第三部分为鞍前段，位于鞍前壁的前外侧

15.6 鞍上关系

鞍上区域大致对应前切迹间隙，是一个重要的解剖区域，尤其是在处理侵犯鞍区以上部位的垂体瘤时更为关键。鞍上区域从中脑的前部向上延伸，包绕视交叉、终板和颈动脉，其前外侧界为外侧裂的蝶部，后外侧界则由靠近小脑幕游离缘且位于动眼神经上方的钩回构成。视神经、动眼神经和嗅束的后部均穿过鞍上区。嗅束向后延伸，在前床突上方分为内侧嗅纹和外侧嗅纹，该分叉处为前穿质的前缘。视神经进入前床突内侧的视神经管，被硬脑膜襞（即镰状突）所覆盖，然后向内侧走行穿过视神经顶部。鞍上肿瘤可将视神经挤向镰状韧带锐利的边缘，从而导致视力丧失。视交叉位于第三脑室的前壁和底壁的交界处。大脑前动脉、前交通动脉、终板和第三脑室位于视交叉上方。灰结节和漏斗位于视交叉后方，颈内动脉位于视交叉外侧，而鞍膈和垂体则位于视交叉下方（图 15.19、15.20）。全面掌握颈内动脉、视神经和前床突之间的解剖关系是所有鞍区手术入路的基础。颈内动脉和视神经位于前床突的内侧。颈内动脉从视神经下方稍偏外侧穿出海绵窦。视神经向后内侧走行至视交叉，而颈内动脉向后外侧走行至前穿质下方的颈动脉分叉处，并在该区域发出大脑前动脉和大脑中动脉。动眼神经起自脚间窝，走行方向为由内向外、由后向前，从小脑上动脉上方和大脑后动脉下方穿过。在向前走行时，动眼神经与其外上方的钩回尖端关系密切。同时，Liliequist 膜向外紧贴动眼神经。动眼神经穿过动眼池后进入海绵窦。Willis 环的后部和基底动脉的顶部位于第三脑室底壁下方的前切迹间隙内，Willis 环的前部、大

脑前动脉和前交通动脉与第三脑室前壁密切相关，大脑前动脉和大脑后动脉均发出分支进入第三脑室顶部。起自颈内动脉、脉络膜前动脉、大脑前交通动脉、大脑后动脉、前交通动脉和后交通动脉的穿支均分布至第三脑室壁和前切迹间隙（图 15.21）。颈内动脉起自前床突内侧面的颅底，在其分叉前发出垂体上动脉。垂体上动脉向内侧走行，分布于第三脑室底壁和视交叉下方的灰结节区域。眼动脉通常是颈内动脉的第一个颅内分支，沿视神经走行进入视神经管。后交通动脉也是颈内动脉的一个分支，起自颈内动脉的后壁，在视束和第三脑室底壁下方向后内侧走行，最终汇入大脑后动脉。后交通动脉的分支穿行于视交叉和大脑脚之间的第三脑室底壁。乳头体前动脉是后交通动脉的最大分支，在乳头体和视束之间穿入第三脑室底壁。脉络膜前动脉起自颈内动脉后交通动脉起始部远端。脉络膜前动脉是一个单独的动脉，在视束下方，沿钩回和大脑脚之间向后走行时发出分支，终止于前穿质和颞角的脉络丛。大脑前动脉在前穿质下方经颈内动脉发出，在视神经和视交叉上方向前内侧走行；经前交通动脉与对侧大脑前动脉吻合后，沿终板前方向上走行（图 15.22~15.24）。大脑前动脉的回返支起自前交通动脉，向外侧走行，并在颈内动脉分叉处上方穿入前穿支。基底动脉在第三脑室底壁后半部下方、鞍上区后部发出大脑后动脉。丘脑穿支动脉起自大脑后动脉近端（邻近基底动脉分叉处），经第三脑室底壁进入脑内。

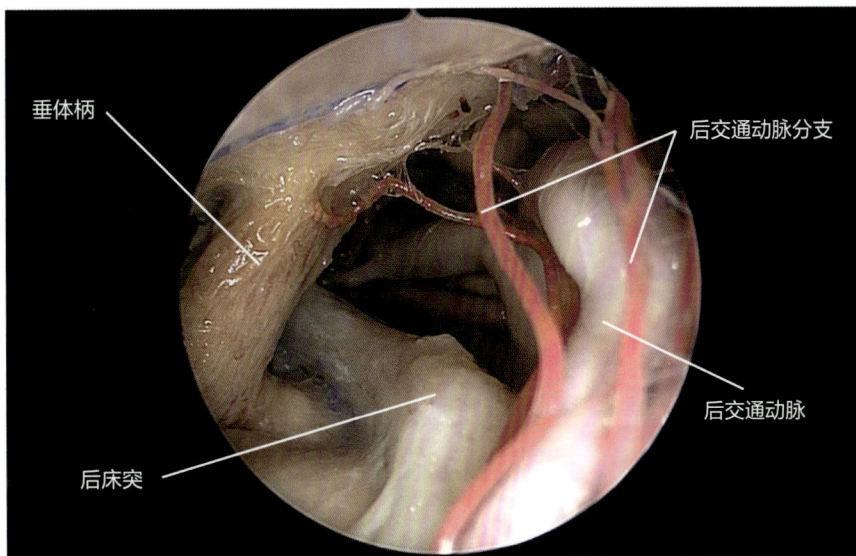

图 15.19　内镜下左侧视交叉下方区域。后交通动脉起自颈内动脉的后壁，在视束和第三脑室底壁下方向后内侧走行，并汇入大脑后动脉。后交通动脉的分支穿经视交叉和大脑脚之间的第三脑室底壁，分布于丘脑、下丘脑、底丘脑和内囊。后交通动脉于动眼神经上方向后内侧走行至脚间窝

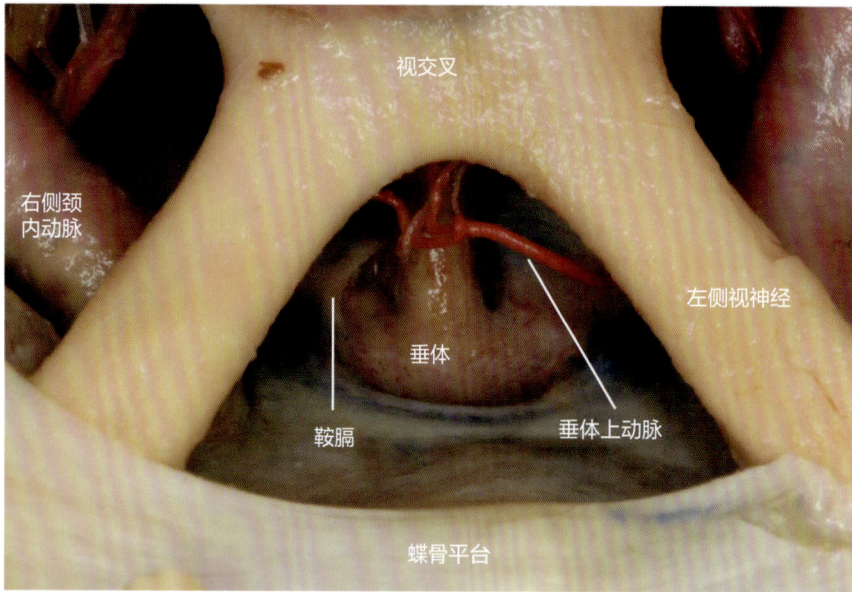

图 15.20 鞍区前方的放大图片。垂体上动脉起自颈内动脉床突上段的内侧，向内侧走行进入垂体柄和视交叉。漏斗部周围的鞍膈中央部较薄，周边外缘则较厚

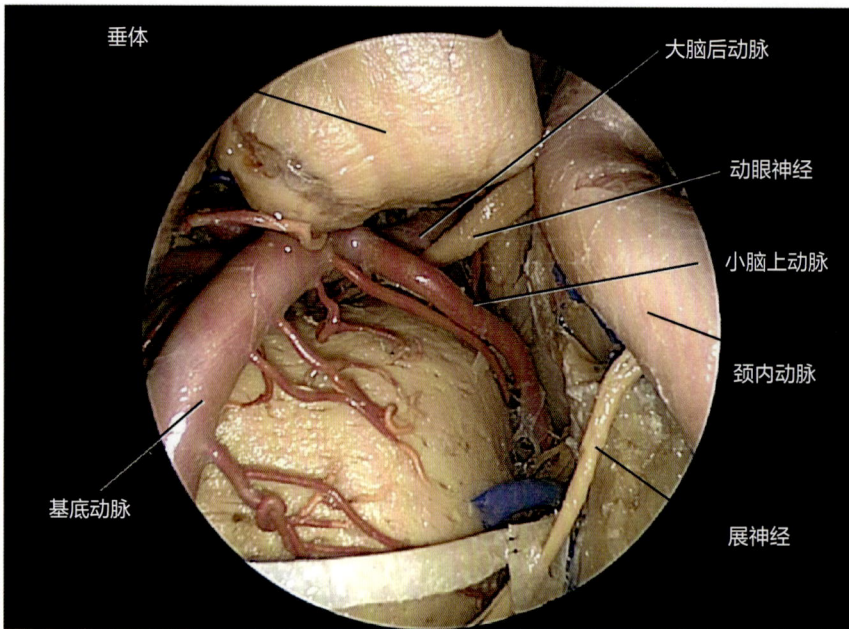

图 15.21 内镜下自下而上观察前切迹间隙（斜坡已磨除）。动眼神经起自脚间窝，走行于小脑上动脉上方、大脑后动脉下方。展神经向前上方走行，该神经起自脑桥的下缘，通常以单束形式穿经斜坡的硬脑膜

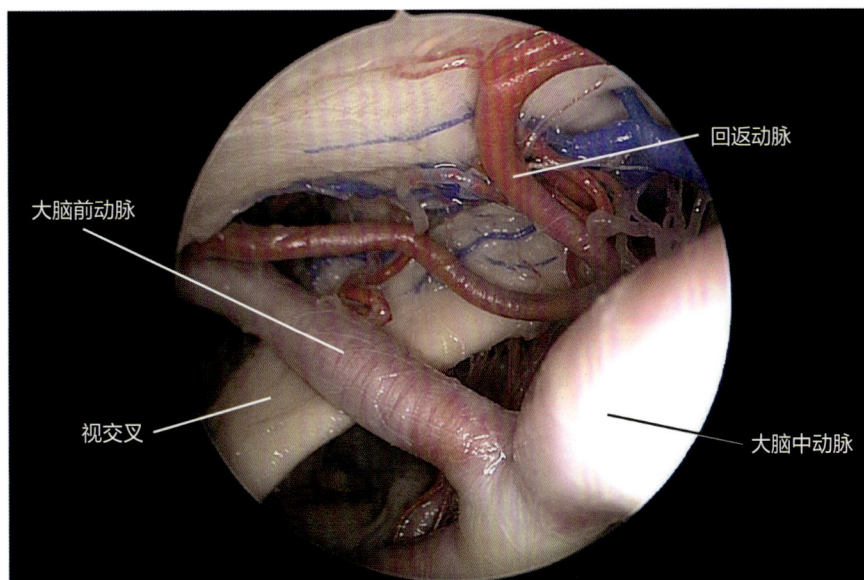

图 15.22　大脑前动脉起自前穿质下方的颈内动脉，于视神经和视交叉上方向前内侧走行，最终到达大脑纵裂。大脑前动脉回返支起自大脑前动脉的前交通动脉区域，向外侧走行至颈内动脉分叉部上方，并进入前穿质

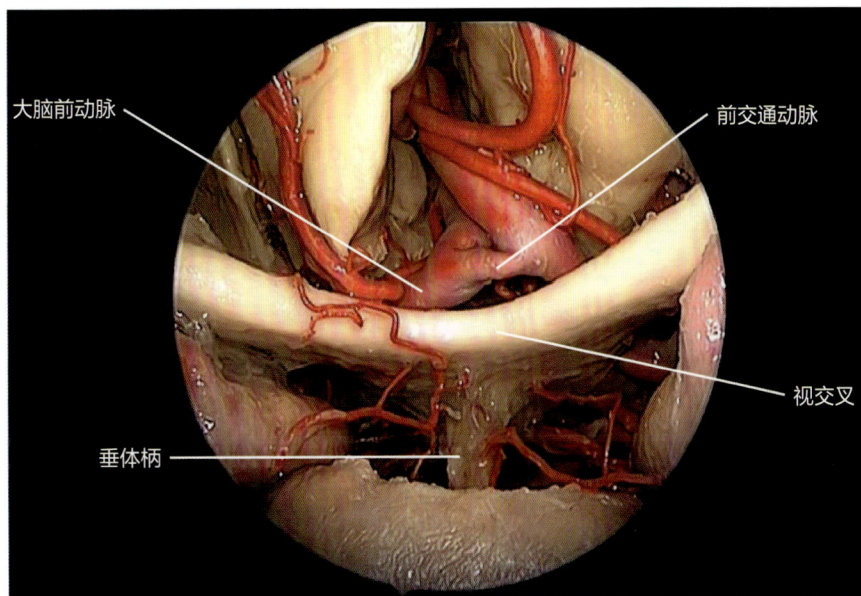

图 15.23　内镜下前交通动脉复合体的前面观。前交通动脉与大脑前动脉 A1 段的交界处通常位于终板前方、视交叉上方，而不是视神经上方

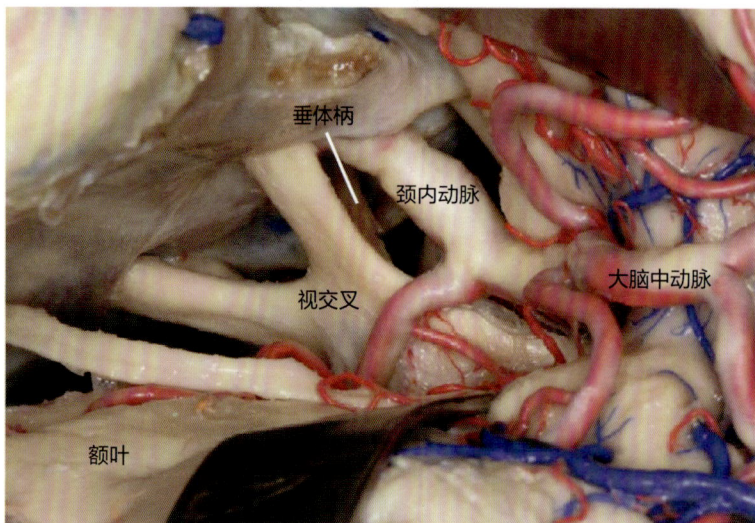

图 15.24 经翼点入路的鞍区手术视图。外侧裂被打开后，牵开额叶和颞叶，可见大脑前动脉于终板上方向内侧走行，本例标本中回返支的发出位置比一般情况更靠前

15.7 注意事项

蝶窦是颅底手术的起点，具有至关重要的作用，为辨识蝶窦后壁深部的神经血管结构提供了入路和解剖标志。内镜辅助技术被广泛应用于经蝶窦入路的垂体瘤手术（图 15.25）。该手术需由耳鼻喉科医师和神经外科医师组成的多学科团队协作完成。在选择经蝶窦入路时，必须对患者的解剖特征进行详细评估。定位蝶窦开口并向下方和内侧扩大，以便进入蝶窦（蝶窦开口一般位于后鼻孔上方约 1.5 cm 处）。通过触觉反馈和直接观察，可以辨认并打开鞍底部，鞍底上方以蝶骨平台为界，下方以斜坡为界，侧面以颈内动脉隆起为界（这些解剖标志对定位至关重要，应及时识别）。如果存在鼻窦间隔，在切除这些间隔时应格外小心，因其通常邻近颈动脉和视神经管。在垂体手术中，颈内动脉隆起靠近中线的位置极其重要。应分别在鞍结节、鞍前壁、鞍底部、鞍背部和斜坡水平测量两侧颈内动脉隆起之间的横向间距。两侧颈内动脉隆起之间的最短距离通常位于鞍结节水平。打开鞍底时必须谨慎操作，以避免损伤海绵间窦，否则可能导致大量出血。硬脑膜切口可以根据外科医师的个人习惯调整，但需保证足够宽以充分暴露肿瘤（图 15.26~15.28）。鞍区肿瘤的切除应始于鞍底部，然后沿外侧部推进，最后向鞍上部延伸（图15.29、15.30）。由于海绵窦内侧壁较薄，颈内动脉损伤的风险较高，因此在处理鞍部外侧时一定要轻柔操作。建议使用钝环刮匙和垂体钳切除肿瘤。肿瘤切除后，若鞍区有少量出血，应使用止血材料填充鞍区，等待 5 分钟后，在内镜下再次检查鞍区，以确保没有病变残留。如发生脑脊液漏，应采用腹部脂肪填塞颅底缺损处，并用纤维蛋白基质封闭。最后，将取自鼻中隔的带蒂黏膜瓣覆盖于缺损处。

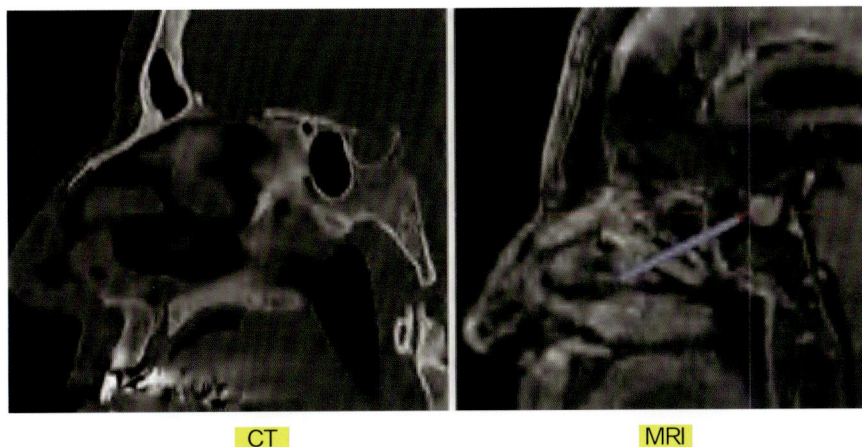

CT　　　　　　　　　　　　　　　　　　MRI

图 15.25　小型垂体瘤患者的 CT（左图）和 MRI（右图）。患者为鞍前型蝶窦。如右图所示，在这种情况下需要使用神经导航系统，因为进入蝶窦后外科医师将难以辨识解剖标志

图 15.26　蝶窦入路鞍区的术中影像。鞍底的骨质已去除，可见硬脑膜。颈内动脉隆起位于蝶鞍外侧。鼻窦间隔通常指向颈内动脉，位于斜坡的外侧。鼻窦的气化良好，左侧蝶窦隐窝延伸至三叉神经第二分支下方。通过触觉反馈和直接观察，可准确定位并开放鞍底部，鞍底上方以蝶骨平台为界，下方以斜坡为界，外侧以颈内动脉隆起为界

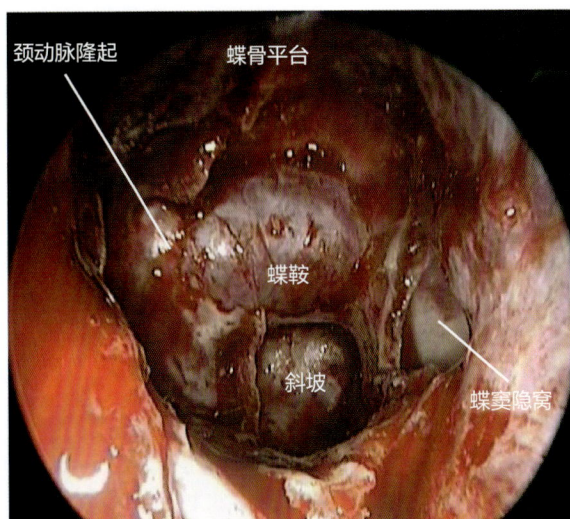

图 15.27　硬脑膜切口可以根据外科医师的个人习惯选择（切口应足够宽，以充分显露肿瘤）。通常从一侧颈内动脉切开至另一侧颈内动脉，从蝶骨平台切开至斜坡。鞍区肿瘤的切除应始于鞍底部，然后沿外侧部推进，最后向鞍上部延伸。若条件允许，应尽可能在包膜外切除肿瘤（如图所示）。由于海绵窦内侧壁较薄，颈内动脉损伤的风险很大，因此在处理蝶鞍外侧时一定要轻柔操作。建议采用钝环刮匙和垂体钳相结合的方式切除肿瘤

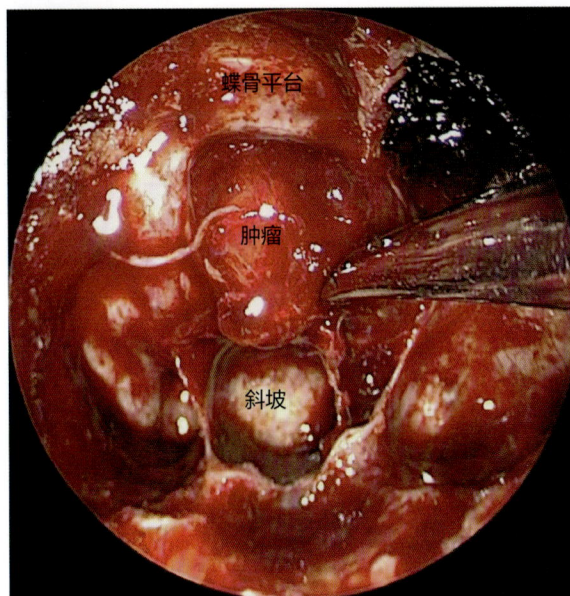

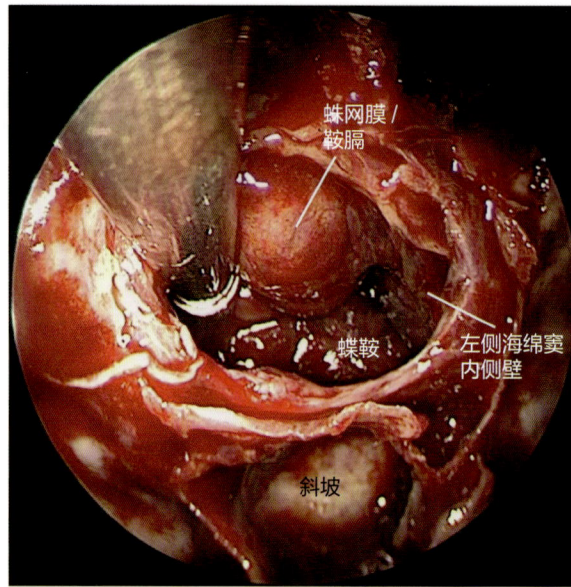

图 15.28 肿瘤切除后，如果鞍区存在少量出血，应使用止血材料填充鞍区，等待 5 分钟后，在内镜下再次检查鞍区，以确保没有病变残留。如图所示，肿瘤完全切除后，可见蛛网膜经鞍膈和海绵窦内侧壁突入鞍内

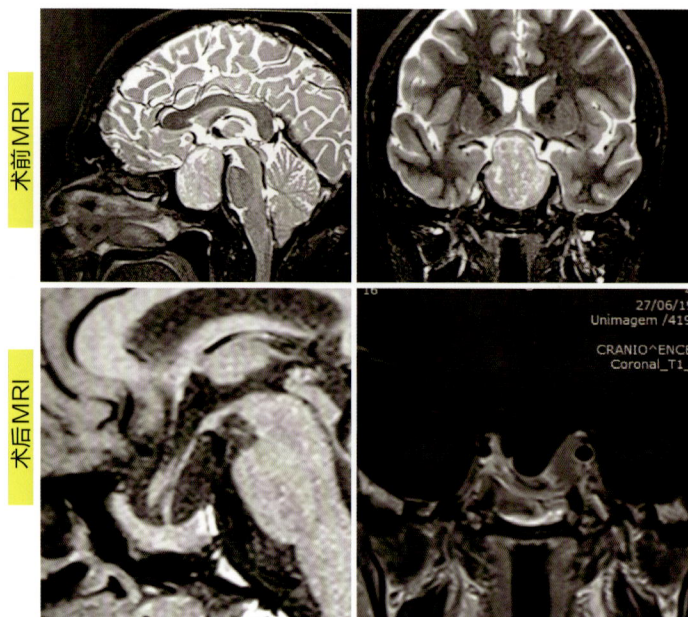

图 15.29 一例大型垂体瘤患者手术前后的 MRI 影像。上图显示大型垂体瘤压迫视交叉，导致头痛及双颞侧偏盲。下图为术后 3 个月的 MRI 影像，显示肿瘤在包膜外切除效果良好

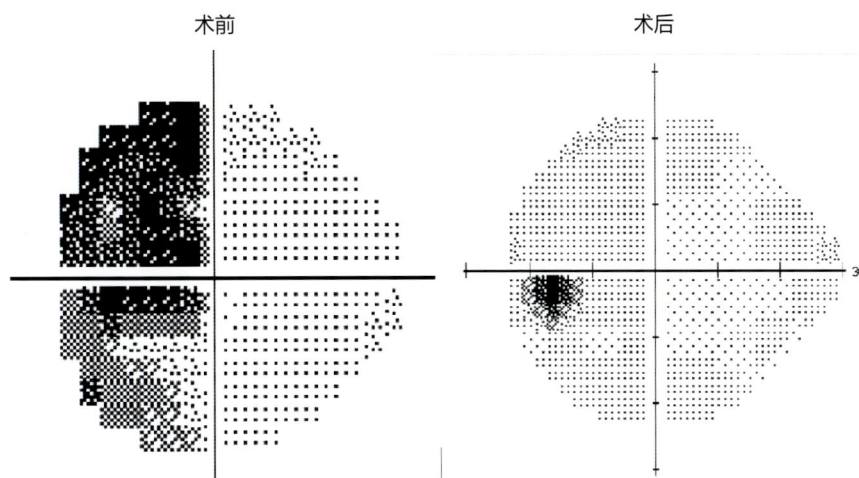

图 15.30　手术前后的电子视力检查结果（左眼）

（王协锋 译，沈李奎　徐涛 审校）

参考文献

Chaddad-Neto F, da Costa MDS, Santos B, Caramanti RL, Costa BL, Doria-Netto HL, Figueiredo EG. Reproducibility of a new classifcation of the anterior clinoid process of the sphenoid bone. Surg Neurol Int. 2020 Sep 12; 11:281.

da Costa MDS, de Oliveira Santos BF, de Araujo Paz D, Rodrigues TP, Abdala N, Centeno RS, Cavalheiro S, Lawton MT, Chaddad-Neto F. Anatomical Variations of the Anterior Clinoid Process: A Study of 597 Skull Base Computerized Tomography Scans. Oper Neurosurg (Hagerstown) . 2016 Sep 1; 12 (3) :289–97.

Rhoton AJ. General and micro-operative techniques. In: Youmans JR, editor. Neurological surgery, vol. 2. 4th ed.Philadelphia: WB Saunders; 1996. p. 724–66.

Rhoton AL Jr, Harris FS, Renn WH. Microsurgical anatomy of the sellar region and cavernous sinus. Clin Neurosurg. 1977; 24:54–85. https://doi.org/10.1093/neurosurgery/24. cn_suppl_1.54.

Rhoton AL Jr, Hardy DG, Chambers SM. Microsurgical anatomy and dissection of the sphenoid bone, cavernous sinus and sellar region. Surg Neurol. 1979 ; 12:63–104.

Rhoton AL Jr. Tentorial incisura. Neurosurgery. 2000; 47:S131–53.https://doi. org/10.1097/00006123-200009001-00015.

Rhoton AL Jr. The supratentorial arteries. Neurosurgery. 2002a; 51:S53–S120.

Rhoton AL Jr. The sellar region. Neurosurgery. 2002b; 51:S335–S74.

Rhoton AL Jr. Rhoton's cranial anatomy and surgical approaches. Philadelphia: Lippincott Williams & Wilkins; 2003.

补充病例视频：生长激素分泌型垂体腺瘤的鼻内镜手术（视频 15.1）

视频 15.1

第16章
鞍旁区的外科解剖

16.1 蝶骨

　　蝶骨位于颅底的中心。蝶骨与神经系统的关系是人体所有骨骼中最复杂的。嗅束、额叶直回和额叶后部位于蝶骨小翼的光滑面。颞叶位于蝶骨大翼的内侧面。脑桥和中脑位于鞍后。视交叉位于视交叉沟的后方。第二至六对脑神经与蝶骨密切相关，它们分别经蝶骨的视神经管、眶上裂、圆孔和卵圆孔出颅（图16.1）。

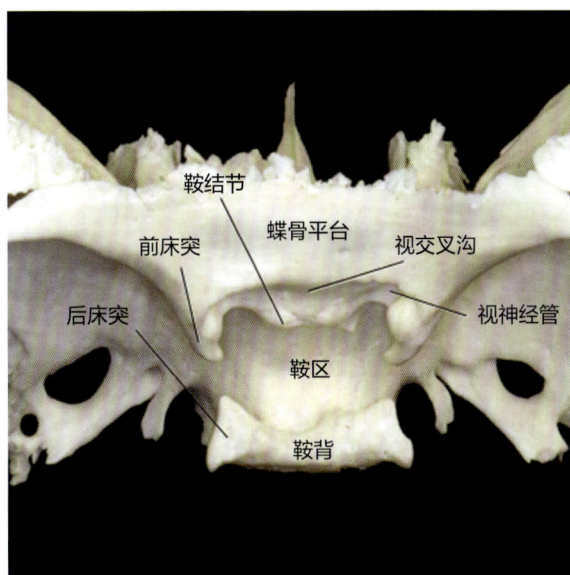

图16.1　蝶骨的骨性结构。在内侧，蝶骨小翼的前端与蝶骨体相连，并与蝶骨平台相连共同构成视神经管的顶部。视交叉沟位于蝶骨平台的后方。视交叉沟的两侧是视神经管的颅内起始处。在后方，视交叉沟与鞍区通过鞍结节分隔。鞍区的后界由鞍背和后床突组成，同时也是中颅窝和后颅窝的内侧边界。额叶和嗅束位于蝶骨小翼和蝶骨平台的光滑面

蝶骨与重要血管存在密切关系：颈内动脉在蝶骨两侧形成颈动脉沟；基底动脉紧贴蝶骨后表面；Willis 环位于蝶骨正上方；大脑中动脉沿蝶骨小翼顶部走行。海绵窦位于蝶骨内，其内部的静脉围绕鞍背和垂体柄，并相互连接（图 16.2）。

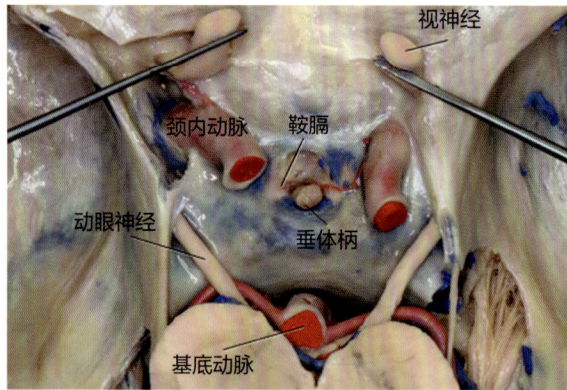

图 16.2　鞍区的上面观。鞍区位于两侧海绵窦之间。鞍膈将鞍区与鞍上池分隔。动眼神经从狭窄的动眼神经池进入海绵窦顶部。动眼神经三角区位于前床突、后床突和岩尖之间，是动眼神经进入海绵窦顶部时硬脑膜襞形成的三角形区域。海绵窦顶部在前床突下方向前延伸

蝶骨的中央为蝶骨体。蝶骨体的上外侧部向两侧延续为蝶骨小翼，蝶骨体的下部向上延续为蝶骨大翼，蝶骨体下方为两侧翼突的内侧板和外侧板。蝶骨体呈长方体形状，内含蝶窦。眶上裂的下缘和外侧缘由蝶骨大翼构成，眶上裂的上缘由蝶骨小翼构成，动眼神经、滑车神经、外展神经和视神经均经此裂出颅（图 16.3）。

视神经管位于蝶骨上方，通过视柱与眶上裂的内侧上缘分隔，视柱为从前床突基底部下缘延伸至蝶骨体的骨性结构。

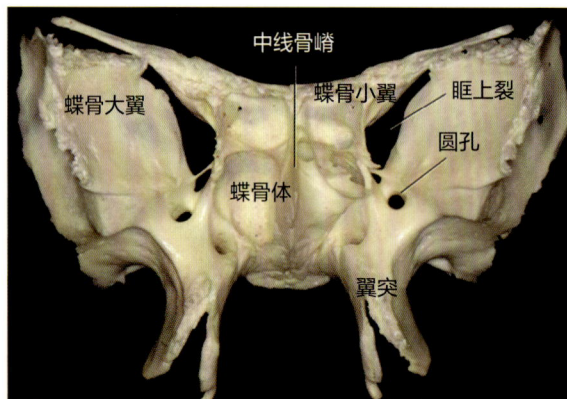

图 16.3　蝶骨的前面观。蝶骨体位于蝶骨的中央，蝶骨体的上外侧部向两侧延续为蝶骨小翼，蝶骨体的下部向上延续为蝶骨大翼，蝶骨体下方为两侧翼突的内侧板和外侧板。蝶骨体呈长方体形状，内含蝶窦。眶上裂的下缘和外侧缘由蝶骨大翼构成，眶上裂的上缘由蝶骨小翼构成，动眼神经、滑车神经、外展神经和视神经均经此裂出颅

16.2　海绵窦

　　海绵窦由包绕颈内动脉海绵窦段的硬脑膜和海绵窦内的静脉构成。海绵窦的形状像一条船，其前端狭窄部邻近眶上裂，后壁位于鞍背外侧和岩尖上方。海绵窦有 4 个壁：顶壁、外侧壁、内侧壁和后壁。海绵窦顶壁朝上，下缘位于颈内动脉海绵窦段下方，由海绵窦内侧壁和外侧壁连接而成，因此海绵窦在轴位切面上呈三角形。海绵窦内侧壁被网状膜覆盖，顶壁、外侧壁和后壁均被硬脑膜覆盖。海绵窦内侧壁仅由 1 层与鞍膈连续的网状膜组成。

　　动眼神经三角由位于前床突、后床突及岩尖的硬脑膜构成。海绵窦顶壁由构成动眼神经三角的部分硬脑膜及位于前床突下缘的硬脑膜构成，动眼神经从该三角区域穿过海绵窦顶壁并沿外侧壁走行（图 16.4）。

　　海绵窦的底部是蝶骨体。与动眼神经脑池段不同，在前床突下方，海绵窦顶壁前部的动眼神经有 1 层硬脑膜覆盖，即颈内动脉远环。从海绵窦顶壁后方更容易进入海绵窦内。然而，我们也可以通过切除前床突从海绵窦顶壁前方或通过颞前开颅从外侧壁"剥离"中颅窝进入海绵窦内，这些操作本质上就是在分离硬脑膜与海绵窦壁。手术的关键点在于前床突的处理，在前床突切除前应先"剥离"硬脑膜，否则有损伤动眼神经的风险。滑车神经通过海绵窦顶壁后下方的外侧壁进入海绵窦，并在动眼神经上方走行于外侧壁。在海绵窦外侧壁，动眼神经和滑车神经之间的空间呈三角形，顶点朝向海绵窦内侧，被称为滑车上三角。滑车神经和三叉神经眼支之间的间隙构成滑车下三角（帕金森三角）。打开海绵窦外侧壁时，切缘必须是平行于神经走行方向的横行切口。进入海绵窦后，必须从内侧进入垂体窝，因为颈内动脉和外展神经走行于外侧，外展神经是

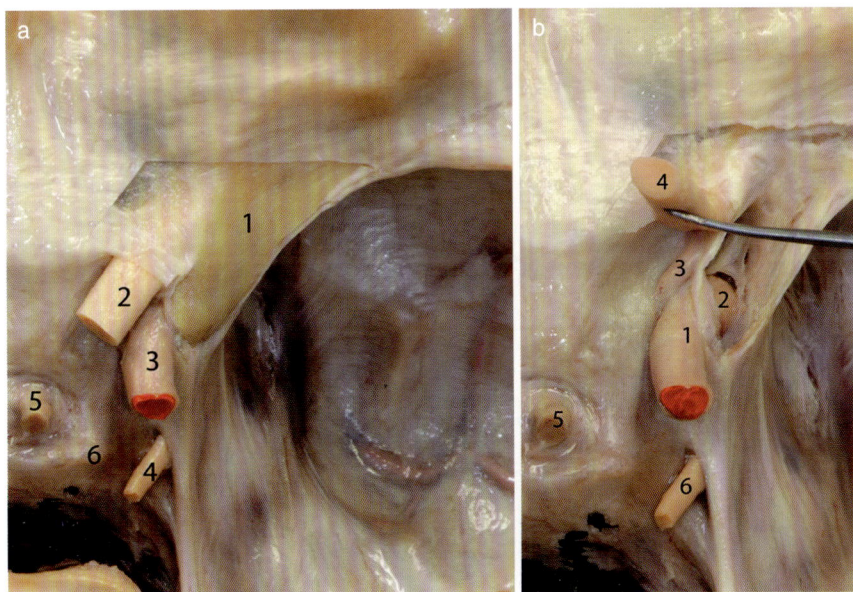

图 16.4　a. 前床突切除前海绵窦顶壁的大体解剖示意图。1—右侧前床突；2—右侧视神经；3—右侧颈内动脉床突段；4—右侧动眼神经；5—垂体柄；6—后床突。b. 前床突切除后的海绵窦顶壁，以及颈内动脉近环和颈内动脉远环之间的颈内动脉床突段。1—右侧颈内动脉床突上段；2—右侧颈内动脉床突段；3—右侧眼动脉；4—右侧视神经；5—垂体柄；6—动眼神经

唯一完全位于海绵窦内的脑神经。

动眼神经三角的内侧缘由前床突至后床突之间的硬脑膜皱襞构成，外侧缘由前床突至岩尖的硬脑膜皱襞构成，后缘由后床突至岩尖的硬脑膜皱襞构成。海绵窦与视神经的关联较弱，但与眶上裂关系密切，海绵窦前壁由眶上裂构成，并通过眶上裂引流至眶上静脉。此外，海绵窦的后界是岩下窦、基底静脉丛、Dorello 管和三叉神经裂孔。Dorello 管的顶部为岩斜韧带，岩斜韧带是颅骨唯一的韧带，从岩尖（动眼神经外侧）延伸至鞍背。岩斜韧带毗邻岩舌韧带，岩舌韧带从岩尖延伸至蝶骨舌部并固定颈内动脉，它们被统称为岩蝶韧带（图 16.5）。

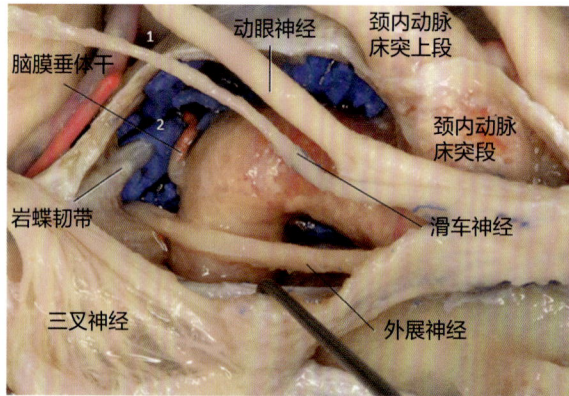

图 16.5 鞍旁区的侧面观。蝶鞍区的血供主要来源于脑膜垂体干，脑膜垂体干为颈内动脉海绵段的最大分支，并发出垂体下动脉。脑膜垂体干起自鞍背水平，位于颈内动脉第一弯曲顶点处或正前方，而后沿颈内动脉管向前延伸。垂体下动脉起自脑膜垂体干，向内侧走行至垂体后囊和垂体后叶，供应鞍底硬脑膜并与对侧动脉吻合。动眼神经沿前床突下缘走行并进入眶上裂。外展神经通过位于岩蝶韧带（Gruber 韧带）下方的 Dorello 管进入海绵窦。外展神经在颈内动脉海绵窦段垂直段后外侧、颈内动脉海绵窦段水平段外下方以及三叉神经内侧的静脉间隙内走行，最终到达眶上裂。1—滑车上三角；2—滑车下三角

对于动眼神经外侧或海绵窦外侧壁的病变，经颞极入路行颞前开颅术是较为理想的手术路径。处理位于动眼神经之间、脚间窝、后脑和基底池的病变时，最佳的开颅方式是经颞前、经海绵窦入路，并切除后床突。

三叉神经肿瘤一般分为脑池段肿瘤和海绵窦段肿瘤，因为该区域肿瘤均经三叉神经裂孔进入海绵窦（图 16.6）。海绵窦段终止于三叉神经上颌支上缘（视频 16.1中也显示了另一个病例）。

视频 16.1

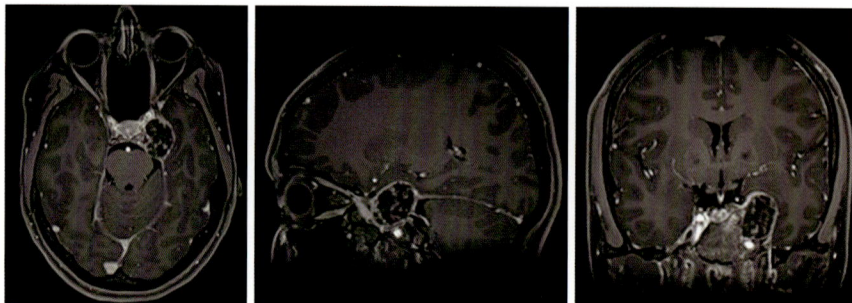

图 16.6 颅脑增强 MRI 显示左侧海绵窦三叉神经鞘瘤的轴位、矢状位和冠状位图像

16.3　三叉神经

三叉神经由 2 个神经根和 3 个分支组成。运动根发出三叉神经下颌支并支配咀嚼肌。感觉根的 3 个分支分别是眼支（经海绵窦外侧壁进入眶上裂，与经海绵窦顶部并沿侧壁走行的动眼神经和滑车神经不同）、上颌支（经圆孔进入）和下颌支（经卵圆孔进入，位于棘孔内侧）。在三叉神经节附近可见颈内动脉破裂孔段被岩浅大神经覆盖，在神经节下方可见颈内动脉岩骨段，在上颌支上缘可见颈内动脉海绵窦段。

三叉神经是定位颅底区域（中脑区、桥前区和桥前外侧区）的重要解剖标志。经岩前入路切除岩尖可显著扩大后颅窝的手术视野。在三叉神经内侧，与海绵窦顶壁相关的结构均位于硬脑膜内。在三叉神经外侧，与海绵窦外侧壁相关的结构均位于硬脑膜外。经岩前入路可有效扩大三叉神经外侧结构的手术视野。中颅窝手术中的"剥离"操作始于识别前床突（即眶上裂顶部）以及脑膜眶皱襞，以此为起点进入海绵窦外侧壁。去除硬脑膜后，可见三叉神经鞘膜与颈内动脉动眼神经鞘膜相连，共同构成海绵窦顶壁以及颈内动脉近环和颈内动脉远环。打开海绵窦外侧壁后，可见动眼神经和滑车神经之间的滑车上三角，以及滑车神经和三叉神经眼支之间的滑车下三角（帕金森三角），滑车下三角为探查颈内动脉海绵窦段提供了最佳视角。两个三角的顶点均指向眶上裂。手术的确切入路点取决于前床突顶点的末端位置；在后方，帕金森三角逐渐扩大，为手术操作提供了安全的空间。前内侧三角位于眼支、上颌支和前外侧支之间，以及上颌支和下颌支之间，其顶点面向后方指向蝶窦。前内侧三角同样也是海绵窦的一部分。三叉神经分支的走行分别为：眼支延伸至眶上裂；上颌支延伸至翼腭窝；下颌支延伸至颞下窝。另一个重要的解剖标志是脑膜中动脉。为扩大颞叶基底面和中颅窝之间的空间，可对中颅窝底进行钻孔，此操作可在脑膜中动脉外侧安全进行，因为该前部区域仅包含颞下窝。脑膜中动脉是上颌动脉的第一分支，通过卵圆孔后外侧的棘孔入颅，在棘孔、外侧的弓状隆起、内侧的岩浅大神经和底部的下颌支之间，形成后外侧三角（Glasscock 三角），可由此显露颈内动脉的水平段。此外，在前方的 Gasser 神经节后缘、外侧的岩浅大神经和内侧的岩上窦之间，可定位指向岩尖的后内侧三角（Kawase 三角）。需要特别注意耳蜗的解剖位置，它位于膝状神经节和面神经管的前内侧以及颈内动脉后环的后方（图 16.7~16.9）。

颈内动脉海绵窦段向内侧发出脑膜垂体干，该血管干发出脑膜背动脉并穿过 Dorello 管。垂体前叶由垂体上动脉供血，垂体上动脉起源于颈内动脉眼动脉段内侧壁。垂体上动脉同时为视交叉提供血供。此外，垂体后叶由垂体下动脉（起自颈内动脉后曲部）供血。脑膜垂体干发出脑膜背动脉、Bernasconi-Cassinari 动脉（小脑幕动脉）以及垂体下动脉（图 16.10）。功能性垂体瘤通常质地较脆，易侵犯鞘膜和海绵窦，并向两侧延伸。相比之下，非功能性垂体瘤往往质地坚韧，多经鞍膈向颅内生长，呈沙漏状（包含硬脑膜外和硬脑膜内两部分）。由于此类肿瘤与颈内动脉位于同一轴线上，因此最好采用经翼点入路进行手术。然而，如果它们继续向上侵犯至第三脑室底部，则需要采用经眶颧入路进行手术。

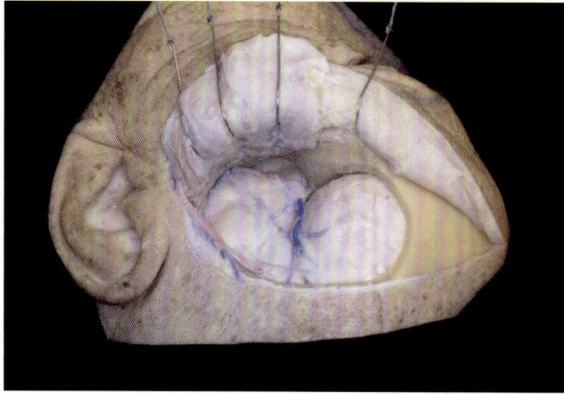

图 16.7　大体解剖示意图。在剥离中颅窝之前，经左侧颞前开颅可以到达海绵窦外侧壁

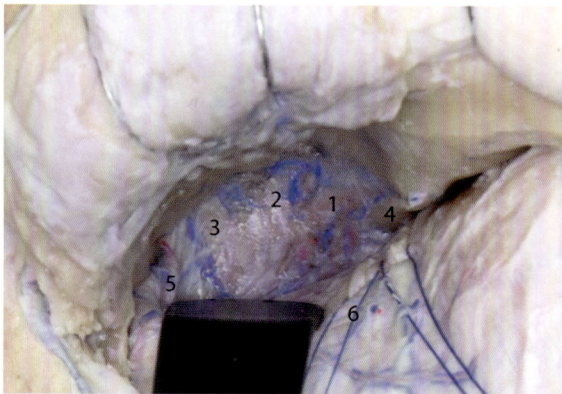

图 16.8　到达海绵窦外侧壁的解剖步骤。经左侧颞前开颅并剥离中颅窝，显示海绵窦内部结构和毗邻解剖标志。1—三叉神经（V1 段）；2—三叉神经（V2 段）；3—三叉神经（V3 段）；4—左侧前床突；5—出自棘孔的左侧脑膜中动脉；6—左侧颞部硬脑膜

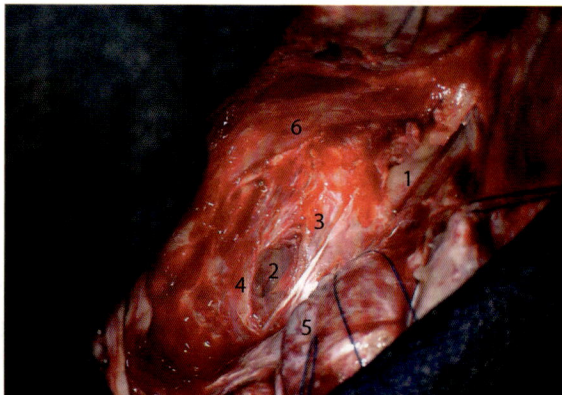

图 16.9　展示了图 16.8 中病例的手术视野。在完成中颅窝剥离并打开海绵窦外侧壁后，行左侧颞前开颅术。1—左侧前床突；2—海绵窦肿瘤；3—三叉神经（V2 段）；4—三叉神经（V3 段）；5—被牵开的左侧颞极；6—左侧蝶骨大翼

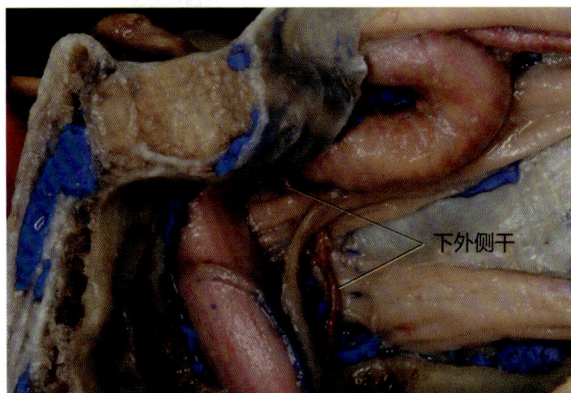

图 16.10　蝶鞍和海绵窦内侧壁放大观。颈内动脉海绵窦段有 2 个主要分支。第一分支为起自后曲部的脑膜垂体干。第二分支为起自水平段的下外侧干。下外侧干也称为海绵窦下动脉，通常起自水平段下外侧面的中 1/3 处。下外侧干几乎总是从外展神经上方穿过，随后在外展神经和三叉神经第一分支之间向下走行，为海绵窦下外侧壁的硬脑膜供血

16.4　眼动脉

眼动脉（图 16.11）起自颈内动脉前壁的内侧部。在大多数情况下，眼动脉从视神经的下外侧穿行，较少走行于中央下段；在少数情况下，眼动脉走行于视神经的下内侧部。颈内动脉床突段内侧有蝶窦，因此，脑脊液漏是床突切除术的常见并发症。颈内动脉床突段位于颈内动脉近环和颈内动脉远环之间，且位于海绵窦外侧和硬脑膜外侧，而颈内动脉床突上段则位于海绵窦外侧和硬脑膜下方。

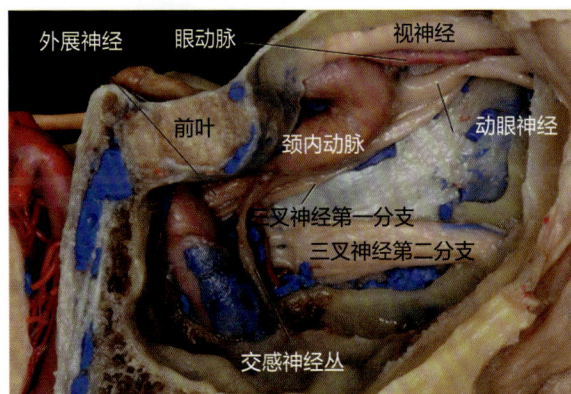

图 16.11　蝶鞍正中矢状切面。颈内动脉海绵窦段在蝶窦外侧壁和腺垂体前下方形成隆起。位于鞍背的基底窦是双侧海绵窦后缘跨越中线的最大连接点。前海绵间窦也能连接双侧海绵窦，但在某些病例中可能缺如。与海绵窦相关的神经包括动眼神经、滑车神经、眼神经和外展神经以及颈内动脉海绵窦段周围的交感神经丛。眼神经（三叉神经第一分支）在滑车神经下方走行，到达眶上裂。上颌神经（三叉神经第二分支）并非沿着海绵窦侧壁走行，而是走行于其下方。海绵窦止于上颌神经上缘上方，海绵窦内侧壁和外侧壁在此处汇合形成龙骨状结构。外展神经和颈内动脉海绵窦段周围的交感神经丛是仅有的完全走行于海绵窦内的神经。眼动脉在视神经管内沿视神经向前走行

16.5　前床突

前床突自蝶骨小翼向后突出，位于海绵窦顶壁前上方。前床突底部与蝶骨有 3 个固定相连的部位：外侧由蝶骨小翼形成的蝶骨嵴内侧缘构成，内侧附着于蝶骨小翼的前根和后根。蝶骨小翼的前根从前床突的基底部向内侧延伸至蝶骨体，形成视神经管顶部，该结构也被称为蝶骨平台。蝶骨小翼的后根（视柱）在视神经下方向内侧延伸至蝶骨体，构成视神经管底部和眶上裂顶部。视神经管的边界为：外侧壁为前床突；内侧壁为蝶骨体；顶部为蝶骨平台；底部为视柱（图 16.12）。

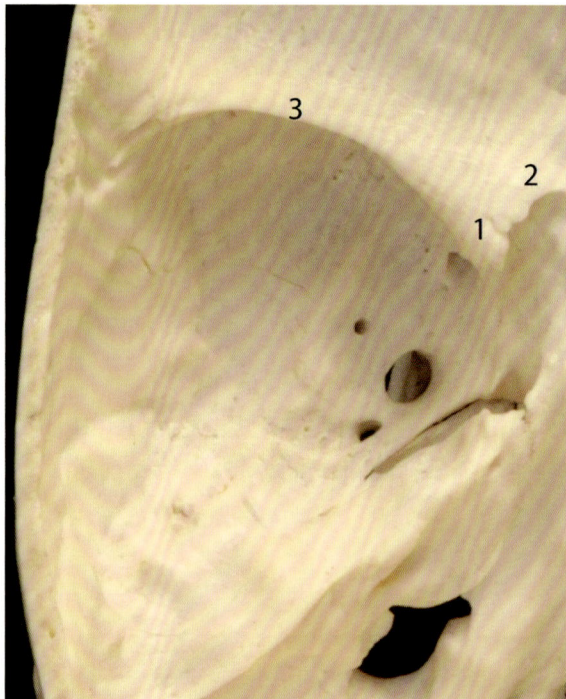

图 16.12　左侧蝶骨的上面观，突出显示该视角下可见的前床突固定点。1—前床突；2—蝶骨平台；3—蝶骨小翼

前床突基底部构成视神经管的外侧缘。通过去除前床突可显露颈内动脉床突段（沿前床突内侧面走行）。前床突是小脑幕前内侧部以及前岩床突和床突间硬脑膜皱襞的附着点。另一条被称为镰状韧带的硬脑膜皱襞从前床突的底部延伸至视神经管顶部，最终到达蝶骨平台。

前床突具有致密的皮质骨表面和易碎的髓质骨板障，穿行其中的小静脉最终连接海绵窦和眶顶的板障静脉。

16.6　视柱

视柱相当于一个在颈内动脉前方从床突基底部内侧下方延伸至蝶骨体前方的小骨桥。视柱从前床突的连接处开始，在接近蝶骨体时轻微向下倾斜。视柱将视神经管与眶上裂分隔。视柱的上表面从颅内端开始略微向前下方倾斜，构成视神经管的底部。视柱的下表面构成眶上裂顶部的内侧部和海绵窦顶部的前部。眶上裂则构成海绵窦的前壁。

视柱位于眶尖前方、眶上裂前方和视神经管后方的交界处。视柱的前缘对应其上下表面连接处的窄脊。视柱的后缘略微向下移行以适应颈内动脉海绵窦段前曲部的前面，同时当视柱向内侧延伸至前床突时，其自身与视柱的后表面保持平齐。这是颈内动脉海绵窦段血流发生变化的区域，也是动脉瘤的常见部位。视柱的后表面在向内侧倾斜时逐渐变宽。在与视柱和蝶骨体连接点位于同一水平位置的蝶骨表面上有一个隐窝，该隐窝从蝶窦的上外侧部横向延伸，位于覆盖颈动脉沟和视神经管的蝶窦壁突起之间，被称为视神经颈内动脉隐窝。该隐窝可延伸至视柱的深部，因此，其向外侧延伸至蝶窦内的部分会出现一定程度或者完全的气化。这种气化可以通过视柱延伸至前床突。连接海绵窦与眶顶板障静脉和前床突的静脉通道可以延伸至视柱，甚至穿过视柱（图 16.13）。

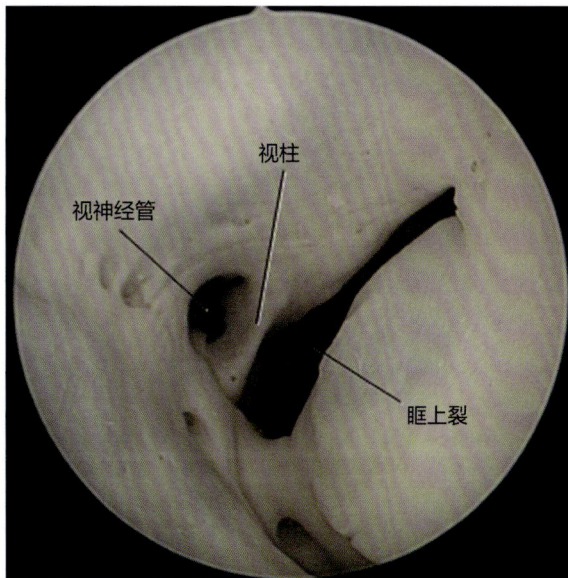

图 16.13　神经内镜下左侧视神经管的前方视图。保护视神经和眼动脉的视神经管在眶尖的内上侧角开口。视神经管位于蝶骨小翼和蝶骨体的交界处，它通过视柱与眶上裂分隔。视柱是一个从前床突延伸至蝶骨体的小骨桥

16.7　前床突切除术

在对蝶骨的解剖学习中，前床突对手术入路具有极其重要的意义，因为切除前床突是治疗床突旁病变的关键步骤。床突旁病变主要指与前床突、蝶骨小翼内侧部和海绵窦顶部密切相关的疾

病，这些疾病包括颈内动脉眼动脉段动脉瘤、蝶骨小翼内侧 1/3 的脑膜瘤、海绵窦区脑膜瘤（脊索瘤、软骨瘤、软骨肉瘤）、基底动脉分叉处动脉瘤和巨大垂体腺瘤。

　　从技术上讲，前床突切除术有两种基本策略，其最终目的是在 3 个附着点处（蝶骨小翼、蝶骨平台和视柱）断开前床突。一种策略是在打开硬脑膜之前进行，即硬脑膜外入路；另一种策略是在打开硬脑膜之后进行，即硬脑膜内入路。

　　硬脑膜内前床突切除术是在硬脑膜切开后开始的，大多数情况下在解剖和打开大脑外侧裂和基底池后进行。首先在眶上裂的上外侧和颈内动脉的上外侧，识别位于视神经和脑膜眶襞外侧的前床突；然后使用双极电凝对包绕蝶骨平台、前床突基底部和外表面的硬脑膜进行烧灼，以便对烧灼区域的硬脑膜进行切开，最终暴露前床突。在切开硬脑膜前需要检查前床突是否存在骨质缺损，以免意外损伤视神经，这一点很重要。

　　使用金刚砂磨头高速磨除前床突时，由于前床突周围结构的重要性，此步骤需要极高的操作技巧。术中需要特别注意钻头的全程操作，避免损伤大脑中动脉前部分支。钻孔操作始于蝶骨平台，与视神经平行。首先磨除与视神经并行的蝶骨小翼，然后再磨除与前床突平行的前床突基底部，直到打开颈内动脉远环并暴露眼动脉后出现视柱，此时改变钻孔方向，根据视柱的走行方向，改为斜向内侧。视柱离断后即可完整切除前床突。与可能需要通过切开前床突、后床突和床突间岩斜韧带来移动动眼神经类似，前床突切除前通常需要离断颈内动脉的附着结构以增加活动度和暴露范围，这些附着结构主要包括岩舌韧带和后交通动脉以及颈内动脉远环。在硬脑膜内入路的前床突切除术中，周围解剖结构及相关病变均处于术者的直接视觉控制之下（图 16.14、16.15）（视频 16.2 中还展示了另一个病例）。

视频 16.2

　　Dolenc 于 1985 年首次提出硬脑膜外前床突切除术，虽然经过多次改良，但基本操作仍是在开颅后立即开始。该技术通过剥离蝶骨平台、前床突、蝶骨小翼和中颅窝附近的硬脑膜，实现前床突的硬脑膜外暴露，后续离断步骤与硬脑膜内前床突切除术相同。

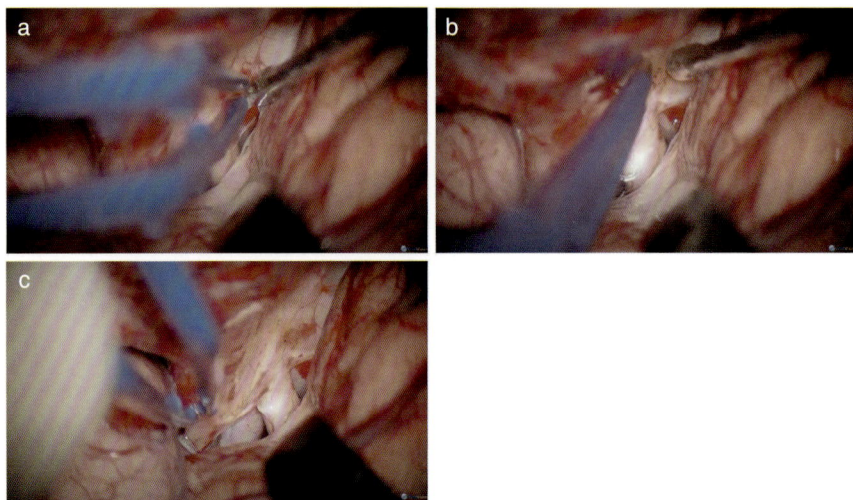

图 16.14　术中视图显示颅底硬脑膜的电凝顺序，通过前床突上切开以扩大前床突切除术的暴露范围。电凝操作首先沿视神经走行方向进行（a），然后转向与视神经垂直方向（b），最后定位于前床突的外侧缘（c）

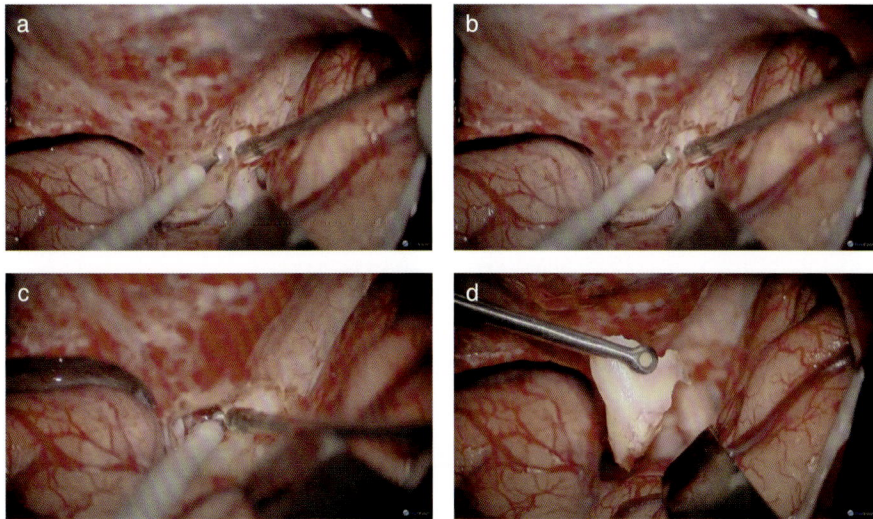

图 16.15　手术图像显示前床突切除术的操作步骤。首先，沿视神经走行方向钻孔并水平离断蝶骨平台（a）。随后，横向磨除蝶骨小翼以完成其离断（b）。最后，将钻头转向视柱，以完成前床突的切除，该前床突（c）被完整（d）切除

　　关于前床突切除术的最佳策略仍存在争论，因此，手术方式的选择取决于具体疾病和术者的经验。

　　前床突切除术是治疗鞍旁病变的关键显微外科手术操作。然而，该手术存在导致视觉障碍、动眼神经刺激／麻痹、海绵窦出血、颈内动脉和眼动脉损伤、鼻窦开放、颅内积气、与脑膜炎相关或无关的脑脊液漏和死亡的风险。例如，在相关文献中，无论是否与脑膜炎症相关，脑脊液漏的发病率、死亡率和致残率均较高。虽然上述并发症可能会对鞍旁疾病患者的临床预后产生影响，但前床突切除术仍是一个必要的手术步骤。为确保手术安全并获得充分的病变暴露，术者必须深入了解中颅窝底的解剖结构、神经血管的走行及其与鞍旁区域之间的复杂关系。

（吴江　王中 译，刘芳　尤万春 审校）

参考文献

Alejandro SA, Carrasco-Hernández JP, da Costa MDS, Ferreira DS, Lima JVF, de Amorim BL, Paz-Archila JA, Chaddad-Neto F. Anterior clinoidectomy: Intradural step-by-step en bloc removal technique. World Neurosurg. 2021;146:217–31.

Caramanti RL, da Costa MDS, Hernández YAU, Alves Filho CAF, Wainberg R, Palmiero H, Saick RP, Chaddad-Neto F. Intradural anterior clinoidectomy for ophthalmic artery aneurysm clipping: 3-dimensional operative video. Oper Neurosurg (Hagerstown). 2018;14(6):708.

Chaddad-Neto F, da Costa MDS, Santos B, Caramanti RL, Costa BL, Doria-Netto HL, Figueiredo EG. Reproducibility of a new classification of the anterior clinoid process of the sphenoid bone. Surg Neurol Int. 2020;11:281.

da Costa MDS, de Oliveira Santos BF, de Araujo PD, Rodrigues TP, Abdala N, Centeno RS, Cavalheiro S, Lawton MT, Chaddad-Neto F. Anatomical variations of the anterior clinoid process: a study of 597 skull base computerized tomography scans. Oper Neurosurg (Hagerstown). 2016;12(3):289–97. https://doi.org/10.1227/

NEU.0000000000001138.

Dolenc VV. A combined epi- and subdural direct approach to carotid-ophthalmic artery aneurysms. J Neurosurg. 1985;62(5):667–72.

Giannotta SL. Ophthalmic segment aneurysm surgery. Neurosurgery. 2002;50(3):558–62.

Javalkar V, Banerjee AD, Nanda A. Paraclinoid carotid aneurysms. J Clin Neurosci. 2011;18(1):13–22.

Kulwin C, Tubbs RS, Cohen-Gadol AA. Anterior clinoidectomy: description of an alternative hybrid method and a review of the current techniques with an emphasis on complication avoidance. Surg Neurol Int. 2011;2:140.

Lehmberg J, Krieg SM, Meyer B. Anterior clinoidectomy. Acta Neurochir. 2014;156(2):415–9; discussion 9.

Rhoton AL Jr. The sellar region. Neurosurgery. 2002a;51(4 Suppl):S335–74.

Rhoton AL Jr. The cavernous sinus, the cavernous venous plexus, and the carotid collar. Neurosurgery. 2002b;51(4 Suppl):S375–410.

Takahashi JA, Kawarazaki A, Hashimoto N. Intradural en-bloc removal of the anterior clinoid process. Acta Neurochir. 2004;146(5):505–9.

第17章
枕骨大孔区的外科解剖

17.1　引言

　　与枕骨大孔区相关的结构（图 17.1）包括后组脑神经（即舌咽神经、迷走神经、副神经和舌下神经）、椎动脉（V3 段和 V4 段）、小脑后下动脉、小脑枕下面、小脑延髓裂、第四脑室下半部、寰椎和枢椎。

　　显露枕骨大孔区的两种主要手术入路分别是枕下后正中入路和远外侧入路，基于这两种手术入路还衍生出若干改良术式。

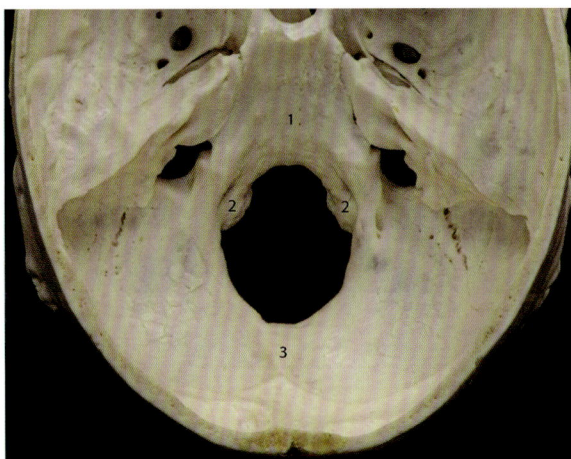

图 17.1　颅底俯视图，显示枕骨的 3 个部分。1—基底部；2—髁部；3—鳞部

17.2　病例 1

　　患者，男性，45 岁，主诉进行性头痛，平卧位时症状加重。

　　根据 MRI 检查，病变位于何处？治疗这一病变的首选手术入路是什么？主要的浅表解剖标志和深部解剖标志有哪些？病变与哪根动脉相关？

如图 17.2 所示，病变位于第四脑室的下半部，从手术角度可将该部位归于枕骨大孔区。枕下后正中入路是处理中线区病变的最佳入路，可提供延髓后表面和小脑枕下面的手术视野。在此基础上，切开髓帆可直接显露第四脑室。正确摆放体位是该入路的关键步骤之一，为了使枕大池解剖后的小脑更松弛，建议采取半坐位，这一体位适用于远外侧和枕下入路。屈曲颈椎对术者处理小脑幕和枕骨大孔区结构至关重要。

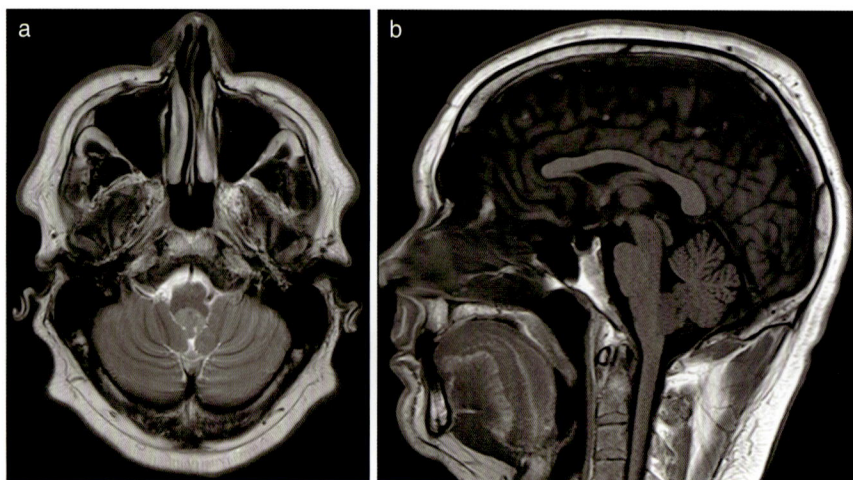

图 17.2　a. 颅脑 MRI 轴位 T_2WI 显示第四脑室病变。b. 颅脑 MRI 矢状位 T_1WI 显示肿瘤与第四脑室下半部和正中孔相关

就体表标志而言，枕骨后部和上颈椎的肌肉是界定开颅范围的关键。在颞弓后方可以很容易触及并定位上项线，上项线界定了横窦的下缘（图 17.3~17.5）。

枕动脉（图 17.4、17.5）走行于头半棘肌和头夹肌之间，是浅表的解剖标志之一。该动脉穿出头夹肌的位置对应深面枕骨大孔的外侧缘，可作为开颅的外侧界。椎动脉走行于寰椎后弓的上

图 17.3　颅颈交界区后方浅层肌肉的大体标本示意图。1—斜方肌；2—头夹肌；3—胸锁乳突肌；4—枕外隆凸；5—枕动脉

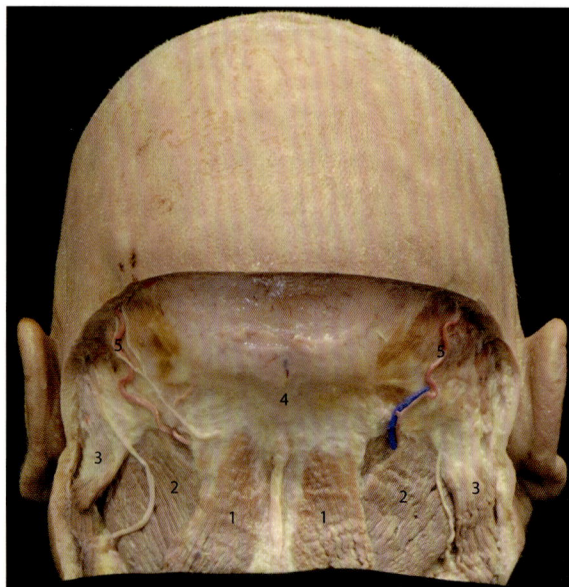

图 17.4　分离斜方肌和头夹肌后，深层肌肉的大体标本示意图。1—头半棘肌；2—胸锁乳突肌；3—枕动脉和枕大神经；4—枕外隆凸

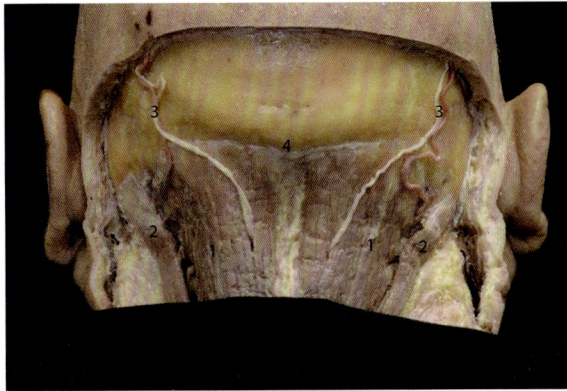

图 17.5　分离头半棘肌后，显露枕下三角。1—下斜肌；2—上斜肌；3—头后大直肌；4—C2 棘突；5—椎动脉静脉丛；6—二腹肌后腹；7—枕动脉；8—枕外隆凸

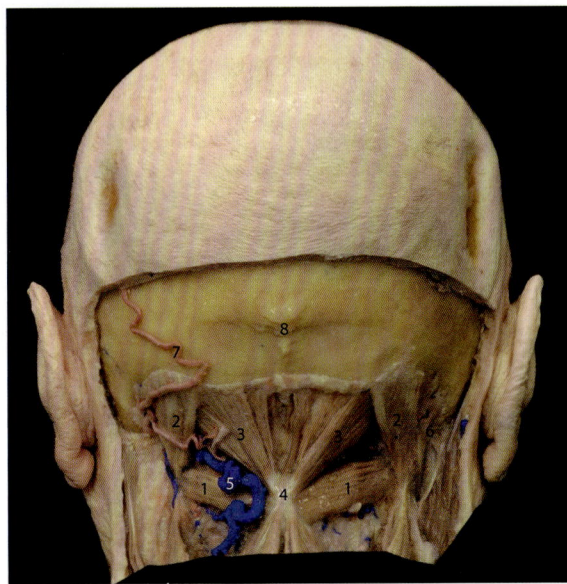

表面，因此，在后弓下表面进行分离更为安全。

与本病例相关的动脉为小脑后下动脉。第四脑室内的病变由发自小脑后下动脉的扁桃体延髓段和膜髓帆扁桃体段的脉络膜支供血（图 17.6~17.8）。

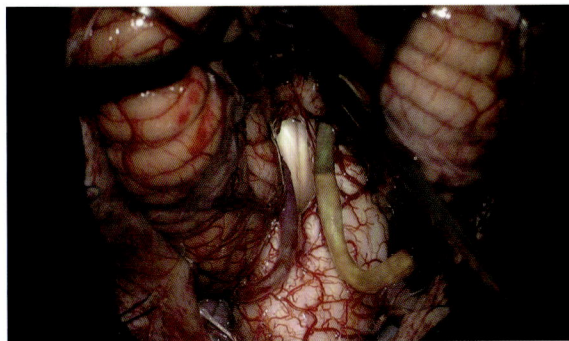

图 17.6　经膜髓帆入路行枕下开颅术的手术视图。该图同时可见双侧小脑后下动脉。右侧小脑后下动脉以黄色和绿色标记，分别对应扁桃体延髓段和膜髓帆扁桃体段

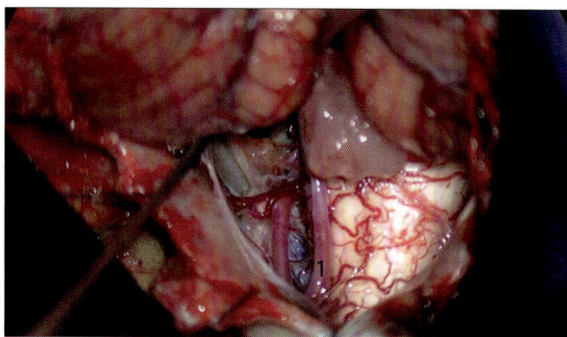

图 17.7 另一例经膜髓帆入路的手术视图。1—小脑后下动脉低位尾侧祥

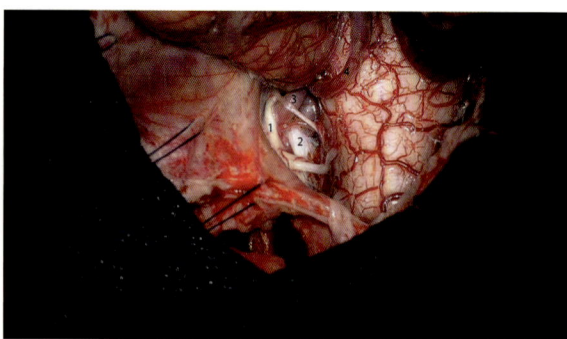

图 17.8 枕下后正中开颅手术视图，显示与枕骨大孔相关的结构。1—第十一对脑神经；2—齿状韧带及其在枕骨大孔的附着点；3—椎动脉 V4 段；4—小脑后下动脉尾侧祥

17.3 病例 2

患者，女性，65 岁，突发头痛、呕吐和颈部僵硬。

根据 DSA 影像，病变位于何处？首选手术入路是什么？该手术入路需要什么样的视角，有何缺点？

图 17.9 中的动脉瘤位于小脑后下动脉的起始部位，与枕骨大孔区有关。根据这些信息，判断动脉瘤发生在小脑后下动脉的哪一节段？枕骨大孔的哪一部分将受到影响？动脉瘤发生在枕骨大孔的哪个部位？

如前所述，枕骨大孔区与小脑后下动脉、后组脑神经、小脑枕下面、小脑延髓裂和第四脑室下半部相关。

小脑后下动脉是后颅窝中变异最大的动脉，与小脑延髓裂、第四脑室下半部和小脑枕下面相关。小脑后下动脉可能走行于硬脑膜外，且其各段存在变异。小脑后下动脉的皮质支分支可供应小脑蚓部（通过内侧干供应）和小脑半球（通过外侧干供应）。

后颅窝所有动脉的近端分支都靠近脑干。图 17.9 所示的小脑后下动脉起始部的动脉瘤位于小脑后下动脉第一段，又称为延髓前段。后颅窝的动脉（沿脑干前方、侧方、后方由前向后走行）在发出脉络膜支和皮质支后，分别供应膜髓帆脉络膜和小脑（图 17.10）。

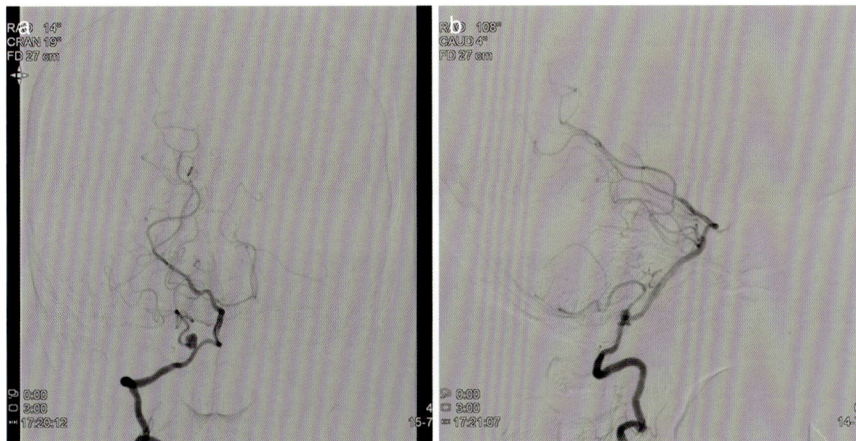

图 17.9　a. 正位 DSA 显示位于小脑后下动脉起始部的动脉瘤。b. 侧位 DSA 显示动脉瘤与枕骨大孔前部的关系密切

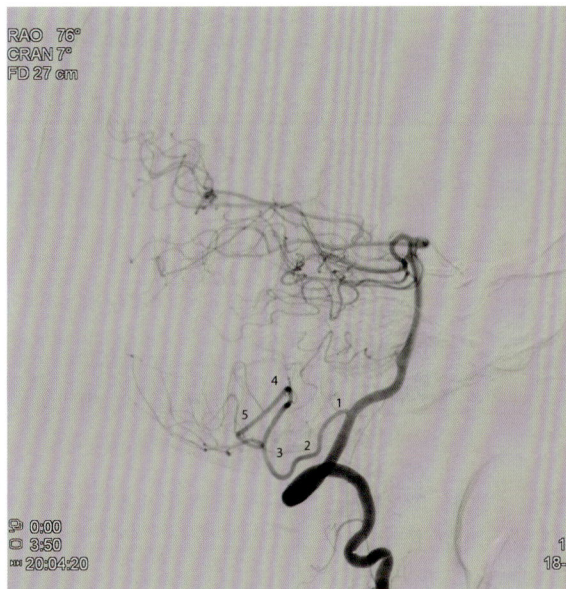

图 17.10　椎动脉侧位 DSA 显示小脑后下动脉的分段及其沿脑干前侧、外侧、后方的走行路径。1—延髓前段；2—延髓外侧段；3—扁桃体延髓段；4—膜髓帆扁桃体段，包括脉络膜分支；5—皮质支，包括内侧干和外侧干

　　如果动脉瘤位于小脑后下动脉的延髓前段，并与延髓前表面关系密切，那么如何到达该病变？

　　通过远外侧入路开颅可以到达延髓前表面和枕骨大孔前部，因为该入路可以显露枕骨大孔区侧方至前方的区域，操作角度足以处理后组脑神经、椎动脉和延髓前内表面之间的病变。采用该入路的前提是充分了解脑血管的解剖位置，以便建立动脉瘤及其周边结构的三维立体视图。

　　经典远外侧入路的改良入路包括经髁入路、髁旁入路和髁上入路。从血管神经外科角度来看，我们认为经髁入路和经典的远外侧入路足以处理大多数小脑后下动脉瘤。

动脉瘤与后组脑神经的解剖关系决定手术入路的选择。如果小脑后下动脉瘤位于舌下神经之间，最好采用远外侧经髁入路。根据我们的经验，如果动脉瘤位于第九、十、十一对脑神经之间，既可以选择经髁入路也可以选择经典的远外侧入路。如果动脉瘤位于第九、十、十一对脑神经外侧，经典的远外侧入路即可充分显露并处理病变（图 17.11）。

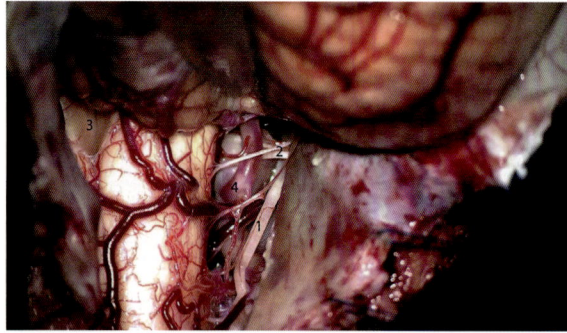

图 17.11　远外侧入路手术视图，显示了几个解剖结构。1—副神经颈升根；2—第九、十对脑神经复合体；3—第四脑室底部；4—小脑后下动脉，包括与后组脑神经关系密切的动脉瘤

胸锁乳突肌和斜方肌是最浅层的肌肉，其深面为头夹肌。分离浅层肌肉后，需将胸锁乳突肌向外侧牵开，将斜方肌和头夹肌向内侧牵开，即可显露头长肌。继续向下分离头半棘肌后，可到达枕下三角区域。

椎动脉在第一齿状韧带和第二齿状韧带之间进入硬脑膜内，随后走行于第一齿状韧带后方。颈神经后根位于韧带后方，而颈神经前根位于韧带前方。大多数齿状韧带的头端附着于枕骨大孔内侧缘，因此，后颅窝位于第一齿状韧带上方，而颈椎椎管位于第一齿状韧带下方。

舌下神经根位于橄榄前方，舌咽神经根、迷走神经根和副神经根位于橄榄后方。舌咽神经根通常为单一神经根，因此较易识别。迷走神经有许多神经根，副神经有延髓支和颈升支。椎动脉V3 段走行于寰枕关节后方，与 C1 神经根腹侧支并行。

远外侧入路可提供从侧方向前方、从下方向上方的手术视角，但该入路难以显露椎 - 基底动脉交界区病变，也很难处理桥延沟病变。因此，对这些病变最好采用乙状窦前入路。

17.4　病例 3

患者，女性，64 岁，主诉突发剧烈头痛 5 天。

根据图 17.12 中的 DSA 影像，动脉瘤位于何处？最佳的手术入路是什么？

图 17.12 显示了另一例小脑后下动脉瘤，其位置与图 17.9 所示病例不同。侧位 DSA 显示动脉瘤位于小脑后下动脉远端。因此，枕下后正中入路（图 17.13）是最佳选择，该入路可提供中线部位从后到前的视野，这有助于处理位于延髓后方的小脑后下动脉的远端（包括扁桃体延髓段和膜髓帆扁桃体段）的动脉瘤。

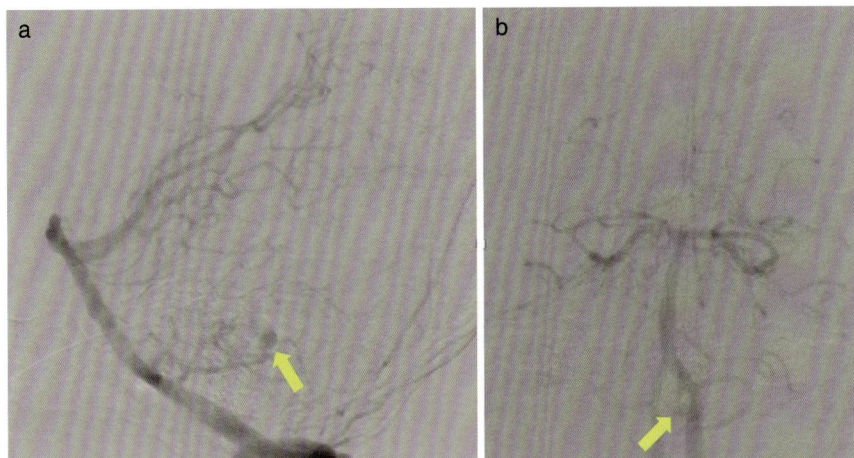

图 17.12　a. 侧位椎动脉 DSA 显示小脑后下动脉膜髓帆扁桃体段远端破裂动脉瘤。b. 正位椎动脉 DSA 显示动脉瘤位于脑干后方

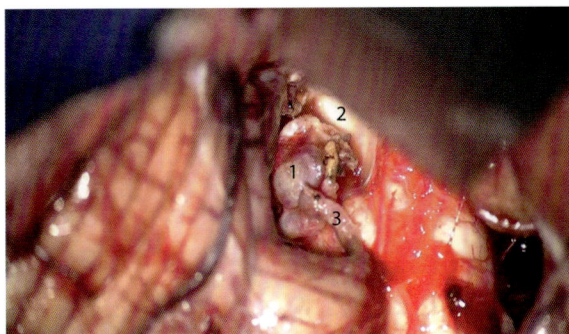

图 17.13　枕下后正中开颅手术视图，采用膜髓帆入路显露图 17.12 所示的动脉瘤。1—小脑后下动脉瘤；2—第四脑室底部；3—小脑后下动脉的膜髓帆扁桃体段

17.5　总结

枕骨大孔是颅底的重要结构。枕骨大孔区为延髓和颈髓的过渡区域，该区域可受多种疾病影响，掌握其关键解剖结构有助于临床医师选择更合适的手术入路，从而获得更好的治疗效果。

此外，充分了解小脑后下动脉的走行及其分段特点，有助于外科医师确定更佳的手术入路，更准确地评估手术难度，进而改善血管性颅底疾病、肿瘤性颅底疾病的治疗效果。

（韩林 译，刘芳　徐涛 审校）

补充病例视频：枕骨大孔血管母细胞瘤（视频 17.1）

视频 17.1

参考文献

Chaddad Neto F, Doria-Netto HL, Campos Filho JM, et al. The far-lateral craniotomy: tips and tricks. Arq Neuropsiquiatr. 2014;72(9):699–705. https://doi.org/10.1590/0004-282X20140130.

de Oliveira E, Tedeschi E, Rhoton A, Peace D. Microsurgical anatomy of the posterior circulation: vertebral and basilar arteries. In: Carter L, Spetzler R, editors. Neurovascular surgery. New York: McGraw Hill, Inc.; 1995. p. 25–34.

Osborn AG. Osborn's brain: imaging, pathology, and anatomy. Salt Lake City: Amirsys Publishing, Inc.; 2012.

Rhoton AL. The posterior cranial fossa: microsurgical anatomy and surgical approaches. Neurosurgery. 2000;47(suppl_3):S5–6. https://doi.org/10.1097/00006123-200009001- 00005.

Yasargil M. Microneurosurgery, volume I: microsurgical anatomy of the basal cisterns and vessels of the brain, diagnostic studies, general operative techniques and pathological considerations of the intracranial aneurysms. New York: George Thieme Verlag; 1984.

第 18 章
松果体区的外科解剖

18.1 引言

松果体区以松果体命名，与切迹后间隙相对应。这一区域的神经解剖知识是神经外科领域的基础，尤其是松果体、大脑后动脉、小脑上动脉、Galen 静脉、基底静脉、大脑内静脉、直窦、桥静脉、小脑幕切迹和四叠体池内第四对脑神经之间的解剖关系。

大量的静脉结构和致密的难以分离的蛛网膜使得松果体区异常复杂。因此，该区域的病变，无论是从显微外科的解剖知识来看还是从显微外科的操作技术来看，对神经外科医师而言都是重大挑战。

在本章中，我们将重点关注该区域的神经解剖结构以及与松果体区病变相关的手术技术。

18.2 神经关系

切迹后间隙位于中脑后部，与松果体区相对应（图 18.1）。松果体区由顶壁、底壁、前壁和外侧壁构成，向后延伸至小脑幕尖水平。

18.2.1 前壁

四叠体板位于松果体区前壁的中央。上丘喙侧的前壁由松果体构成。缰连合构成松果体与第三脑室后部连接处的上半部分，后连合构成松果体与第三脑室后部连接处的下半部分。下丘下方前壁在中线处由小脑蚓小舌构成，下丘下方外侧由小脑上脚构成（图 18.2）。

观察后颅窝时，最重要的解剖标志是第四对脑神经（滑车神经），该神经上方是四叠体板，下方是上髓帆以及分隔小脑上脚和小脑中脚的脚间沟。

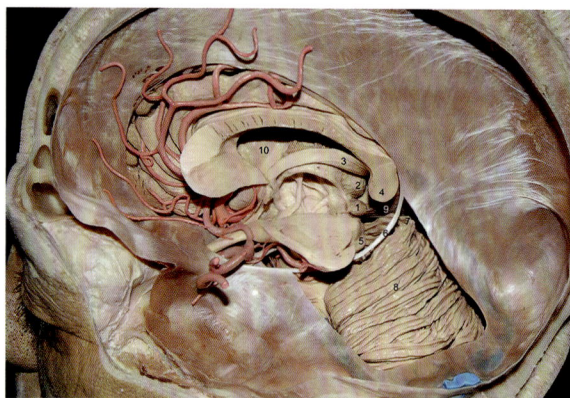

图 18.1　切除左侧大脑半球和小脑幕后的头部侧位观。显露切迹后间隙结构。1—松果体；2—丘脑枕；3—穹窿脚；4—胼胝体压部；5—四叠体板；6—小脑幕边缘；7—小脑山顶；8—小脑幕面；9—小脑幕；10—侧脑室前角

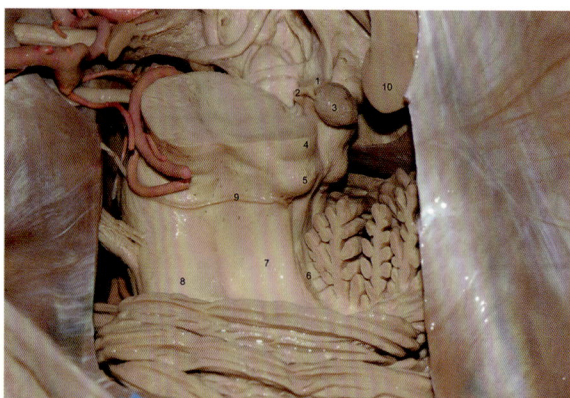

图 18.2　脑干后外侧观。切除小脑楔前叶后，显露松果体区前壁的结构。1—缰连合；2—后连合；3—松果体；4—上丘；5—下丘；6—小脑蚓小舌；7—小脑上脚（结合臂）；8—小脑中脚（脑桥臂）；9—滑车神经；10—胼胝体压部

18.2.2　外侧壁

松果体区外侧壁由丘脑枕、穹窿脚和大脑半球内侧面构成，分为前部和后部。松果体区外侧壁前部由紧邻松果体外侧的丘脑枕构成。丘脑枕后方的外侧壁由部分穹窿脚包绕丘脑枕后缘构成（图 18.3）。松果体区外侧壁后部由大脑半球内侧面胼胝体压部下方的皮质区域构成，该区域包括海马旁回和齿状回后部（图 18.4、18.5）。

18.2.3　顶壁

胼胝体压部是神经外科手术中重要的解剖标志。切迹后间隙的顶壁由胼胝体压部下表面、穹窿脚末端和海马连合构成。穹隆脚为穹窿伞的延续，绕过丘脑枕后缘后与胼胝体压部下缘融合。海马连合是一条呈斜向走行的纤维束，经大脑脚内侧缘穿行于胼胝体压部下方（图 18.6、18.7）。

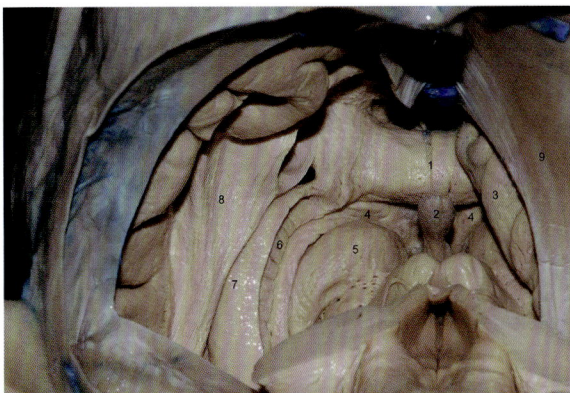

图 18.3　采用 Klingler 技术处理的解剖标本。切除小脑幕后，露出左侧大脑半球基底面。松果体区外侧壁前部由紧邻松果体外侧的丘脑枕构成。1—胼胝体压部；2—松果体；3—海马旁回；4—穹窿脚；5—丘脑枕；6—齿状回；7—海马体；8—视辐射；9—小脑幕

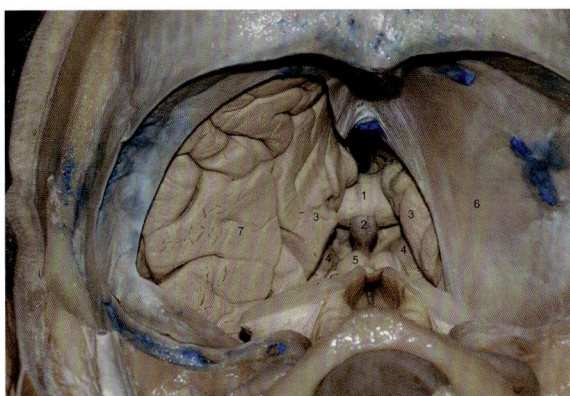

图 18.4　左侧大脑半球基底面观。松果体区外侧壁后部由大脑半球内侧面胼胝体压部下方的皮质区域构成，该区域包括海马旁回和齿状回后部。1—胼胝体压部；2—松果体；3—海马旁回；4—丘脑枕；5—下丘；6—小脑幕；7—梭状回

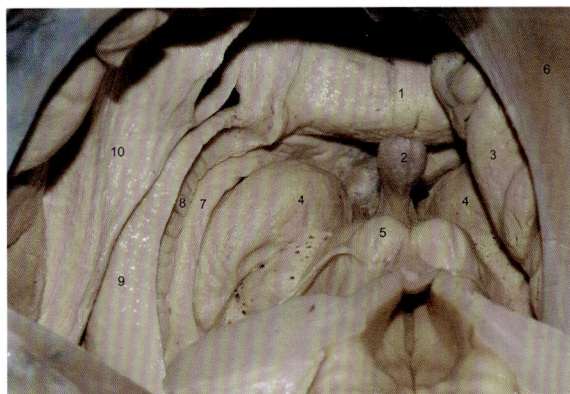

图 18.5　采用 Klingler 技术处理的解剖标本。显示松果体区外侧的神经解剖关系。1—胼胝体压部；2—松果体；3—海马旁回；4—丘脑枕；5—下丘；6—小脑幕；7—穹窿伞；8—齿状回；9—海马体；10—视辐射

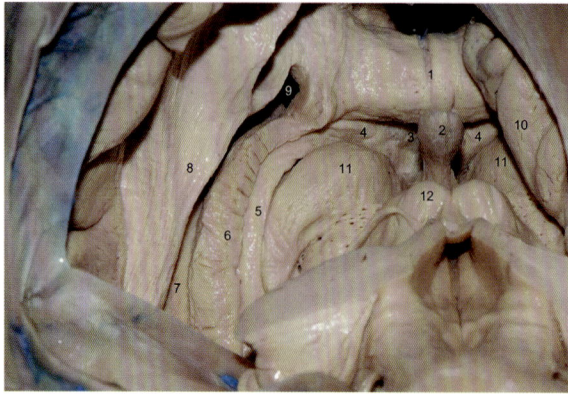

图 18.6　松果体区外侧的神经解剖关系。除侧脑室颞角外，同时显示海马旁回和梭状回深部的白质结构。1—胼胝体压部；2—松果体；3—海马连合；4—穹窿脚；5—穹窿伞；6—齿状回；7—侧脑室颞角；8—视辐射；9—侧脑室三角区；10—海马旁回；11—丘脑枕；12—下丘

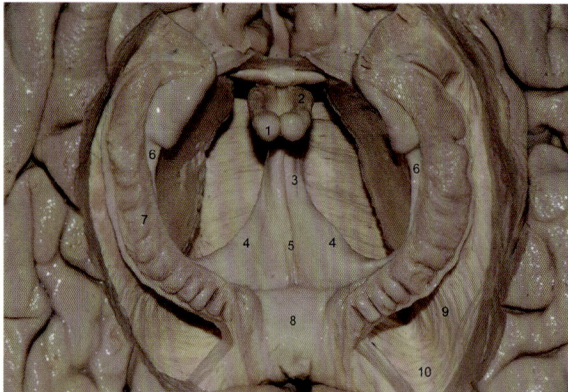

图 18.7　大脑基底面观。切除双侧丘脑后暴露侧脑室顶部及穹窿连合结构。切迹后间隙顶壁由胼胝体压部下表面、穹窿脚末端和海马连合构成。1—乳头体；2—穹窿柱；3—穹窿体；4—穹窿脚；5—海马连合；6—穹窿伞；7—Ammon 角；8—胼胝体压部；9—视辐射后束；10—胼胝体毯部

18.2.4　底壁

切迹后间隙的底壁由小脑前上部构成，包括中线部位的小脑蚓部的山顶和两侧小脑半球的楔前叶。切迹后间隙向下延伸至小脑中脑裂（图 18.8、18.9）。

大脑后动脉和小脑上动脉的主干及其分支经切迹后间隙底壁前部进入，向下外侧穿行于包绕 Galen 静脉及其属支的蛛网膜结构。需特别注意该区域脑池内血管的分布特征：静脉主要分布于上内侧，而动脉主要分布于下外侧。

18.3　脑池关系（四叠体池）

四叠体池位于四叠体板后方，是切迹后间隙的主要脑池。四叠体池的前界为中脑背侧、四叠

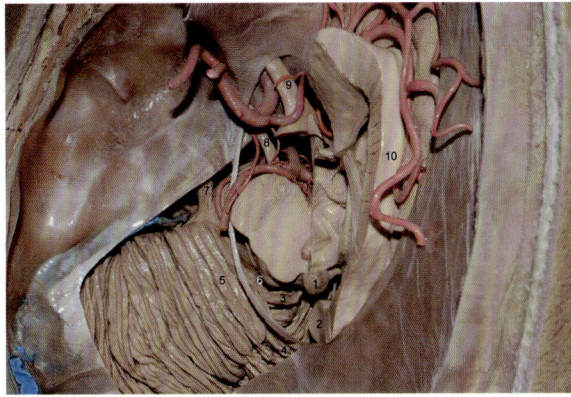

图 18.8　切除左侧大脑半球和小脑幕后的俯视图。小脑幕切迹位于小脑幕边缘，是小脑幕上间隙和小脑幕下间隙的唯一连通部位。小脑幕尖位于 Galen 静脉与直窦的交界处。切迹后间隙底壁由小脑前上部分构成，包括中线部位的小脑蚓部的山顶和两侧小脑半球的楔前叶。1—松果体；2—胼胝体压部；3—中央小叶；4—小脑小山；5—楔前叶；6—小脑中脑裂；7—三叉神经；8—动眼神经；9—视神经；10—胼胝体

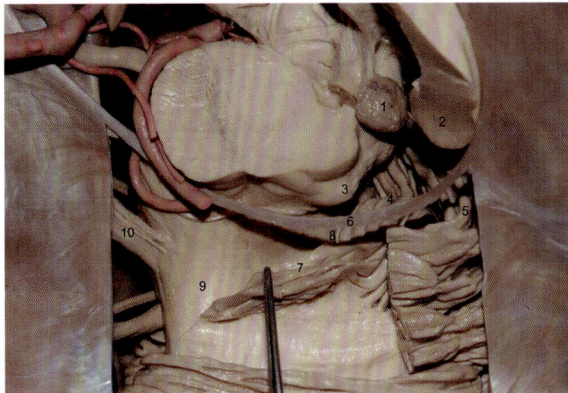

图 18.9　同一解剖标本的上外侧观。切除小脑的楔前叶，显露切迹后间隙底壁结构。1—松果体；2—胼胝体压部；3—下丘；4—中央小叶；5—小脑小山；6—小脑幕边缘；7—中央小叶翼；8—小脑中脑裂；9—小脑中脚（脑桥臂）；10—三叉神经

体板和松果体。在后方，蛛网膜附着于小脑幕，从胼胝体压部向下延伸至小脑蚓小舌，位于第四脑室前髓帆上方（图 18.10）。四叠体池上方与胼胝体周围池后部相通，下方为小脑中脑裂，下外侧与中脑和海马旁回之间的环池后部相邻，外侧为穿窜脚环绕的丘脑枕后内侧区域。四叠体池内有脉络膜后内侧动脉、Galen 大静脉及其属支末端，以及大脑内静脉、基底静脉、胼周静脉和枕静脉。胼周后动脉的起始段和大脑后动脉的延续段也走行于四叠体池。

18.4　脑室关系

切迹后间隙前方为第三脑室后部和中脑导水管，侧脑室体部和枕角位于其外侧。中脑导水管经四叠体腹侧走行至切迹后间隙前壁。穿窜脚从丘脑枕后方穿过，与位于切迹后间隙外侧壁的皮质共同将侧脑室体部与切迹后间隙分隔（图 18.11）。

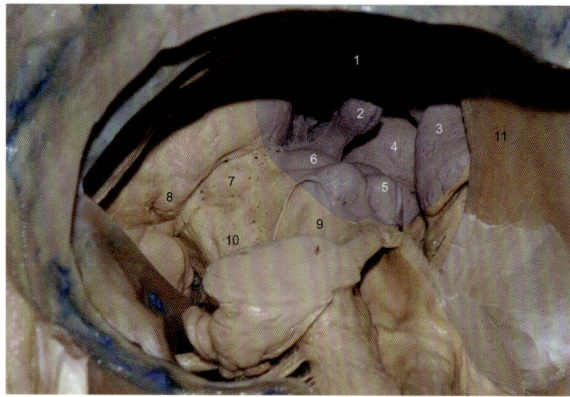

图 18.10　脑干与松果体区后下位观。左侧小脑和小脑幕已切除，显示了松果体、丘脑和四叠体板之间的神经关系。蓝色阴影部分是四叠体池区域。1—胼胝体压部；2—松果体；3—海马旁回；4—丘脑枕；5—下丘；6—上丘；7—内侧膝状体；8—外侧膝状体；9—小脑上脚（结合臂）；10—大脑脚；11—小脑幕

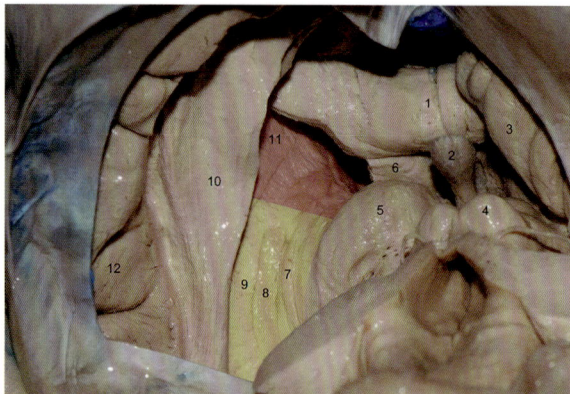

图 18.11　左侧大脑半球基底面观。显示了松果体区与脑室腔隙的解剖关系。此外，还显露了侧脑室三角区顶壁和侧脑室颞角的白质结构。当穹窿从枕后经过时，穹窿脚和切迹后间隙外侧壁的皮质回将侧脑室三角区与切迹后间隙分隔。侧脑室三角区用红色阴影表示，侧脑室颞角用黄色阴影表示。1—胼胝体压部；2—松果体；3—海马旁回；4—下丘；5—丘脑枕；6—穹窿脚；7—终纹；8—尾状核尾；9—视辐射中央束；10—视辐射前束；11—胼胝体毯部；12—梭状回

18.5　动脉关系

　　大脑后动脉和小脑上动脉的主干和分支从前方进入切迹后间隙。

　　大脑后动脉的分段方式有多种，我们采用将大脑后动脉分为 4 段的方法：P1 段从大脑后动脉的起点延伸至与后交通动脉的交界处；P2 段可分为前部的 P2A 段和后部的 P2P 段，P2A 段起始于后交通动脉，结束于大脑脚最外侧，P2P 段从大脑脚最外侧延伸至中脑外侧面后缘；P3 段由中脑外侧面后缘沿距状裂延伸至顶枕沟起点；P4 段沿顶枕沟和距状裂远端走行，包含位于距状裂内部的大脑后动脉部分（图 18.12）。

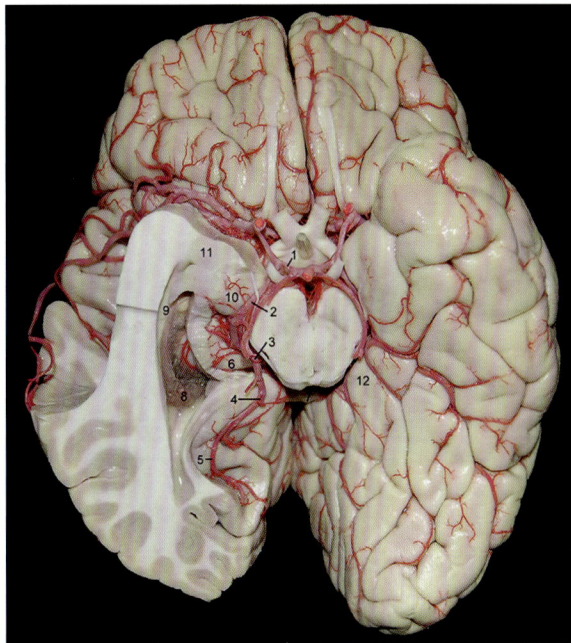

图 18.12　大脑基底面观。切开右侧颞极和岛盖，显露大脑外侧裂。右侧海马旁回已从齿状回和小脑小山处切除，显露颞角。海马动脉起源于脉络膜前动脉或大脑后动脉，经海马切迹、海马沟或海马齿状沟走行，供应海马结构。与海马动脉不同，脉络膜前动脉和脉络膜后外侧动脉通过脉络裂（位于穹窿和丘脑之间）供应脉络丛。1—大脑后动脉，P1 段；2—大脑后动脉，P2A 段；3—大脑后动脉，P2P 段；4—大脑后动脉，P3 段；5—大脑后动脉，P4 段；6—丘脑枕；7—胼胝体压部；8—侧脑室三角区；9—侧脑室颞角；10—钩回；11—杏仁核；12—海马旁回

　　P3 段（四叠体池段）从中脑外侧面的后缘向后方走行，沿距状裂近端穿行，止于顶枕沟起始点。P3 段起始于中脑最外侧和最后方的环池与四叠体池之间，双侧 P3 段向内侧汇合，形成血管造影中丘点（Collicular Point）的解剖基础。大脑后动脉在到达顶枕沟前分出主要终末分支（包括距状裂动脉和顶枕沟动脉）（图 18.13）。

　　长回旋支动脉又称四叠体池动脉，起源于大脑后动脉的 P1 段和 P2A 段，通常由 1~2 个分支组成。自主干发出后，这些动脉穿过脚池、环池和四叠体池，为四叠体板供血。在走行过程中，它们发出分支供应大脑脚、内侧膝状体和丘脑枕，最终到达四叠体板，与供应下丘的小脑上动脉分支吻合，形成丰富的血管网络以滋养上丘。

　　脉络膜后内侧动脉约 70% 起源于 P2A 段近端，约 14.3% 起源于 P1 段，约 5.7% 起源于 P2P 段和 P3 段，约 1.4% 起源于 P4 段。脉络膜后内侧动脉分支的数量为 1~3 支。脉络膜后内侧动脉分支自发出后，沿大脑后动脉内侧的中脑外侧壁进入四叠体池，然后转向松果体前外侧方向走行，随后在中间帆池内进入第三脑室顶部，并沿脉络裂走行，穿过室间孔，止于侧脑室脉络丛（图 18.14、18.15）。脉络膜后内侧动脉主要供应大脑桥、中脑被盖、内外侧膝状体、上丘、丘脑枕、松果体以及丘脑内侧和背侧面。

　　脉络膜后外侧动脉约 87.1% 起源于 PCA 的 P2P 段，约 7.1% 起源于 P2A 段，约 4.3% 起源于 P2A 和 P2P 段，约 1.4% 起源于 P3 段。脉络膜后外侧动脉通常起源于大脑后动脉的侧面和上

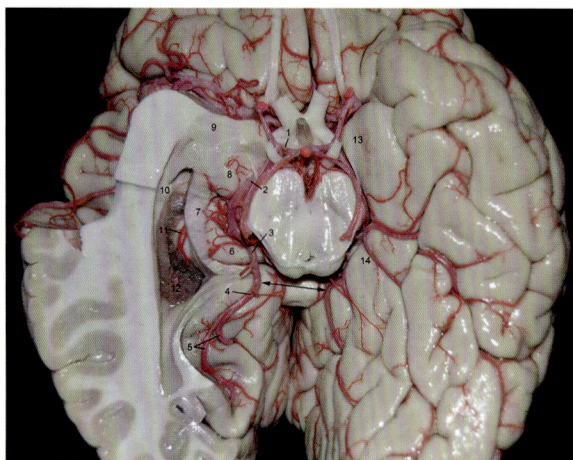

图 18.13　在距状裂水平，右侧颞叶轴向切面的大脑基底面观。大脑后动脉 P3 段从中脑外侧面后缘向后方走行，沿距状裂近端穿行，终止于顶枕沟起始点。P3 段起始于中脑最外侧和最后方的环池与四叠体池之间，双侧 P3 段向内侧汇合，形成血管造影中丘点（箭头所示）。1—大脑后动脉，P1 段；2—大脑后动脉，P2A 段；3—大脑后动脉，P2P 段；4—大脑后动脉，P3 段；5—大脑后动脉，P4 段；6—丘脑枕；7—齿状回；8—钩回；9—杏仁体；10—侧脑室颞角；11—脉络膜后外侧动脉；12—侧脑室三角区；13—钩回；14—海马旁回

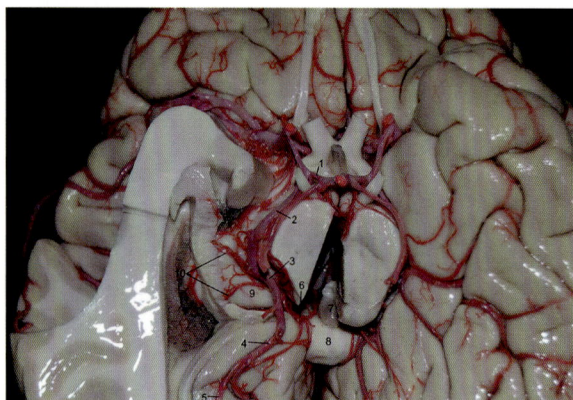

图 18.14　大脑基底面观。中脑切开后，显露脉络膜后内侧动脉，该动脉分支自发出后，沿大脑后动脉内侧的中脑外侧壁进入四叠体池，转向松果体前外侧方向走行；随后在中间帆池内进入第三脑室顶部。1—大脑后动脉，P1 段；2—大脑后动脉，P2A 段；3—大脑后动脉，P2P 段；4—大脑后动脉，P3 段；5—大脑后动脉，P4 段；6—脉络膜后内侧动脉；7—松果体；8—胼胝体压部；9—丘脑枕；10—脉络膜后外侧动脉

表面，平均每侧有两支（图 18.14）。脉络膜后外侧动脉向外侧走行，通过脉络裂进入颞角，供应侧脑室脉络丛，随后延伸至侧脑室三角区，在脉络球内与脉络膜前动脉和脉络膜后内侧动脉的分支吻合（图 18.16）。脉络膜后外侧动脉主要供应大脑脚、后连合、穹窿脚、穹窿体、外侧膝状体、丘脑枕、丘脑上内侧核和尾状核体。

　　小脑上动脉起自基底动脉，环绕脑桥上部或中脑下部，与基底静脉、大脑后动脉和小脑幕游离缘平行，向小脑半球上表面及小脑上蚓部走行。小脑上动脉到达切迹后间隙时，在小脑中脑裂内走行。离开小脑中脑裂后，小脑上动脉分支位于小脑幕游离缘前方，但在游离缘下方通过，供应小脑的小脑幕面。

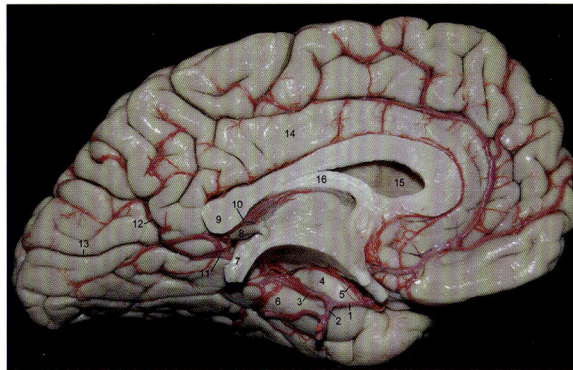

图 18.15　左侧大脑半球内侧面观。脑干切除后保留四叠体板。显示松果体区的动脉解剖关系。1—后交通动脉；2—大脑后动脉，P1 段；3—大脑后动脉，P2A 段；4—钩回；5—脉络膜前动脉；6—海马旁回；7—四叠体板；8—松果体；9—胼胝体压部；10—脉络膜后内侧动脉；11—大脑后动脉，P3 段；12—顶枕沟；13—距状裂；14—扣带回；15—侧脑室前角；16—穹窿

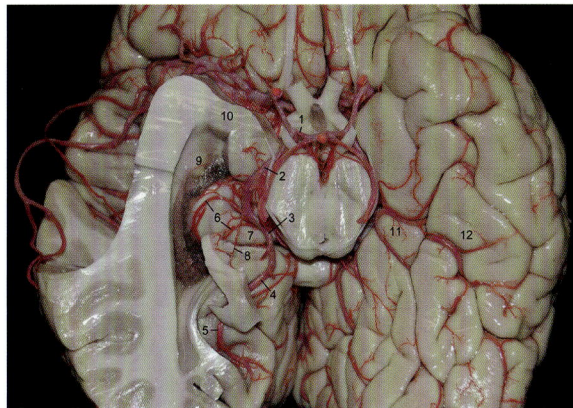

图 18.16　大脑基底面观。切除右侧颞极和岛盖后显露大脑外侧裂。为充分显露下脉络点，及大脑后动脉脑室分支，已切除海马体头部、穹窿伞和齿状回。杏仁核位于海马体头部前上方，构成颞角的前上界。颞叶经岛叶前部与额叶相连，并通过杏仁核上部与苍白球前内侧相连。1—大脑后动脉，P1 段；2—大脑后动脉，P2A 段；3—大脑后动脉，P2P 段；4—大脑后动脉，P3 段；5—大脑后动脉，P4 段；6—脉络膜后外侧动脉；7—丘脑枕；8—海马动脉；9—侧脑室前角；10—小脑扁桃体；11—海马旁回；12—梭状回

大脑后动脉、小脑上动脉和脉络膜后内侧动脉的穿支共同供应切迹后间隙。大脑后动脉供应上丘下缘以上的结构，而小脑上动脉则供应下丘上缘以下的结构。

18.6　静脉关系

在切迹后间隙内，大脑内静脉、基底静脉以及它们的许多分支汇聚于 Galen 静脉，因而这一区域的静脉解剖关系最为复杂（图 18.17）。

大脑内静脉起自室间孔后方，汇集透明隔静脉、丘脑纹状体静脉和脉络膜静脉，在中间帆内向后方走行。成对的大脑内静脉在邻近中线的脉络膜内，汇集室管膜下静脉、基底静脉、枕内静

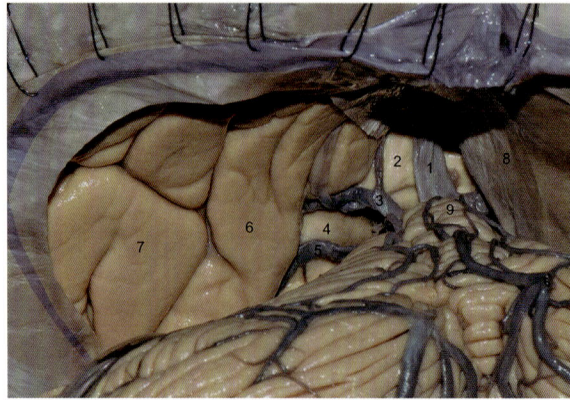

图 18.17　小脑上经小脑幕入路左侧大脑半球基底面观。Galen 静脉引流的静脉复合体阻碍术者进入松果体区。该静脉复合体包括枕内静脉、基底静脉和大脑内静脉以及小脑脑裂静脉。1—Galen 静脉；2—胼胝体压部；3—枕内静脉；4—丘脑枕；5—Rosenthal 基底静脉；6—海马旁回；7—梭状回；8—小脑幕；9—小脑蚓部山顶

脉后形成 Galen 静脉。来自侧脑室和第三脑室的大脑内静脉分支包括透明隔前静脉、尾状核前静脉、透明隔后静脉、尾状核后静脉、丘脑静脉、尾状核静脉、丘脑纹状体静脉、丘脑前静脉、丘脑前浅静脉、脉络膜上静脉、丘脑上静脉、丘脑上浅静脉，以及丘脑髓纹静脉。

　　Galen 静脉由成对的大脑内静脉汇集形成。连接 Galen 静脉的分支包括大脑内静脉、中央前静脉、枕内静脉、基底静脉、胼胝体后静脉、松果体静脉、中脑后静脉和脑室后静脉。Galen 静脉在胼胝体压部下方向后上方走行，并与下矢状窦汇合形成直窦（图 18.18）。

　　Rosenthal 基底静脉可分为 3 段：前段、中段和后段。Rosenthal 基底静脉中段在绕过大脑脚时，以最外侧点为界进一步分为前部和后部。Rosenthal 基底静脉前段的主要分支包括额眶静脉、嗅静脉、下纹静脉、大脑前静脉、大脑中深静脉和胼周前静脉。大脑脚前段起始于大脑脚静脉汇入 Rosenthal 基底静脉的连接处，在视束下方沿钩回内表面上部与大脑脚上部之间横向走行，到达大脑脚最外侧部分，与静脉绕行大脑脚时的最外侧点相对应，此处亦通常是脑室下静脉

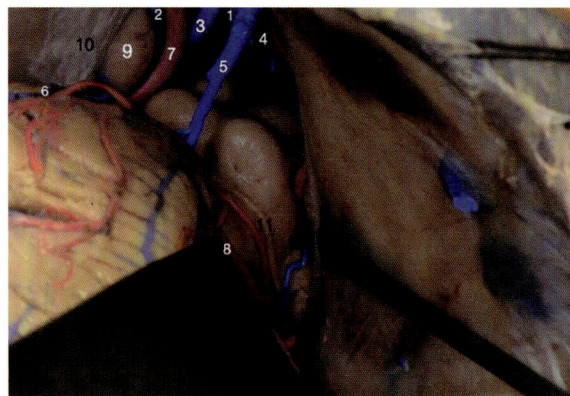

图 18.18　经小脑幕下小脑上入路的解剖示意图。1—Galen 静脉；2—枕内静脉；3—Rosenthal 基底静脉；4—大脑内静脉；5—小脑中央前静脉；6—上蚓静脉；7—大脑后动脉；8—小脑上动脉；9—海马旁回；10—小脑幕；11—第四对脑神经

与基底静脉的连接处。在最外侧点后方，大脑脚后段向内侧、上方、后方延伸至中脑外侧沟平面，在大脑脚后方构成中脑后段。Rosenthal 基底静脉中段的主要分支包括大脑脚静脉、脚间静脉、脑室下静脉、脉络膜下静脉、海马静脉和海马前静脉。Rosenthal 基底静脉后段起自中脑外侧沟，向丘脑枕内侧、上方及后方延伸，穿过四叠体池汇入 Galen 静脉。Rosenthal 基底静脉后段的主要分支包括中脑外侧静脉、丘脑后静脉、海马后纵静脉、颞叶内侧静脉和丘脑枕内侧静脉。Rosenthal 基底静脉起始于前穿质表面，经多支静脉汇合后，穿过大脑脚池和环池，经钩回后内侧上方到达大脑脚前部。Rosenthal 基底静脉在其最内侧点（位于大脑脚前方）向后外侧走行至大脑脚的最外侧点，随后向后内侧走行，绕过丘脑枕后下部，最终与 Galen 静脉或四叠体池内的大脑内静脉汇合（图 18.19）。Rosenthal 基底静脉的引流途径多样，可引流至直窦、侧窦、岩上窦（经吻合的中脑外侧静脉）、蝶顶窦。

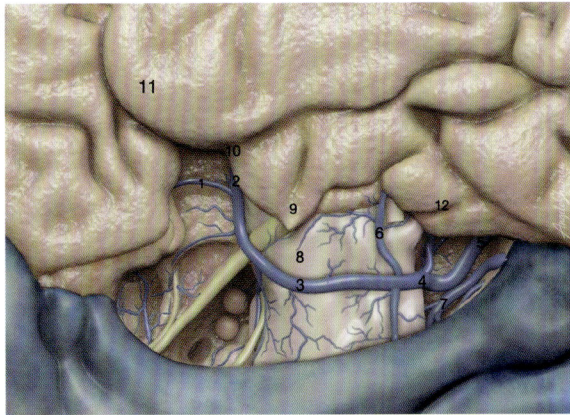

图 18.19　小脑脚池和环池内容物的侧位观。Rosenthal 基底静脉分为 3 段：前段（纹状段）起自前穿质下方的大脑前静脉、下纹状静脉、嗅静脉、额眶静脉和大脑中深静脉的汇合处，随后沿视束下方后内侧延伸至大脑脚前部。1—大脑前静脉；2—大脑中深静脉；3—Rosenthal 基底静脉前段；4—Rosenthal 基底静脉中脑后段；5—Galen 静脉；6—中脑外侧静脉；7—小脑中央前静脉；8—大脑脚；9—钩回；10—嗅脑沟；11—颞极；12—海马旁回（图片由 Angelo Shuman 创作）

　　大脑内静脉离开中间帆，Rosenthal 基底静脉离开环池，两者在切迹后间隙汇合形成 Galen 静脉。Galen 静脉从胼胝体压部下方穿行，进入小脑幕尖的直窦。Galen 静脉与直窦交界处的形态存在变异：当小脑幕尖位于胼胝体压部下方时，两者的夹角近乎平直；当小脑幕尖位于胼胝体压部上方时，则形成锐角，此时 Galen 静脉急转向上进入位于小脑幕尖的直窦。

　　枕内静脉起自枕叶下内侧面，向前内侧走行并汇入 Galen 静脉。极少数情况下，枕内静脉还可连接大脑内静脉和基底静脉。

　　胼胝体后静脉（又称胼胝体压部静脉、大脑后静脉、后边缘静脉、胼胝体后静脉、胼胝体背侧静脉）起自胼胝体背侧面，绕胼胝体压部横向走行，与胼胝体后动脉平行，最终汇入大脑内静脉或 Galen 静脉。

　　小脑中央前静脉起自中央前小脑裂，通常由两条分支静脉汇合成单一静脉干。该静脉干向上走行，与 Galen 静脉或大脑内静脉后部汇合。

直窦由下矢状窦与 Galen 静脉在胼胝体压部尾端汇合而成，沿大脑镰与小脑幕的连接线向后下方引流至窦汇。

松果体区的静脉结构复杂且存在解剖变异，静脉走行及相互关系多变，这使得该区域成为外科治疗中最复杂的区域之一。

18.7　注意事项

切迹后间隙的病变主要包括以下几类：松果体肿瘤，镰幕交界处脑膜瘤，中间帆及三角区脉络丛脑膜瘤，胼胝体压部、丘脑枕下部、四叠体板和小脑来源的胶质瘤，Galen 静脉瘤，累及枕叶内侧和小脑上部的 AVM。

松果体区病变最常用的手术入路有 3 种：Krause 和 Stein 幕下小脑上入路；Poppen 枕部经小脑幕入路；Sekhar 枕部经小脑幕、小脑上、静脉窦联合入路。而 Dandy 顶叶经胼胝体入路因切开胼胝体后引起的相关不良影响，目前已经极少应用。

切迹后间隙病变的手术入路选择包括以下几种：枕部经小脑幕入路，从小脑幕上方沿枕叶内侧面进行操作；经侧脑室后部入路，通过侧脑室后部进行操作；后半球间经胼胝体入路，穿过胼胝体进行操作；经幕下小脑上入路，通过小脑幕上间隙进行操作。幕下小脑上入路和枕部经小脑幕入路是松果体区肿瘤最常用的手术入路，必要时可联合切开直窦外侧小脑幕，在特殊情况下还可分离小脑幕与横窦。大脑后动脉或小脑上动脉的小脑幕分支可在直窦外侧进入硬脑膜。相比小脑幕前部，小脑幕后部更易发生静脉窦，当肿瘤起源于或侵犯小脑幕时，可在处理肿瘤时一并切除受累的小脑幕组织。

幕下小脑上入路由 Krause 首创，后经 Stein 改良发展。幕下小脑上入路适用于位于 Galen 静脉及其主要分支下方的松果体区病变（图 18.20~18.22，视频 18.1 展示了另一个病例）。该入路最适合处理侵犯切迹后间隙下半部分、推移四叠体板和小脑幕表面顶点的中线部位的肿瘤。患者取坐位时，小脑在重力的作用下脱离小脑幕表面，仅需轻微牵拉即可获得不干扰静脉结构的自然手术通道，从而获得良好的松果体区手术视频 18.1
视野。此外，坐位可以减少静脉出血对手术视野的干扰。通过适当的术中监测可以降低空气栓塞的风险。作为一种替代方法，幕下小脑上入路也可采用 3/4 俯卧位或"协和飞机位"，这种体位适用于 3 岁以下患儿或脑室过大易发生脑室塌陷的患者。

对于位于小脑幕边缘中心或上方的病灶，尤其是位于 Galen 静脉上方的病灶，首选 Poppen 枕部经小脑幕入路（图 18.23、18.24）。该手术入路同样适用于部分位于 Galen 静脉水平以下但累及同侧小脑中脑裂和环池后部的病变。该手术入路的适应证包括：松果体区肿瘤（如畸胎瘤、生殖细胞肿瘤和脑膜瘤），伴或不伴阻塞性脑积水，血管性病变（如 Galen 静脉曲张、松果体区 AVM、大脑后动脉 P3 段和 P4 段动脉瘤等）。

Sekhar 将幕上和幕下经静脉窦联合入路应用于切除较大的松果体区肿瘤，该入路涉及非优

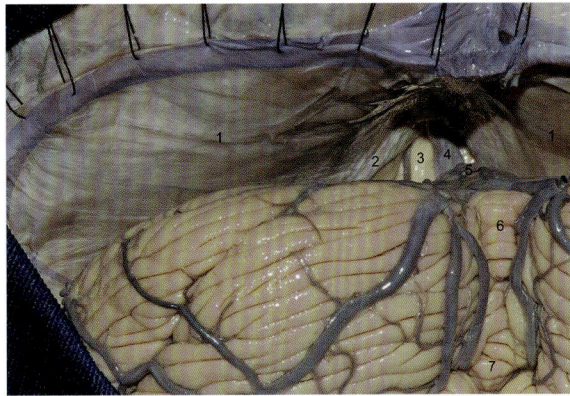

图 18.20　显示幕下小脑上入路的解剖标本。该入路最适合处理侵犯切迹后间隙下半部分、推移四叠体板和小脑幕表面顶点的中线部位的肿瘤。1—小脑幕；2—小脑幕边缘；3—胼胝体压部；4—Galen 静脉；5—小脑山顶；6—小脑结节部；7—小脑锥部

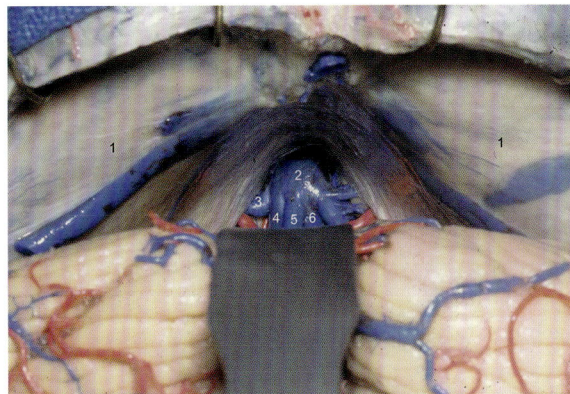

图 18.21　幕下小脑上入路。可见松果体区的静脉复合体。1—小脑幕；2—Galen 静脉；3—枕内静脉；4—Rosenthal 基底静脉；5—大脑内静脉；6—小脑中央前静脉

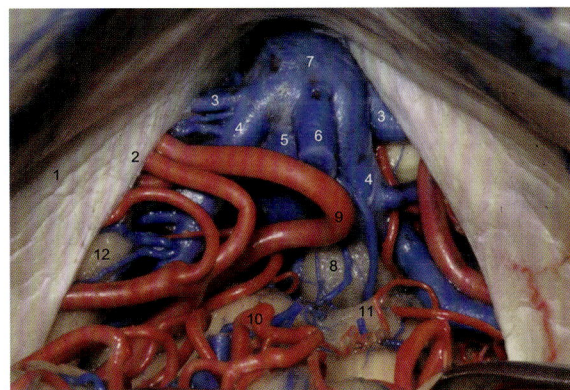

图 18.22　幕下小脑上入路。静脉复合体汇入 Galen 静脉并阻塞进入松果体区的通路。该静脉复合体包括枕内静脉、Rosenthal 基底静脉和大脑内静脉以及小脑中脑裂静脉。小脑上动脉的小脑幕分支穿过手术暴露区域。1—小脑幕；2—小脑幕边缘；3—枕内静脉；4—Rosenthal 基底静脉；5—大脑内静脉；6—小脑中央前静脉；7—Galen 静脉；8—松果体；9—大脑后动脉，P3 段；10—小脑上动脉；11—上丘脑；12—海马旁回

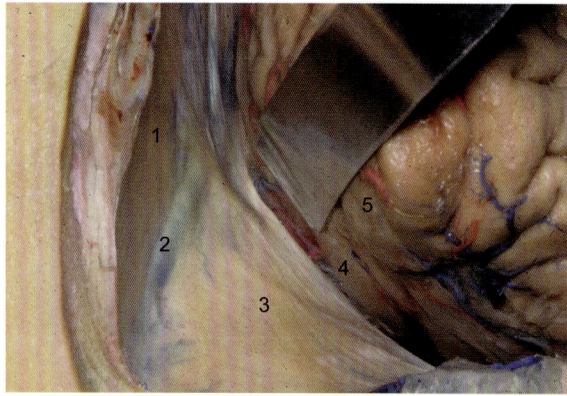

图 18.23　枕部经小脑幕入路沿枕叶内侧面至人字缝下方。人字缝下方的枕叶通常没有通往上矢状窦的桥静脉，因此枕叶经小脑幕入路的操作难度较低。枕叶后 6 cm 区域与上矢状窦之间没有较大的桥静脉。术中最先遇到的静脉是枕叶内侧面前段汇入 Galen 静脉的枕内静脉。1—大脑镰；2—直窦；3—小脑幕；4—小脑蚓小舌；5—楔回

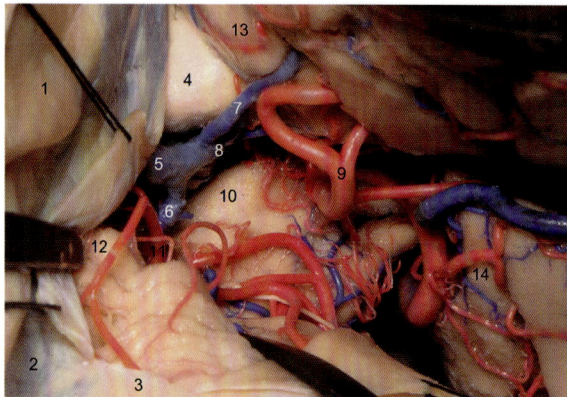

图 18.24　枕部经小脑幕入路。在直窦外侧切开小脑幕，Galen 静脉向左侧移位，暴露松果体以及上丘和下丘。将 Galen 静脉的分支牵开，可显露四叠体池及小脑中脑裂。1—大脑镰；2—直窦；3—小脑幕；4—胼胝体压部；5—Galen 静脉；6—小脑中央前静脉；7—枕内静脉；8—Rosenthal 基底静脉；9—大脑后动脉，P3 段；10—上丘；11—小脑上动脉；12—小脑小山；13—扣带回峡部；14—海马旁回

势横窦的切开。这种入路对大型松果体肿瘤的暴露优于其他两种入路，并且显著降低了脑组织牵拉的风险。深部静脉结构充分暴露后，可以显露并切除向外侧、上侧、下侧延伸的肿瘤。可以采用使术者舒适的半俯卧位。这种方法的缺点是暴露时间较长，需要切开静脉窦，适用于以下几种情况：直径大于 4.5 cm 的大型肿瘤；延伸至小脑幕平面上方和下方的肿瘤；起自小脑幕的肿瘤；远低于小脑回缩平面的肿瘤（小脑上表面以下 2 cm 以上）；包绕该区域重要静脉结构的肿瘤；肿瘤血供丰富，在切除肿瘤时，术者必须围绕肿瘤切除，而无法直接切除肿瘤。

　　Dandy 首先采用顶叶经胼胝体入路。这种入路需切开胼胝体，并切除 2~4 cm 的胼胝体压部，有时还需要切除枕叶以建立手术通道。Cushing 注意到松果体区肿瘤切除的困难，并在书中记述自己从未成功地对松果体区肿瘤进行充分探查，以证明切除尝试的合理性。从目前的观点来

看，只有当病变起自 Galen 静脉上方的胼胝体压部，并延伸至切迹后间隙时，这一入路才具有一定价值。

Van Wagenen 首先描述了脑室后部入路，用于松果体区肿瘤的切除。在大脑皮质上做一个 6~7 cm 的反向 "L" 形切口，从颞上回后上方延伸至顶上小叶。该入路能充分暴露侧脑室房部和体部的后方，是切除累及丘脑枕、侧脑室房部、脉络丛球（glomus）的切迹后间隙肿瘤的首选入路。一般而言，首选经顶上小叶入路进入脑室，尽管也有经颞上回皮质切口直接进入房部的报道。

18.8 典型病例

患者，女性，20 岁，主诉头痛、头晕和抬头困难。体格检查发现 Parinaud 综合征，MRI 检查证实松果体区存在占位性病变（图 18.25）。

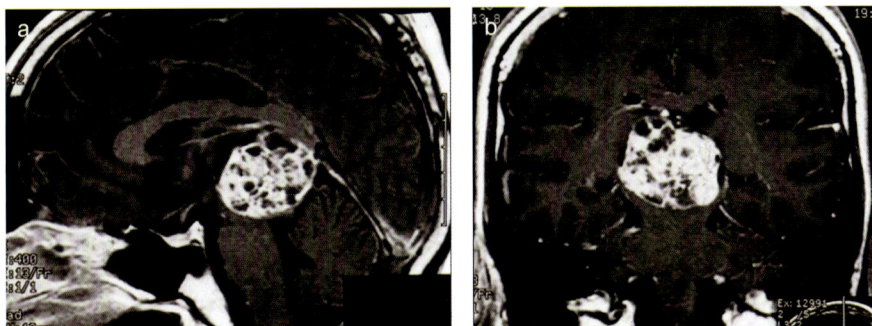

图 18.25 初始 MRI 扫描。增强 MRI 矢状位 T_1WI（a）和冠状位（b）T_1WI 显示松果体区切迹后间隙内存在边界规整的占位性病变，呈不均匀信号影，伴不规则钆对比增强

采取松果体区肿瘤的标准诊疗方案。

基于术前 MRI 影像，需明确以下问题：小脑幕后切迹的病变偏向哪一侧？选择手术入路时应考虑哪些解剖结构？

该肿瘤较大，且位于中线部位，累及整个四叠体板及四叠体池，并延伸至切迹后间隙下半部分，推移四叠体板和小脑幕表面顶点。手术入路选择的关键因素之一是 Galen 静脉及其主要分支与肿瘤的解剖关系。如果肿瘤主要位于小脑幕切迹的下半部分，并将静脉结构向上推移，则取半坐位行小脑幕下入路为最佳选择；这是因为该体位可借助重力作用形成自然手术通道，在不干扰静脉结构的情况下充分显露松果体区。

这名患者的手术体位选择了半坐位（图 18.26）。术前放置中心静脉导管，行经食管超声心动图检查，并穿戴弹力袜。

术后 MRI 显示肿瘤已完全切除（图 18.27），病理诊断为畸胎瘤，患者后续转至肿瘤科接受进一步治疗。

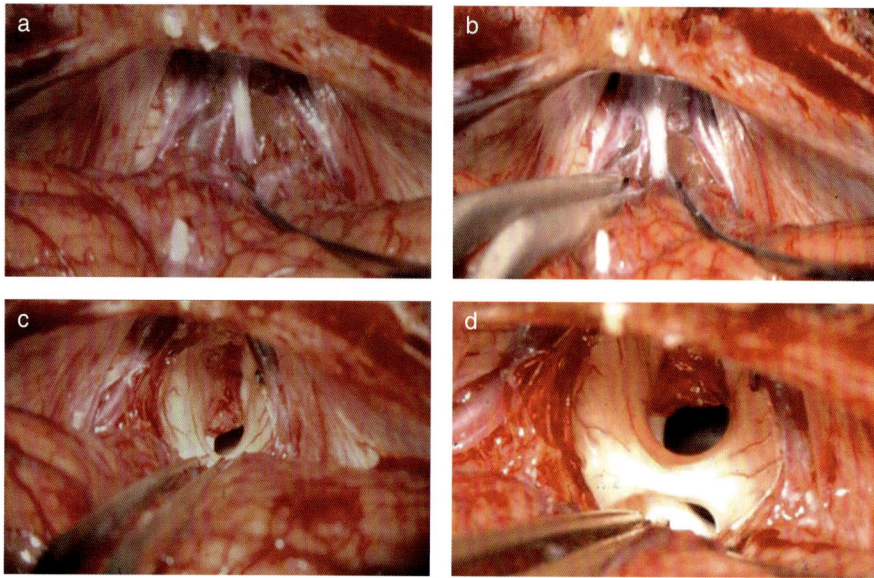

图18.26 术中图片。半坐位可提供自然手术通道，仅需最小程度牵拉，有助于减少静脉出血。a、b.肿瘤位于蛛网膜后部，蛛网膜增厚是常见的病理改变。小脑中央前静脉位于中线部位，术中经常被切断。双侧基底静脉向外侧移位。c、d.手术通道纵深处可见切除后的瘤腔，显露丘脑、第三脑室脉络丛、双侧基底静脉及小脑幕

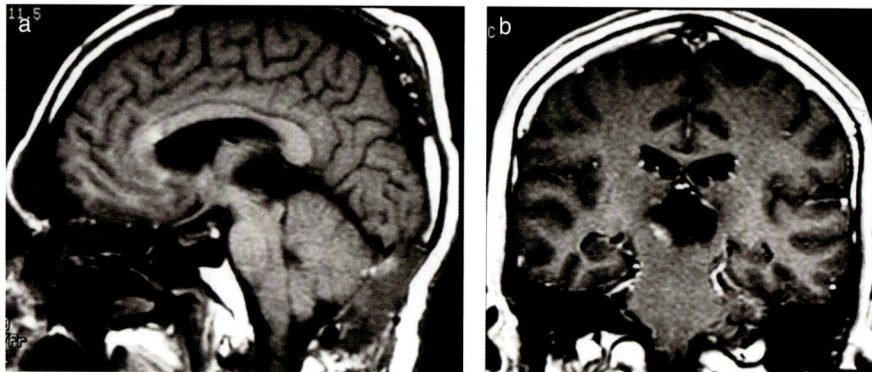

图18.27 术后MRI。a.轴位 T_1WI 显示枕骨、松果体区术后改变，未见肿瘤残留征象。b.冠状位 T_1WI 显示肿瘤切除后的残腔及术后改变情况

（蒋天伟 译，尤万春　沈李奎 审校）

参考文献

Párraga RG, Ribas GC, Andrade SE, de Oliveira E. Microsurgical anatomy of the posterior cerebral artery in three-dimensional images. World Neurosurg. 2011;75:233–57.

Poppen JL. The right occipital approach to a pinealoma. J Neurosurg. 1966;25:706–10.

Rhoton AL Jr. Cranial anatomy and surgical approaches. Schaumburg: Lippincott Williams & Wilkins; 2003.

Sekhar LN, Fessler R. Atlas of neurosurgical techniques. New York: Thieme Medical Publishers; 2016.

Sekhar LN, Goel A. Combined supratentorial and infratentorial approach to large pineal-region meningioma. Surg Neurol. 1992;37:197–201.

Stein BM. The infratentorial supracerebellar approach to pineal lesions. J Neurosurg. 1971;35:197–202.

Yamamoto I, Rhoton AL Jr, Peace DA. Microsurgery of the third ventricle: part 1—microsurgical anatomy. Neurosurgery. 1981;8:334–56.

Yasargil MG, Antic J, Laciga R, Jain KK, Boone SC. Arteriovenous malformations of vein of Galen: microsurgical treatment. Surg Neurol. 1976;3:195–200.